뇌파의 이해와 응용

Understanding and Application of EEG

대한뇌파신경생리학회 편

김도원 · 김명선 · 김성필 · 박영민 · 박진영 · 배경열 · 이승환
이재원 · 임창환 · 전양환 · 진승현 · 채정호 · 황한정 공저

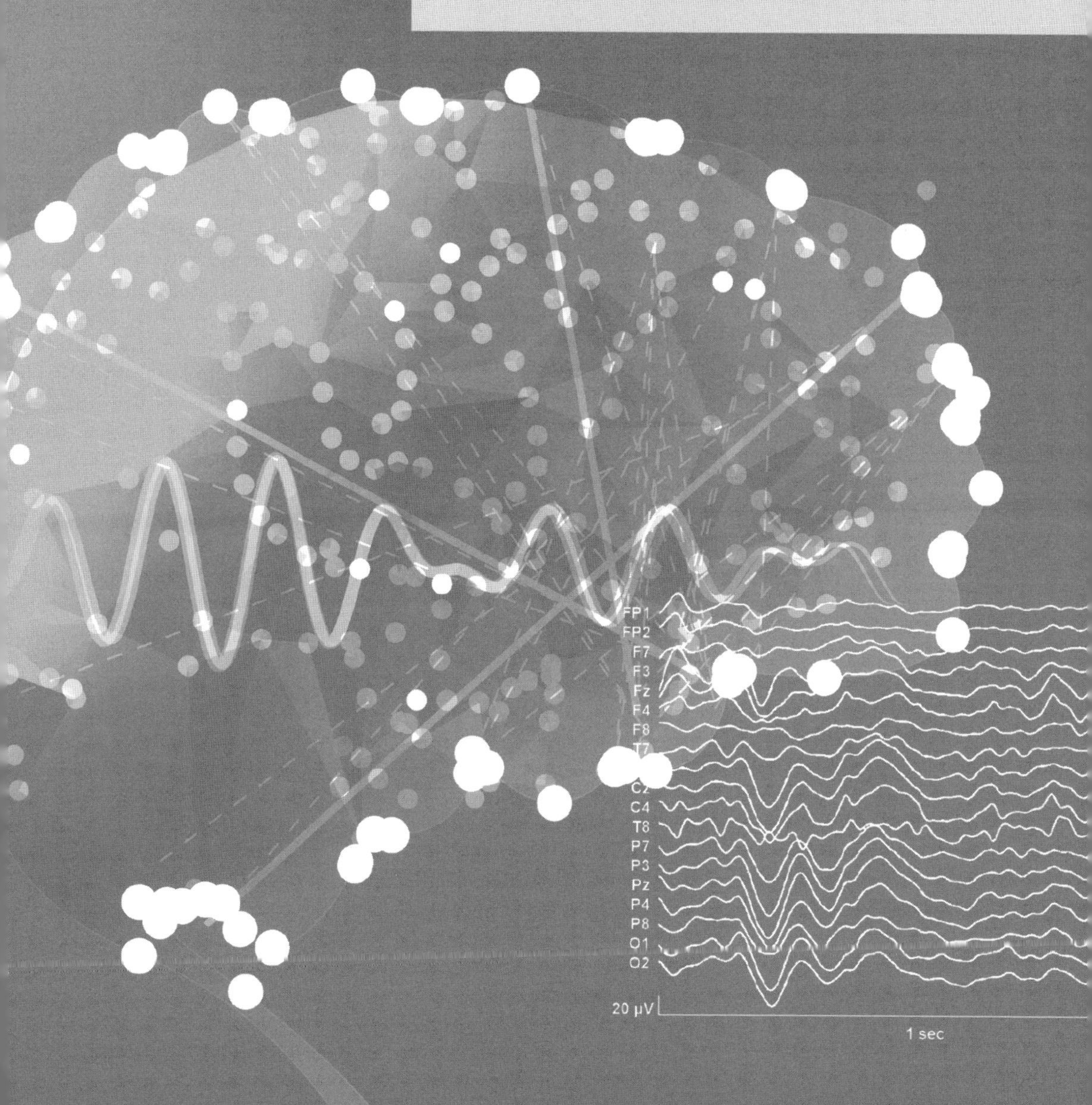

학지사

머리말

최근 들어 뇌파에 대한 새로운 이해와 적용에 많은 발전이 이루어지고 있습니다. 이러한 발전과 흐름에 발맞추어 한국에서 뇌파에 대한 총괄적인 책이 나오게 되어 감개무량합니다.

앞으로 뇌파는 단순히 의료뿐만 아니라 뇌과학의 중요한 연구도구이자 미래 산업의 중요한 매개가 될 것이라고 생각합니다. 이미 영화와 소설 등에서뿐만 아니라 실제로 뇌파를 이용한 창의적인 상상과 적용은 급격히 증가하며 발전하고 있습니다. 이 책은 대한뇌파신경생리학회 회원들의 연구 노력과 역량의 결과입니다. 이 책의 저자들은 모두 우리나라 뇌파 연구의 선구적인 역할을 해 오신 분들입니다. 이분들의 노고가 없었다면 이 책도 존재할 수 없었을 것입니다. 다시 한번 저자들의 노력과 공헌에 감사드립니다.

이 책은 크게 5개 장으로 나누어져 있습니다. 제1장은 뇌파의 역사와 원리로, 뇌파의 역사 및 기본 원리를 포괄적으로 설명하고 있습니다. 제2장은 뇌파의 구성 및 검사법에 대한 부분으로 뇌파기기의 구성과 측정방법 그리고 전처리 방법 등에 대해 다루고 있습니다. 제3장은 뇌파 분석법에 대한 부분으로 정량화 뇌파 및 사건유발전위를 소개하고 계산을 통한 뇌파의 분석과 신호원 영상 분석까지 가능한 뇌공학적 내용을 심도 있게 소개하려고 노력하였습니다. 이 책에서 소개된 방법 이외에도 다양한 계산적 뇌파 분석법이 계속해서 발전하고 있으므로 향후 지속적인 개정 · 보완이 필요하다는 데 공감합니다. 제4장은 임상질환과 뇌파에 대한 부분으로 각종 신경정신질환과 뇌파의 관련성을 소개하고 있습니다. 여기서는 뇌파가 어떻게 여러 심리적 · 정신적 현상을 반영하는지 그동안의 연구 결과들을 소개하고 있습니다. 마지막으로 제5장은 뇌파의 응용에 대한 부분으로, 뇌파 기반 뇌－컴퓨터 접속과 뉴로피드백 등을 소개하고 있습니다.

이 책에서 다루지 않은 부분이 있다면 그것이 중요하지 않기 때문은 아닙니다. 추후에 변화와 새로운 사항들을 지속적으로 수정 · 보완할 필요가 있습니다. 다시 한번 강조하지만, 뇌파를 이용한 새로운 분석법과 적용은 매우 빠르게 진행되고 발전하고 있습니다. 이러한 발전에 맞추어 앞으로 지속적으로 이 책의 내용을 개정하고 수정하는 작업이 이루어져야 할 것입니다.

2017년 봄

저자를 대표하여 이승환

차 례

차 례

제1장 뇌파의 역사와 원리

1. 뇌파의 역사

뇌파란

뇌파(electroencephalography)는 두뇌의 뉴런들 내에서의 이온 흐름에 따른 전류 변화를 의미하며, 이러한 전류의 흐름 및 이를 측정하는 것을 모두 뇌파라고 정의한다. 임상적으로 뇌파 검사는 두피의 여러 부위의 전극을 통하여 두뇌에서 뉴런들의 활동에 수반되어 생성되는 즉각적인 전기적 활성화를 특정 기간 동안에 기록하는 비침습적인 방법을 의미한다. 일반적으로 뇌파를 진단적으로 적용할 때에는 뇌파의 스펙트럼 정보에 초점을 맞추어 진행하게 되는데, 이때 뇌파 신호의 주파수 유형을 이용하게 된다.[1]

뇌파는 임상적으로 간질 진단에 가장 흔히 사용되며, 간질에서 뇌파의 특별한 이상을 보인다.[2] 그 외에도 뇌파는 수면장애, 혼수, 뇌증 그리고 뇌사 등을 진단할 때에도 사용된다. 그간 뇌파는 뇌종양, 뇌졸중, 다른 국소 두뇌 병변 진단에도 첫 단계의 진단법으로 사용되었지만, MRI나 CT 등의 고해상도 해부학적 영상 기술이 발전함에 따라 그 이용이 줄어들었다. 뇌파가 가진 공간해상도의 제한에도 불구하고, 뇌파는 (CT나 MRI에서는 불가능한) 밀리세컨드(ms) 범위의 시간해상도가 요구될 때의 연구 및 진단에 있어서 유용한 도구로 계속해서 사용되어 왔다. 최근 들어 뇌의 기능성 이상을 보이는 각종 신경정신질환의 진단에 뇌파가 도움이 될 수 있다는 보고가 늘어나고 있다.[3~5]

뇌파 기술의 변형의 하나로 유발전위(evoked potential: EP)가 있는데,

이는 흔히 외부 자극(시각, 청각, 신체감각)이 주어진 이후 대뇌 피질, 뇌간, 척수, 말초신경에서 나타나는 신경반응으로 정의된다. 이러한 유발전위는 흔히 정해진 시간 범위 내에 나타나는 평균적인 뇌파 활동으로 평가한다. 반면에 사건 관련 전위(event-related potential: ERP)는 신체 외적인 자극뿐만 아니라 신체 내적인 자극(정신표상)에 의해서도 유발되며, 고차원적 인지와 지각 처리 과정을 연구하는 데 사용된다. 유발전위와 마찬가지로 사건 관련 전위 역시 제한된 시간 범위 내에 나타나는 평균적인 뇌파 반응으로 측정된다. 사건 관련 전위 기술은 고차원적 인지와 지각 처리 과정이 주된 연구 주제가 되는 정신의학, 심리학, 정신생리학 분야에서 흔히 사용된다.

뇌파의 역사

1875년에 Richard Caton은 토끼와 원숭이의 노출된 두뇌 반구에서의 전기적 현상을 발견하였다.[6] 1890년에 Adolf Beck은 토끼와 개의 두뇌에서 빛에 따라 변화하는 리듬성의 진동을 동반한 자발적인 전기 활동을 발견하였다. 그는 두뇌의 표면에 전극을 직접 대고 감각적 자극을 평가하는 방식으로 전기적 두뇌 활동을 측정하였다. 이러한 방식으로 두뇌 활동의 변화를 관찰한 결과, 두뇌 파형이 있음을 발견하였다.[7]

1912년 러시아 생리학자인 Vladimir Vladimirovich Pravdich-Neminsky는 처음으로 동물의 뇌파 및 포유류의 유발전위(EP)에 대해 출간하였으며, 1914년 Napoleon Cybulski와 Jelenska-Macieszyna는 실험적으로 유발된 경련 현상의 뇌파 기록을 찍었다.

독일의 생리학자 및 정신과 의사였던 Hans Berger(1873~1941)는 1924년에 처음으로 사람의 머리에서 뇌파를 기록하였다.[8] 최초로 동물의 뇌파를 측정한 Richard Caton에 의해서 시행되었던 이전의 동물 연구를 확장하여, Berger는 electroencephalogram이라는 뇌파측정기기의 이름을 명명하였고, 이 발명품을 "임상 신경정신의학 역사에서 가장 놀랍고, 주목할 만한, 중대한 발전"이라고 평가하였다. 또한 그는 뇌파가 각 신경세포의 전기 활동의 총합(summation)이라는 사실을 발견하였는데, 이는 후에 1934년 영국 과학자 Edgar Douglas Adrian과 B. H. C. Matthews에 의해서 더욱 발전하게 되었다.

1934년에 Fisher와 Lowenback은 처음으로 인간의 간질파를 발견하였다. 1935년에 Gibbs, Davis와 Lennox는 발작간극파와 임상적인 소발작(absence seizure)의 세 가지 주기/패턴을 묘사하였고, 이는 임상 뇌파 영역의 시발점이 되었다. Gibbs와 Jasper 역시 1936년에 간질의 국소적인 특징으로, 발작간극파를 보고하였다. 같은 해, 매사추세츠 제너럴 병원에는 첫 뇌파 검사실이 개소되었다.

노스웨스턴 대학교의 생물물리학 교수인 Franklin Offner(1911~1999)는 압전기 인자기와 함께 뇌파의 초안을 개발하였고, 이를 Crystograph(전체 기기는 일반적으로 Offner Dynograph로 알려짐)라고 불렀다.

1946년에 설립된 미국뇌파학회(American EEG Society)는 이듬해인 1947년에 첫 국제뇌파학회를 개최하였다. 1953년에 Aserinsky와 Kleitman은 뇌파 활동의 연구를 통해 렘수면(REM sleep)을 기술하였다. 1950년대에 William Grey Walter는 뇌파의 지형학적 영상 기법(EEG topography)을 개발하였는데, 이는 두뇌의 표면에 걸친 뇌파의 주파수 활성도를 시각적으로 표현한 것이다. 이러한 방법에 의해 뇌파 활동의 맵핑(mapping)이 가능하게 되었다. 뇌파 활동의 맵핑은 1980년대 이후에서야 비로소 발전하였으며, 현재까지 뇌파의 지형학적 영상 기법이 가지는 기능적 이해의 부족으로 발전이 더디었던 것이 사실이다. 최근 들어 뉴로피드백(neurofeedback), 다채널 뇌파 사용의 일반화 및 뇌파의 국소화(source localization) 기술의 발전과 더불어 뇌파의 지형학적 영상 기법은 새로운 발전의 시대를 맞이하고 있다.

임상 사용

일반적으로 병원에서 시행하는 뇌파 검사는 안정 시 뇌파, 정량뇌파, 사건 관련 전위 검사 등으로 구분할 수 있다. 검사 방법과 시간은 각 병원 세팅마다 다를 수 있으나 준비 시간을 포함하여 전체 시간이 1시간을 넘지 않게 시행하는 것이 권장된다. 안정 시 뇌파는 눈을 감거나 뜬 상태에서 측정하며, 광자극과 과호흡 유발을 통해 이상 파가 나타나는지 관찰한다. 또한 안정 시 뇌파를 이용하여 정량뇌파 분석이 가능하다. 안정 시 뇌파는 육안검사(visual inspection)를 통해 전형적으로 다음과 같은 임상 환경에서 사용된다(〈표 1-1〉 참조).

▎표 1-1▎ 안정 시 뇌파가 육안검사를 통해 사용되는 임상 환경들

- 간질성 경련과 심인성 발작, 실신의 감별
- 정신병적 증상으로의 긴장증과 기질성 뇌병변의 감별
- 뇌사, 섬망, 혼수상태 평가
- 항전간제 사용 중단 가능성 평가
- 기질적 뇌병변과 신경정신병적 증상의 감별 및 평가: 정신병, 우울, 기분변화, 불안, 집중력 곤란, 불면, 기억장애 등

때로는 일회성 육안검사가 환자의 상태를 이해하는 데 충분하지 않을 수 있는데, 특히 경련을 하는 동안의 환자에 대한 기록에서 그러하다. 이 경우, 환자는 며칠 정도에서 수 주 동안 입원을 하고, 입원 기간 동안 뇌파를 지속적으로 기록하며, 이때 비디오와 오디오를 함께 기록한다.

만약 간질환자가 절제 수술을 고려하고 있다면, 간질성 두뇌 활동의

근원이 되는 부위를 국소화하기 위해 두피 뇌파에서 제공하는 것보다는 더 높은 해상도가 요구된다. 뇌척수액, 두개골 및 두피는 두피 뇌파를 통해 기록되는 전위(electrical potential)를 약화시켜서 평가를 방해할 수 있다. 따라서 이 경우에는 일반적으로 신경외과 의사들이 전극을 경막(dura mater) 아래에 심어서 평가하는데, 이때 개두술(craniotomy)이나 천두공(burr hole)을 시행하여 경막에 전극을 심는다. 이러한 신호들의 기록을 electrocorticography(ECoG), subdural EEG(sdEEG) 또는 intracranial EEG(iEEG)라고 한다. ECoG로부터 기록된 신호들은 두피 뇌파에서 기록된 두뇌 활동과는 다른 양상의 활성을 보인다. 두피 뇌파에서는 쉽게 보이지 않는 약한 전압의 고주파 신호(예: 감마파)는 ECoG에서는 명확하게 측정된다. 또한 작은 전극은 약한 전압과 빠른 구성 성분의 두뇌 활동을 감지해 낼 수 있다. 일부에서는 미세전극을 관통하여 기록을 얻는다.[8]

연구 사용

안정 시 뇌파와 사건 관련 전위를 이용한 연구들은 정신과학, 심리학 및 신경생리학 분야에서 주로 사용된다. 연구에서 사용되는 많은 뇌파 기술은 최근 들어 빠르게 발전하며 다양화되고 있다.

상대적인 장점과 단점

뇌 기능을 연구하는 여러 가지 다른 방법들이 존재하는데, 기능자기공명영상(functional Magnetic Resonance Imaging: fMRI), 양전자방출단층촬영(positron emission tomography: PET), 뇌자도(magnetoencephalography: MEG), 핵자기 공명 분광법(nuclear magnetic resonance spectroscopy: NRS spectroscopy), 단일광자전산화단층촬영(single-photon emission computed tomography: SPECT), 근적외선 분광분석법(near-infrared spectroscopy:

NIRS), 피질뇌전도(electrocorticography: ECoG), 사건 기반 광신호(event-related optical signal: EROS) 등이 그것들이다. 뇌파는 다른 측정 방법보다 공간적 해상도가 상대적으로 떨어짐에도 불구하고, 다음과 같은 부분에서 장점들을 가지고 있다.

- 다른 검사들에 비해 기기값이 싸다.
- 뇌파 센서는 다른 검사들에 비해 작고 이동이 쉽다.
- 매우 높은 시간해상도를 제공한다. 임상 및 연구 세팅에서는 250~2,000Hz 정도로 흔히 기록되지만, 현대식 EEG는 20,000Hz 이상까지도 기록이 가능하다.
- 검사자의 움직임에 영향을 덜 받는 편이다.
- 소음이 없어 청각 자극 관련 연구에 유용하다.
- 폐소공포증을 악화시키지 않는다.
- 자기장 노출이 없어 체내에 금속 물질을 지닌 참여자도 측정 가능하다.
- 방사선 리간드(radioligand)에 노출되지 않는다.
- 비교적 단순한 패러다임으로 수행될 수 있다.
- 비침습적이다.

뇌파는 다른 행동 검사들과 비교하였을 때 더 나은 특징들을 가진다.

- 피험자의 반응 없이도 측정값을 얻을 수 있다.
- 운동 반응을 보이지 않는 환자에게도 사용될 수 있다.
- 일부 ERP 성분은 특정 자극을 주지 않아도 감지될 수 있다.
- ERP는 반응 처리의 단계들을 보여 줄 수 있다.
- 뇌파로 인간 발달 단계들에서의 두뇌 변화를 추적해 볼 수 있다.
- 다른 검사들에 비해서는 측정된 신호들에 대해서 잘 알려져 있다.

그러나 뇌파는 다음과 같은 부분에서 상대적인 단점들을 가진다.

- 낮은 공간 해상도를 가지므로 뇌 특정 활성 부위를 알 수 없다.
- PET나 MRS와는 달리, 다양한 신경전달물질, 약물 등이 나타나는 특정 위치를 밝히기 어렵다.
- 뇌파 연결에 시간이 오래 걸린다. 여러 전극을 정교한 위치에, 다양한 젤 및 용액을 사용하여 부착하여야 하기 때문이다.
- 신호대잡음비(signal to noise ratio)가 불량하여 뇌파로부터 유용한 정보를 얻기 위해서는 정교한 데이터 분석과 상대적으로 많은 참여자가 요구된다.

참고문헌

1. Niedermeyer, E., & Lopes da Silva, F. H. (2005). *Electroencephalography: Basic principles, clinical applications, and related fields* (5th ed.). Philadelphia; London: Lippincott Williams & Wilkins.
2. Abou-Khalil, B., & Misulis, K. E. (2006). *Atlas of EEG and seizure semiology*. Philadelphia: Butterworth-Heinemann/Elsevier.
3. Kim, D. W. et al. (2013). Positive and negative symptom scores are correlated with activation in different brain regions during facial emotion perception in schizophrenia patients: A voxel-based sLORETA source activity study. *Schizophrenia Research, 151*(1-3), 165-174.
4. Neto, E. et al. (2015). EEG spectral features discriminate between Alzheimer's and Vascular Dementia. *Frontiers in neurology, 6,* 25.
5. Lee, S. H. et al. (2014). Clinical implications of loudness dependence of auditory evoked potentials in patients with atypical depression. *Progress in Neuro-Psychopharmacology & Biological Psychiatry, 54,* 7-12.
6. Swartz, B. E. (1998). The advantages of digital over analog recording techniques. *Electroencephalography and Clinical Neurophysiology, 106*(2), 113-117.
7. Coenen, A., Fine, E., & Zayachkivska, O. (2014). Adolf Beck: A forgotten pioneer in electroencephalography. *Journal of the History of the Neurosciences, 23*(3), 276-286.
8. Haas, L. F. (2003). Hans Berger(1873-1941), Richard Caton(1842-1926), and electroencephalography. *Journal of Neurology, Neurosurgery, and Psychiatry, 74*(1), 9.

2. 뇌파의 생성 원리

서 론

뇌파(electroencephalogram: EEG)는 뇌에서 발생하는 전기적인 신호를 의미하나, 국소장전위(local field potential: LFP) 이하의 미세 신호는 일반적으로 포함하지 않는다. 뇌파는 측정하는 위치에 따라 두피 뇌파(scalp EEG)와 두개강 내 뇌파(intracranial EEG: iEEG)로 나눌 수 있다. 두피 뇌파는 두피에 부착한 전극(electrode)을 이용해서 머리 표면에 형성되는 공간적인 전위차(potential difference)를 측정한 것이며, 두개강 내 뇌파는 수술을 통해 두개골을 절개하고 대뇌 피질 표면에 전극을 부착하여 대뇌 피질에 형성된 전위차를 측정한 것이다. 이 책에서는 두피 뇌파만을 다루기로 하며, '두피 뇌파'를 간단히 '뇌파'라 칭하기로 한다. 여기서는 뇌파의 발생 원리에 대해 소개한다.

뇌파의 발생

대뇌 신경세포(neuron)의 대부분은 대뇌 피질을 구성하는 2~4mm 두께의 회백질(gray matter) 영역에 분포되어 있으며, 백질(white matter)은 서로 다른 피질 신경세포들 사이에 정보를 전달하는 역할을 하는 신경섬유(nerve fiber) 다발로 구성돼 있다. 피질 신경세포는 뇌가 특별한 활동을 하지 않을 때에도 간헐적이지만 계속해서 활동전위(action potential)를 생성한다. 이와 같이 개별 신경세포에서 생성되는 활동전위는 전기 전도성을 가지는 머리 내부의 조직을 따라 흘러가는 전류를 발생시키고, 이 전류의 흐름은 다시 머리 표면에 전위차를 생성한다. 하지만 단일 신경세포에서 생성되는 전류는 그 크기가 너무 작아서 뇌파측정장비의 내부 및 외부에서 발생하는 다양한 잡음(noise)에 가려지기 때문에 사실상 측정이 불가능하다. 한편, 뇌가 특정한 활동을 할 때는 인접한 다수의 신경세포가 동시다발적으로 활성화되는데, 만약 신경세포들이 제각각의 방향으로 뻗어 있으면 각 신경세포에서 생성되는 전류의 방향이 달라 전류의 상쇄가 일어나므로 역시 외부에서 측정 가능한 전류가 생성되지 않는다. 그런데 인간을 비롯한 포유류의 대뇌 피질에는 피라미드 세포(pyramidal cell)라고 불리는 신경세포들이 대뇌 피질 표면에 수직한 방향으로 축색돌기를 뻗고 있는 특수한 형태를 갖고 있다. 인접한 신경세포들이 평행하게 배열돼 있는 상태에서 특정 영역의 신경세포들이 동시에 활성화되면 신경세포에서 발생하는 전류의 방향이 같아지므로 활성화된 신경세포의 수에 비례한 전류의 흐름이 생겨난다. 이렇게 생성된 상대적으로 큰 전류 흐름은 역시 전도체인 머리 내부를 따라 전도되다가 머리 표면에 잡음 수준보다 큰 전위차를 만들어 내고 이 전위차를 한 쌍의 전극을 이용해서 측정한 것이 (두피) 뇌파다.[1]

그런데 실제로 뇌파에서 측정되는 신경 전류는 단일 신경세포의 발화로 인한 활동전위의 합이 아니라 서로 다른 신경세포 간의 연결부인 시냅스(synapse)에서 발생하는 시냅스 후기 전위(post-synaptic potential)의 합으로 알려져 있다. 활동전위는 시냅스 후기 전위에 비해 신호의 강도는 10배 정도 크지만 지속 시간은 1/10 정도로 매우 짧다(1~2ms, [그림 1-1] 참조). 실제로 특정 피질 영역이 활성화되더라도 평행하게 배열된 신경세포 각각의 활동전위 발화 시점은 수 ms~수십 ms 범위 내에서 차이를 보인다. 활동전위의 지속 시간이 매우 짧고 전파 속도가 매우 빠르기 때문에 특정 시점에서 보면 일부 신경세포들만이 활동전위에 의한 신경전류를 생성하게 되고, 이 경우 신경전류의 합은 측정 가능한 수준에 미치지 못한다. 반면에 시냅스 후기 전위는 크기는 작지만 지속 시간이 길기 때문에 각 신경세포의 발화 시점에 다소의 차이가 있더라도 특정 시점에서 거의 모든 신경세포가 시냅스 후기 전위에 의한 신경전류를 발생시킬 수

있으며, 이 신경전류의 합은 외부에서 측정 가능한 신호를 생성할 수 있다.[2]

따라서 뇌파 신호는 신경세포들의 활동전위의 합이 아닌 많은 신경세포의 시냅스 후기 전위의 합을 측정하는 것이며, 신경전류의 발생 지점에서의 전류는 특정한 방향과 크기를 가진 전류 쌍극자(current dipole) 벡터로 표현할 수 있다([그림 1-1]의 가장 오른쪽 J 벡터).[3] 이 쌍극자 벡터를 일차 전류(primary current)라고 한다. 일차 전류가 발생하면 이 전류는 다양한 전기전도도를 가지는 머리 내의 구조를 따라 흘러가게 되는데, 뇌, 뇌척수액, 두개골, 두피 등의 매질을 지나서 흘러가는 이러한 전류를 입체전류(volume current) 혹은 이차 전류(secondary current)라고 한다.[4]

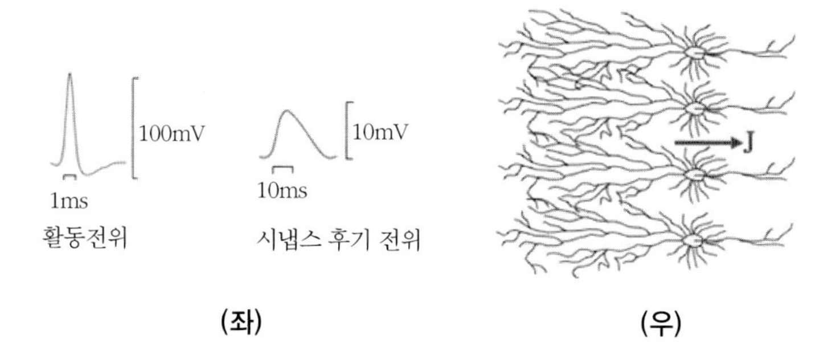

[그림 1-1] 활동전위와 시냅스 후기 전위의 파형 비교

좌) 활동전위의 크기는 시냅스 후기 전위의 10배 정도로 크지만 지속 시간은 1/10 이하로 짧다.

우) 평행하게 배열된 다수 신경세포가 동시 발화할 때 시냅스 후기 전위의 합이 외부에 측정 가능한 수준의 전류를 생성한다.

뇌파와 전기전도도

뇌파의 전류원(current source)에서 출발한 이차 전류의 흐름에 가장 큰 영향을 주는 요인은 조직의 전기전도도(electrical conductivity)다. 전기전도도는 전류를 얼마나 잘 흘릴 수 있느냐를 나타내는 물리량으로서 전기전도도가 높은 조직(저항이 작은 조직)은 그렇지 않은 조직(저항이 큰 조직)에 비해 더 많은 전류를 흘릴 수 있다. 대뇌 피질에서 발생하는 신경전류가 두피에 도달할 때까지 통과하는 뇌척수액, 두개골, 두피층의 상대적인 전기전도도는 평균적으로 80:1:16 정도로서, 가장 주목할 점은 바로 두개골의 전기전도도가 낮다는 점이다. 두개골의 낮은 전기전도도로 인해 두피에서 측정하는 신경전류의 크기가 감쇄되고 왜곡이 발생한다. 정확도가 요구되는 임상 응용에서는 두개강 내 뇌파나 뇌자도(MEG)를 사용하는 이유다. 한편, 특정한 조직들은 전류가 흐르는 방향에 따라 다른 전기전도도를 가지기도 한다. 즉, 특정한 방향으로 생성되는 전류를 더 잘 흘리거나 잘 흘리지 못한다는 의미다. 이런 성질을 전기전도도의 이방성(anisotropy)이라고 하는데, 이방성을 가지는 대표적인 조직은 두개골과 대뇌 백질이 있다. 두개골은 두개골 표면에 수직한 방향이 표면에 평행한 방향에 비해 전기전도도가 1.4~1.5배 높으며, 백질은 신경섬유 다발이 뻗어 있는 방향이 수직한 방향에 비해 약 10배 전기전도도가 높다. 이러한 특성은 일반적으로 두피 뇌파 측정에 큰 영향을 끼치지는 않지만, 정확한 신호원 영상(source imaging)을 얻기 위해서 분석 과정에 고려되기도 한다. 간혹 수술을 위해 두개골을 절개한 환자의 뇌파를 측정하면 정상인의 뇌파에 비해 매우 왜곡된 두피 전위 지도(scalp potential map, topography라고 불리기도 함) 양상을 보이는데, 이는 두개골의 절개 부위에 전기전도도가 높은 뇌척수액이 채워지면서 절개 부위로 더 큰 전류가 흐르기 때문이다.

뇌파에 포함된 신경 활동

뇌파가 심부의 뇌 활동을 반영하는가의 여부는 뇌파 신호원 영상 기술의 도입 이후부터 지속적인 논란의 대상이 되어 왔다. 이론적으로는 해마나 시상 등의 활동 전류가 두피까지 전달될 수 있지만 전류의 크기는 전류원에서 멀리 떨어질수록 비례하여 감소하므로 상대적으로 측정 위치에서 가까운 대뇌 피질의 활동 전류에 가려지게 된다. 그럼에도 불구하고 뇌파는 뇌자도에 비해서는 상대적으로 두피에서 더 떨어진 뇌 영역의 활동을 관찰하는 데 유리하다고 알려져 있다.

뇌파의 측정

뇌파는 신경전류의 흐름이 두피에 만드는 전위차를 측정하는 것이므로 뇌파의 측정을 위해서는 최소 2개의 전극이 필요하다. 실제로 절대적인 전위는 영(0)의 전위를 기준으로 해야만 측정이 가능한데 절대 영 전위는 전기장이 전혀 없는 무한대의 위치에서만 정의되므로 현실 세계에서는 측정이 불가능하다. 하나의 전극을 기준 전극(reference electrode)으로 지정하고 기준 전극과 다른 전극들 사이의 전위차를 측정하는 단극(unipolar) 측정 방식에서는 평균 기준(average reference) 전극 방식을 이용하면 절대 전위를 근사할 수 있지만, 머리가 완전 구형이며 매우 고밀도로 전극이 부착되어 있어야 한다는 가정이 필요하기 때문에, 실제로는 절대 전위와 어느 정도 차이가 있다. 그럼에도 불구하고 평균 기준을 적용한 전위 데이터는 기준 전극 위치에 독립적인 두피 전위 지도를 그리거나 신호원 영상을 하기 위해 자주 사용된다.

결 론

이 장에서는 뇌파의 생성 원리에 대해 개략적으로 살펴보았다. 요컨대, 뇌파는 대뇌 피질에 수직으로 배열된 거대 피라미드 신경세포가 동시에 활성화될 때 발생하는 시냅스 후기 전위에 의해 생성되며, 전류원(뇌 신경세포 집단)에서 발생한 일차 전류가 서로 다른 전기전도도를 가지는 머리 내부를 흐르다가 머리 표면에 생성하는 전위차를 전극을 이용해서 측정한 것이다. 보다 상세한 뇌파의 발생 원리는 이 장의 끝에 제시한 참고문헌의 1번을 참조하길 바란다.

참고문헌

1. Nunez, L., & Srinivasan, R. (2006). *Electric fields of the brain: The neurophysics of EEG* (2nd ed.). New York: Oxford University Press.
2. Baillet, S., Mosher, J. C., & Leahy, R. M. (2001). Electromagnetic brain mapping. *Signal Processing Magazine, IEEE, 18*(6), 14–30.
3. De Munck, J. C., Van Dijk, B. W., & Spekreijse, H. (1988). Mathematical dipoles are adequate to describe realistic generators of human brain activity. IEEE Transactions on *Biomedical Engineering, 35*(11), 960–966.
4. Tripp, J. (1983). Physical concepts and mathematical models. In S. J. Williamson, G.-L. Romani, L. Kaufman, & I. Modena (eds.), *Biomagnetism* (pp. 101–139). New York: Plenum.

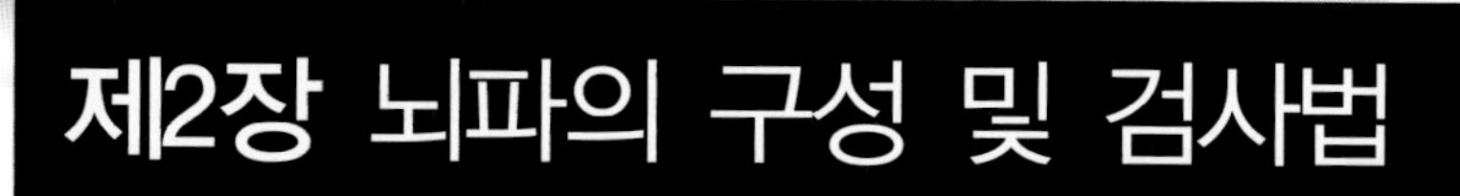

제2장 뇌파의 구성 및 검사법

1. 뇌파측정기기

서 론

두피 뇌파를 측정하는 시스템은 기본적으로 뇌파 신호를 검출하기 위한 전극(electrodes)과 미약한 뇌파 신호를 증폭하는 증폭기(amplifier), 측정된 아날로그 뇌파를 디지털 신호로 변환하는 아날로그-디지털 변환기(analog-to-digital converter: ADC) 등으로 구성되어 있다. 뇌파 측정의 기본 과정은 다음과 같다.

① 전극을 통해 두피 표면의 전위차를 검출
② 측정된 전기신호(마이크로 볼트 단위)를 증폭
③ 아날로그 신호를 컴퓨터에 저장하여 분석할 수 있도록 샘플링(sampling)을 통해 디지털 신호로 변환

현재 다양한 형태의 전극 및 증폭기 특성을 가진 뇌파측정기기(EEG recording devices)가 판매되고 있으며, 사용자가 원하는 실험 목적이나 연구 목표를 고려하여 적합한 제품을 선택할 필요가 있다. 여기서는 뇌파 측정 시스템을 구성하는 전극과 증폭기 등에 대한 기본 지식에 대해 소개한다.

전 극

뇌파 측정에 사용되는 전극은 크게 ① 측정 전극(signal electrode), ② 기준 전극(reference electrode), ③ 접지 전극(ground electrode)으로 구분할 수 있다. 한 쌍의 전극 사이의 전위차를 측정하는 쌍극(bipolar) 측정 방식도 있으나 최근에는 특정한 기준 전극(공통 기준 전극)과 나머지 전극 사이의 전위차를 측정하는 단극(unipolar) 측정 방식을 사용하는 것이 보다 일반적이다.[1] 또 다른 전극인 접지 전극은 전자회로 내의 모든 전위에 대하여 기준이 되는 전압을 의미하며, 측정 전극과 기준 전극 간의 정확한 전위차를 구하기 위해 필요하다. 다채널 전극을 두피 표면에 고르게 분포하기 위해 국제적으로 10−20 전극 배열법이 주로 사용되고 있으며([그림 2−1] 참조), 이를 확장한 국제 5−10 시스템, 확장 10−20 시스템 등에 의거하여 많게는 128~256개의 전극이 사용되기도 한다. 최근에는 다수의 전극을 효과적으로 두피에 부착하기 위해 신축성 있는 모자에 전극이 미리 부착되어 있는 전극 캡(electrode cap)을 사용하는 것이 일반적이다.

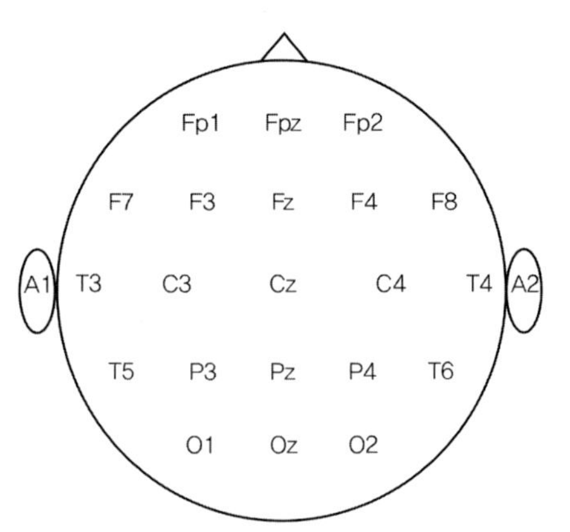

[그림 2−1] 국제 10−20 시스템

뇌파 측정에 사용하는 전극은 주로 Ag-AgCl 디스크를 사용하는데, 이는 AgCl 전극이 전압의 느린 변화도 정확히 측정해 낼 수 있기 때문이다.[2] 전극은 또한 능동(active) 전극과 수동(passive) 전극으로 구분된다. 능동 전극은 수동 전극과 달리 전극 자체에 저이득 아날로그 증폭기가 삽입되어 있는 구조로, 전극 임피던스의 변화를 최소화하고 도선(lead cable)에서 발생하는 잡음의 상대적인 크기를 감소시켜 신호의 질을 향상시킨다.

또한 전극 부착 시 전도성 젤(conductive gel)의 사용 유무에 따라 습식 전극(wet electrode)과 건식 전극(dry electrode)으로 나눌 수 있다. 일반적으로 실험실이나 병원에서 측정하는 뇌파는 습식 전극을 사용하는데, 젤에 있는 전해질 성분을 통해 전극과 피부조직 간의 임피던스를 효과적으로 줄일 수 있어 양질의 뇌파 데이터를 획득할 수 있기 때문이다. 하지만 습식 전극 사용 시에는 전극 부착 시간이 오래 소요되며 뇌파 측정 후 부착 부위를 씻어 내야 하는 불편함이 존재한다. 이러한 단점으로 인해 습식 전극은 대중적인 개인용 휴대용(portable) 뇌파측정기기에 적용하기는 부적절하다. 실제로 최근에는 실험의 편이성을 높이기 위해 건식 전극을 채택한 제품들이 출시되고 있다.[3] 이 제품들은 부도체인 머리카락 사이를 비집고 전극을 두피에 접촉시키기 위해 돌기 형태나 브러시(brush) 형태의 전극을 사용하는데 강한 두피 압박감 때문에 사용자들이 불편함을 호소하기도 한다. 착용 편이성이 뛰어나며 신호의 질이 우수한 건식 전극을 개발하는 것은 뇌파 하드웨어 개발 분야의 주요 이슈 중 하나다. 일부 뇌파측정기기들은 스펀지(sponge) 형태의 전극을 전해질 용액에 담근 다음 전극 캡을 뒤집어쓰는 방식을 택하기도 하는데, 이런 방식은 착용이 편리한 대신에 액체가 증발하면 임피던스가 증가하기 때문에 장시간 뇌파 모니터링 용도로는 부적합하다.

증폭기

마이크로 볼트 단위 크기를 가지는 뇌파 신호를 디스플레이하고 신호 처리하기 위해서는 신호를 증폭하는 과정이 필수적이다. 이런 역할을 하는 기기를 증폭기(amplifier)라고 하며, 흔히 '앰프'라고 부르기도 한다. 입력신호 대비 출력신호의 배율은 이득(gain)이라고 하며, 일반적으로 데시벨(dB) 단위로 표시한다.[4]

뇌파 증폭기에는 신호를 증폭하는 기능뿐만 아니라 뇌파 신호에 포함된 원하지 않는 잡음을 제거하기 위한 시스템도 포함되어 있다. 측정 신호에는 뇌파 이외에도 안전도, 근전도 등의 다른 생체신호, 교류 전원 잡음(보통 50Hz 또는 60Hz), 전원 전압의 하모닉(harmonic) 성분, 전극 부착에 따른 간섭 신호, 케이블 동잡음 등이 포함돼 있다. 필요한 신호와 불필요한 잡음 간의 비율을 신호대잡음비(signal to noise ratio: SNR)라고 하며, 신호대잡음비를 증가시키기 위한 다양한 전자회로가 뇌파 증폭기 내에 포함되어 있다. 공통성분제거비(common-mode rejection ratio: CMRR)란 차동모드(입력신호 중 원하는 신호)와 공통모드(입력신호와 접지 간의 신호)의 비율을 의미하는데, 접지신호에서 추가된 공통 성분의 잡음신호들이 제거되는 비율이다. 최근 시스템들은 전자회로 기술의 발달로 최소 100dB의 공통성분제거비를 가지는 것이 일반적이다.[5] 또한 뇌파 증폭기에서 적절한 출력 신호를 얻기 위해서는 높은 입력 임피던스(input impedance)를 가지도록 설계되어야 한다.[5]

전극으로부터 측정된 뇌파 신호는 아날로그 신호로서, 컴퓨터에 저장하기 위해서는 ADC를 이용해 디지털 신호로 변환해야 한다. ADC는 일정한 시간 간격에 맞게 표본값을 추출하는 샘플링(sampling) 과정과 각각의 샘플을 디지털 정보로 부호화(인코딩, encoding)하는 과정을 수행한다. 상용 뇌파측정기기에 사용되는 ADC의 해상도는 최소 12bit(4,096개)

이상이며, 최소 0.5㎶의 분해능이 일반적으로 요구되고 있다.[5]

대부분의 뇌파 증폭기에는 자체적인 아날로그 필터가 설계되어 있는데 고대역 통과 필터(high-pass filter), 저대역 통과 필터(low-pass filter), 대역 차단 필터(band-reject filter) 등이 사용된다. 아날로그 고대역 통과 필터는 저주파에서 발생하는 잡음 신호(예: 호흡)를 제거하기 위해 사용하며, 차단 주파수는 0.1~0.7 Hz가 주로 이용된다. 증폭기에 따라서는 고대역 통과 필터를 사용하지 않는 경우도 있으며, 이 경우에는 분석 과정에서 측정 신호를 소프트웨어적인 방법으로 처리한다. 디지털 신호처리의 기본 이론 중 하나인 샘플링 이론(sampling theory)에 따르면 측정 신호가 가지는 최대 주파수 성분보다 최소 2배 이상의 샘플링률(sampling rate)로 샘플링을 해야 스펙트럼의 왜곡을 방지할 수 있는데, 실제로는 뇌파의 최대 주파수 성분보다 높은 주파수를 가지는 환경 잡음이 포함될 수 있으므로 신호의 최대 주파수 성분을 정의하기 어렵다. 따라서 뇌파 신호의 최대 주파수 한계를 결정하기 위해, 저대역 통과 필터를 ADC에 앞서 사용하는 것이 일반적이다. 이 저대역 통과 필터는 샘플링 이론을 따르지 않을 경우에 발생하는 신호의 왜곡인 앨리어싱(aliasing)을 방지하는 역할을 하기 때문에 안티앨리어싱 필터(anti-aliasing filter)로 불리기도 한다. 대역 차단 필터는 주로 전원에 의해 발생하는 잡음(지역에 따라 60Hz 또는 50Hz의 주파수를 가짐)을 차단하기 위해 사용되며, 고대역 통과 필터의 경우와 마찬가지로 ADC 이전에 미리 제거하지 않고 뇌파 신호의 전처리 과정에서 제거하기도 한다. 최근 들어 반도체 기술이 발전함에 따라 하나의 칩(chip)에서 ADC, 증폭, 필터링이 가능한 뇌파 전용 시스템-온-칩(System on a Chip: SoC)이 다수 출시되고 있다(예: Texas Instrument 사의 ADS1299). 저전력, 고성능의 뇌파 전용 SoC가 출시됨에 따라 이를 이용한 저가형 휴대용 뇌파측정장비도 다수 개발되고 있다.

추가 고려사항

뇌파측정기기는 충전형 배터리를 사용하거나 별도의 AC 전원을 이용하기도 한다. 배터리를 사용하면 AC 전원에 의한 잡음을 방지할 수 있으며 이동성이 높다는 장점이 있지만, 응용 분야에 따라 배터리 용량이나 사용 가능 시간 등을 고려해야 한다. 뇌파 기기에 따라서는 다양한 형태의 트리거(trigger) 신호를 생성하기 위해 별도의 외부 동기화 시스템을 이용하는 경우도 있다. 동기화 시스템을 이용할 경우 외부 장치들의 출력과 동기화된 데이터 정보를 얻을 수 있어, 뇌파 데이터 분석에 용이하다. 최근에는 자기공명영상(magnetic resonance imaging: MRI)이나 경두개자기자극장치(TMS) 등과 동시 측정이 가능한 뇌파 측정 시스템도 출시되고 있다.[6]

참고문헌

1. Kondraske, G. (1986). Neurophysiological measurements. *Biomedical Engineering and Instrumentation*, 138–179.
2. Picton, T. et al. (2000). Guidelines for using human event–related potentials to study cognition: Recording standards and publication criteria. *Psychophysiology, 37*(2), 127–152.
3. Fonseca, C. et al. (2007). A novel dry active electrode for EEG recording. IEEE Transactions on *Biomedical Engineering, 54*(1), 162–165.
4. Neuman, M. R. (2000). Biopotential Amplifiers. In J. D. Bronzino (Ed.), *The biomedical engineering handbook* (2nd ed.). USA: CRC Press LLC.
5. Teplan, M. (2002). Fundamentals of EEG measurement. *Measurement Science Review, 2*(2), 1–11.
6. Laufs, H. (2012). A personalized history of EEG–fMRI integration. *Neuroimage, 62*(2), 1056–1067.

2. 몽타주와 고밀도 뇌파

국제 10-20 전극 배치도

뇌파 측정을 위한 전극 배치는 기본적으로 1958년 국제 뇌파 및 임상 신경생리협회(International Federation in Electroencephalography and Clinical Neurophysiology)에서 결정한 표준 측정 위치인 국제 10−20 전극 배치도를 따른다.[1, 2] 10−20의 의미는 머리 전방에서 후방까지의 기준점 사이 거리와 좌측에서 우측 기준점 사이 거리를 10%와 20% 거리를 두고 측정 전극을 부착하는 방식이라는 의미다. 머리 전방의 기준점인 비근부(nasion)로부터 후방의 기준점인 후두극(inion)까지 잇는 선을 가운데 선(midline)으로 정하여 이 길이의 10%와 20% 지점과 좌측 기준점인 좌측 전이개(preauricular point)에서 우측 기준점인 우측 전이개까지의 길이의 10%와 20% 지점에 전극을 부착하는 방식이다. 전극 배치도에 따라 정해진 전극의 위치는 알파벳과 숫자의 조합으로 표기한다. 전극 이름은 전극이 부착된 뇌 부위의 이름을 따라 지정되어, 다음과 같이 명명된다.

- Fp: Frontopolar(Prefrontal) lobe
- F: Frontal lobe
- C: Central lobe
- P: Parietal lobe
- T: Temporal lobe
- O: Occipital lobe

'Central lobe'는 없으나, C는 식별 목적으로 사용한다. 숫자는 가운데 선(midline)을 'z(zero)'로 하여 우반구는 짝수(4, 8)로 증가하고, 좌반구는 홀수(3, 7)로 표시한다. 따라서 가운데 부위는 Fpz, Fz, Cz, Pz, Oz로 표시되며, 좌반구 바깥쪽은 머리 전방에서부터 Fp1, F7, T7, P7, O1 순서로, 우반구 바깥쪽은 머리 전방에서부터 Fp2, F8, T8, P8, O2 순서로 표시된다. 좌반구 안쪽은 머리 전방에서부터 F3, C3, P3가 되며, 우반구 안쪽은 머리 전방에서부터 F4, C4, P4가 된다([그림 2-2] 참조).

일례로, 머리 전방에서 후방까지의 라인을 결정할 때, 비근부에서부터 Cz를 거쳐 후두극까지의 거리가 36cm라면, Fpz는 비근부로부터 3.6cm 거리에 위치하게 된다. Fz는 Fpz에서 7.2cm 정도 떨어지게 된다.

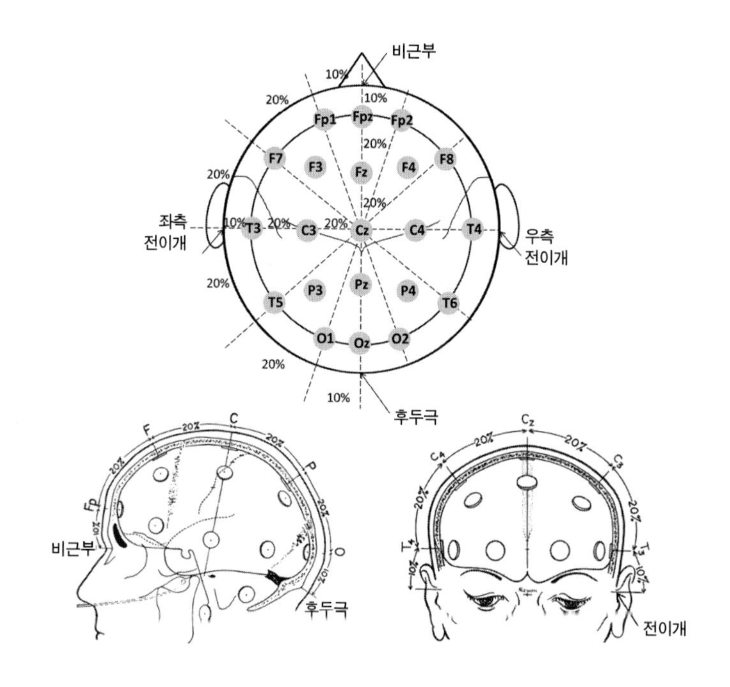

[그림 2-2] 국제 10-20 전극 배치도[2]

몽타주

뇌파는 전기적인 전위차(electric potential difference)를 측정하는 방법이므로, 항상 기준으로부터 상대적인 전위차를 기록하게 된다. 극성(polarity)과 진폭(amplitude)은 어떤 기준을 적용하여 비교하였느냐에 따라 결정된다. 뇌파는 전위차를 기록하기 때문에 한 특정 지점의 뇌파는 E1−E2와 같이 표시하는데, 이때 E1은 특정 전극으로 통상적으로 활동기록전극(active electrode)이며, E2는 기준이 되는 전극을 일컫게 된다. E2는 단일 전극이 될 수도 있고, 일련의 전극들의 합이 될 수도 있다.

몽타주(montage)는 이러한 전위차 기록의 표시로서 뇌파의 공간적 분포에 대한 정보를 주기 위해 사용하는 방법이다. 몽타주를 구성하는 각각의 채널은 2개의 전극 이름으로 표시되며, 항상 앞쪽에 표시하는 것이 활동기록전극이며 뒤쪽에 표시하는 것이 기준기록전극이다. 이 두 전극의 쌍으로 표시되는 선이 채널이 되며, 전극 연결 방식에 따라 세부 연결 방식은 차이 몽타주(differential montage)와 기준 몽타주(reference montage)로 나눈다.

차이 몽타주는 양극(bipolar) 몽타주로, 몇 개의 전극을 순차적으로 배열하여 차례로 2개의 전극을 짝지어 순서대로 뺀 결과를 파형으로 그려주는 것이다. 배열순서는 일반적으로 세로축 몽타주(longitudinal montage)는 앞에서 뒤로, 가로축 몽타주(transverse montage)는 왼쪽에서 오른쪽 방향으로 표시한다([그림 2-3] 참조). 임상적으로 가장 흔히 사용되는 대표적인 세로축 몽타주인 더블 바나나(double banana) 몽타주를 예로 들면, 첫 채널은 Fp1−F7, 둘째 채널은 F7−T7과 같은 식으로 배열되며, 특히 중앙 부위 전극을 포함해서 보조적 감각운동부위간질의 발작파를 찾을 수 있다.[3] 몽타주의 목적은 뇌파의 공간적 분포를 쉽게 알고자 하는 것이며, 이러한 차이 몽타주를 사용하면 최대 전압을 가지는 전극 위치

를 알아내는 데 용이하다.[4]

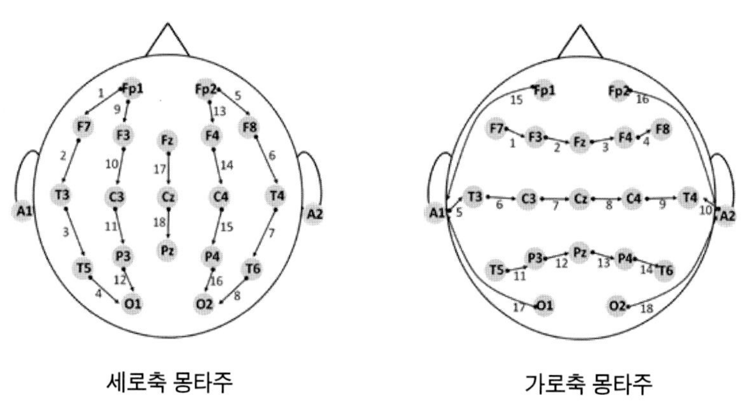

세로축 몽타주　　　　가로축 몽타주

[그림 2-3] 양극 몽타주

양극 몽타주는 이웃한 전극 사이의 차이를 뚜렷이 구별하도록 도움을 주어 기준 몽타주보다는 전위들의 신호원(source) 위치를 알아내는 데 용이한 반면, 공간적으로 넓게 퍼져서 분포하는 전기적 필드 분포를 알아내기는 어렵고 동일한 전위에 놓인 전극의 차이는 알 수 없다는 단점이 있다([그림 2-4] 참조).

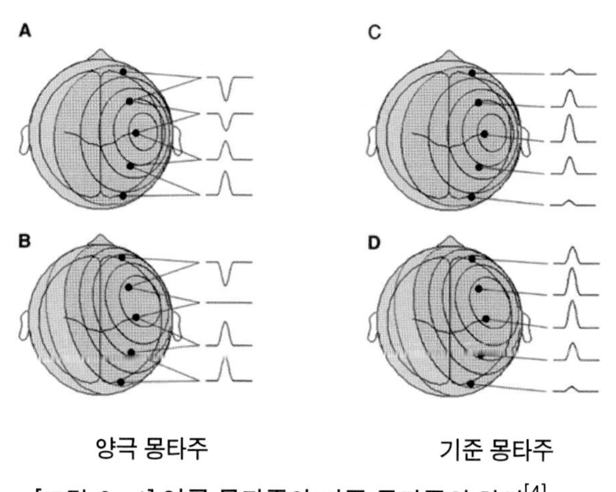

양극 몽타주　　　　기준 몽타주

[그림 2-4] 양극 몽타주와 기준 몽타주의 차이[4]

[그림 2-4]처럼 5개의 뇌파 측정 전극을 이용한 세로축 양극 몽타주의 경우(A, B)에는 위상 역전이 일어난 위치에 음극(negative)의 전위 신호원이 있는 경우(A)와 동일 전기적 필드 내에 음극과 양극(positive)의 전위 신호원이 있어서 측정 전위는 극성과 진폭이 없는 경우(B)와 같이 이웃한 전극 사이의 차이를 뚜렷이 구별할 수 있는 장점이 있다. 만약 세로축 양극 몽타주가 기준 몽타주를 사용하였다면(C, D), 세로축 양극 몽타주에서 위상 역전이 일어난 위치는 파형이 갑자기 증가하였다가 감소하는 경우로 최대 진폭 파형이 나타난 위치에 양극 전위 신호원이 있는 경우(C)이고, 동일 전기적 필드 내에 양극의 전위 신호원이 있는 경우(D)에는 동일한 극성과 진폭을 가진 신호가 측정되어 전체적인 전기적 필드의 분포와 함께 신호원의 위치를 추정하게 된다.

기준 몽타주는 기준 전극(reference electrode)으로 정한 공통의 전극에 대해 측정한 전압을 기록하는 방식이다. 기준 몽타주에서는 전위의 신호원은 진폭에 의해 알 수 있고, 기준 몽타주는 전체적인 전극의 극성과 전기적 필드 분포를 잘 보여 주는 장점이 있지만, 공통의 기준 전극에 대해 비교하는 방식이므로 기준 전극의 선택이 중요하다. 이상적인 기준 전극은 측정하고자 하는 전극 위치에 대해 비활성된, 즉 측정하고자 하는 전극 위치의 전기적 필드에 전혀 영향을 받지 않는 위치다.[4, 5] 하지만 기준 전극은 정도의 차이는 있으나, 측정 전극의 전기적 필드에 포함되기 때문에 현실적으로 그러한 기준 전극을 선택하기는 어렵다. 따라서 상대적으로 가장 영향을 덜 받는 전극을 기준 전극으로 정하는 것이 중요하며, 임상적인 적용의 경우엔 병변의 위치에 따라 알맞은 기준 전극이 달라질 수 있다. 일반적으로 기준 전극은 동측 귀전극(ipsilateral ear reference, 주로 A1, A2)을 사용하는 방법, 연결된 귀전극(linked-earlobe reference)을 사용하는 방법, 좌우 반구 어느 쪽으로도 치우치지 않는 중앙전극 사용 방법(Pz, Cz), 공통평균기준(common average reference)을 사용하는 방법 등이 사용된다. 동측 귀전극을 기준 전극으로 한 몽타주의 일례는 다음과 같다.

Fp1－A1	C3－A2
F7－A1	P3－A2
T3－A1	O1－A2
T5－A1	F4－A2
Fp2－A1	C4－A2
F8－A1	P4－A2
T4－A1	O2－A2
T6－A1	Fz－A2
F3－A1	Pz－A2

[동측 귀전극 전극 배치의 일례]

연결된 귀전극 몽타주는 A1+A2를 각 전극에서 감산하는 방법이다. 연결된 귀전극 사용방법에는 한쪽 귀전극을 기준 전극으로 다른 귀전극을 포함한 나머지 전극을 모두 측정하고 수학적으로 연결된 귀전극으로 변환하는 디지털 방식으로 연결된 귓불 기준(digitally linked－earlobe reference) 방법도 있다.[5] 공통평균기준 몽타주는 잡파(artifact)에 크게 오염된 전극을 제외한 모든 채널의 평균을 감산하는 방법이다. 동측 귀전극 몽타주는 측두엽간질에서는 측두엽 비정상파형 판독이 어려울 수 있으며, Cz는 측두엽 부위의 이상 파형 판독에는 적당하지만, 가운데 선 근처의 이상 파형 판독에는 취약하다.[3]

몽타주는 각각 장점과 단점을 가지고 있으므로 목적에 따라 선택하여야 한다. 근래에는 주로 디지털 뇌파를 사용하므로 몽타주 재설정이 과거 아날로그 뇌파보다는 용이하여 몽타주를 변환하면서 분석할 수 있다.

고밀도 뇌파

고밀도 뇌파(high density EEG)는 국제 10−20 전극 배치도를 조밀하게 나누어 수정된 10−10 또는 10−5 전극 배치도를 사용한다. 10−10 전극 배치도에서는 10−20 전극 배치도에서의 T3는 T7, T5는 P7, T4는 T8, T6는 P8이 된다([그림 2−5] 참조).[2]

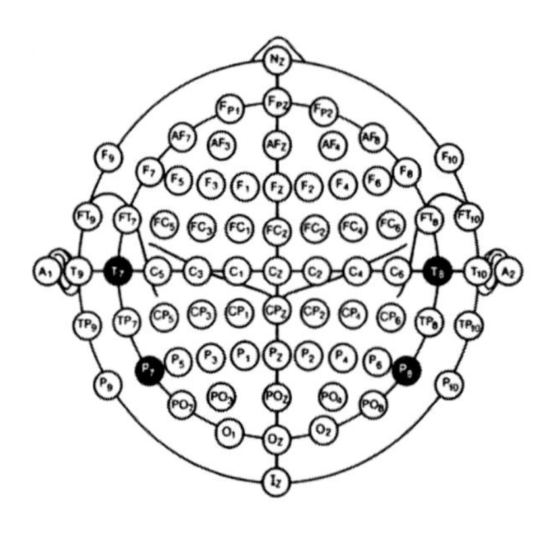

[그림 2−5] 국제 10−10 전극 배치도[2]

10−5 전극 배치도는 10−10 전극 배치도보다 조밀하게 전극이 배치되는 시스템이다.[6] 그림에서 회색 이탤릭체로 표시된 12개의 눈에 부착되는 12개의 점을 포함해서 329개 점을 포함한다. 검은색 원은 10−20 시스템 위치이며, 회색 원은 10−10 시스템에 해당한다.

참고문헌

1. Jasper, H. H. (1958). The ten-twenty electrode system of the International Federation. *Electroencephalography and Clinical Neurophysiology, 10,* 371-375.
2. Klem, G. H. et al. (1999). The ten-twenty electrode system of the International Federation. The International Federation of Clinical Neurophysiology. *Electroencephalography and Clinical Neurophysiology. Supplement, 52,* 3-6.
3. 서대원(2010). 알기 쉬운 뇌파. 서울: 군자출판사.
4. Ebersole, J. S. (2014). *Current practice of clinical electroencephalography* (4th ed.). Philadelphia: Wolters Kluwer.
5. Nunez, P., & Srinivasan, R. (2006). *Electric fields of the brain: The neurophysics of EEG* (2nd ed.). New York: Oxford University Press, Inc.
6. Jurcak, V., Tsuzuki, D., & Dan, I. (2007). 10/20, 10/10, and 10/5 systems revisited: Their validity as relative head-surface-based positioning systems. *Neuroimage, 34*(4), 1600-1611.

3. 뇌파 측정

여기서는 양질의 뇌파 데이터를 획득하기 위해 필요한 준비사항들과 뇌파 측정의 과정에 관하여 설명한다. 양질의 데이터를 얻기 위한 몇 가지 방법이 있는데, 즉 시행 수를 증가시키는 단순한 방법과 필터링(filtering), 잡파 제거(artifact rejection) 등과 같은 분석 기법을 데이터 측정 후에 실시하는 방법이 있다. 사건 관련 전위(event−related potentials: ERP)의 평균화(averaging) 과정에 충분한 양의 시행 수를 포함시키는 것은 매우 중요하지만, 시행 수를 증가시킨다고 하여도 잡음(noise)을 모두 제거하기는 어렵다. 예를 들어, 시행 수를 2배로 증가시키면 30%, 4배로 증가시키면 50%의 잡음만이 감소된다.[1] 또한 시행 수가 증가하면 할수록 뇌파 측정에 소요되는 시간도 같이 증가하기 때문에 참여자의 피로가 증가하는 것과 집중력이 감소하는 등의 문제가 생기며, 이는 또 다른 잡음을 발생시킨다. 뇌파 측정 후 다양한 분석 기법을 적용하여 데이터의 잡음을 감소시키는 것도 가능하지만 분석 과정 중에 데이터를 일부 왜곡시킬 수 있기 때문에 분석 기법들에 너무 의존하지 않는 것이 필요하다. 즉, 분석 기술들로 좋지 않은 데이터를 좋은 데이터로 바꿀 수 없기 때문에, 잘 고안된 실험 설계와 잘 통제된 뇌파 측정 과정을 통하여 좋은 데이터를 얻는 것이 무엇보다 중요하다. 양질의 뇌파 데이터를 얻기 위해 필요한 과정은 다음과 같다.

방문 전 확인사항

연구자는 참여자에게 뇌파 측정 전에 다음과 같은 몇 가지 주의사항을 전달한다. ① 참여자가 콘택트렌즈를 착용하는 경우, 눈의 움직임 및 깜빡임과 눈의 피로를 최소화하기 위해 안경 착용을 권유한다. ② 뇌파 측정 전날은 과도한 음주는 삼가고 충분한 수면을 취하도록 한다. ③ 측정 당일에는 머리를 감고 헤어 용품을 바르지 않도록 한다. ④ 카페인 및 니코틴 섭취를 자제하도록 한다.

또한 주의사항을 전달하며 참여자의 몸 컨디션을 확인한다. 예를 들어, 참여자가 감기에 걸려 기침이 잦은 경우, 뇌파를 측정하는 동안 기침으로 인해 몸의 움직임들에 의한 잡파(artifact) 발생뿐만 아니라 집중의 어려움이 있어 뇌파 측정에 어려움이 있다. 따라서 이러한 경우는 뇌파 측정의 시기를 변경하는 것이 좋다.

측정 전 준비사항

뇌파를 측정하기 전에 크게 네 가지의 장비 점검이 필요하다([그림 2-6] 참조). 즉, 뇌파측정장비[증폭기(amplifier), 뇌파기록 장치(recording system)], 자극 제시 컴퓨터(stimulus presentation system), 전극 캡 혹은 뇌파 네트(Neuroscan의 electrode Cap, EGI의 Sensory Net, 개별 전극 등; [그림 2-7] 참조), 반응 장치(response box)에 대한 기본 점검이 필요하다.

① 뇌파측정장비 점검은 측정장비의 프로그램에 기본적으로 내재되어 있기 때문에 프로그램을 실행하여 이상이 없는지 살펴본다. 예를 들어, Neuroscan[1)]의 경우 Scan 프로그램의 'Calibrate'를 실행하고, EGI의 경우 Net station 프로그램의 'Gain'과 'Noise'를 실행하여 현재 장비 상태가

1) Neuroscan과 EGI는 뇌파측정기기와 그 외의 부속품들을 판매하는 회사다.

각 장비에서 권장하는 기준값에 해당하는지 확인한다. ② 자극을 제시하는 컴퓨터의 점검은 진행될 과제(task)의 실시에 오류가 나타나지 않는지, 자극 제시에 이상이 없는지, 자극에 대한 신호가 기록되는 장비에 정확히 전달되는지 등을 확인하다. ③ 전극 캡과 뇌파 네트의 경우 전선이 끊어진 곳이 없는지, 전극 상태, 건조 상태를 확인하고, 다른 특이사항들이 없는지 살펴본다. ④ 반응 장치는 참여자의 행동 반응을 측정하는 것으로 반응 버튼이 정확하게 눌리는지, 설정한 버튼이 정확히 기록되는지, 오류가 없는지 살펴본다. 이러한 장비 점검은 참여자가 도착하기 전에 충분히 살펴보고, 조정해야 하는 부분이 있으면 조정하여 실험 진행에 대한 준비를 마친다.

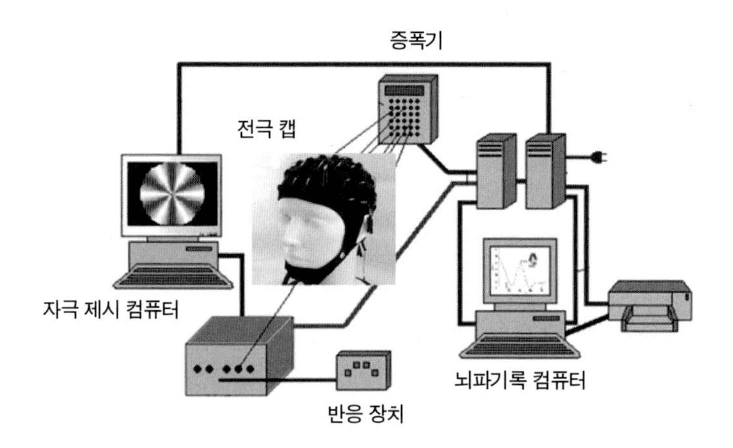

[그림 2-6] 기본 점검이 필요한 장비

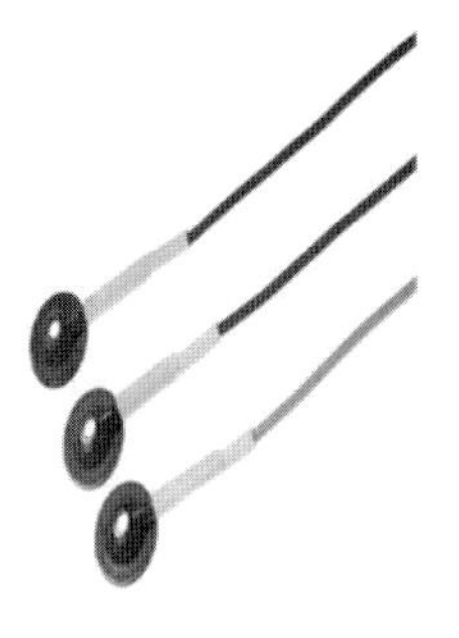

AG–AgCl 전극

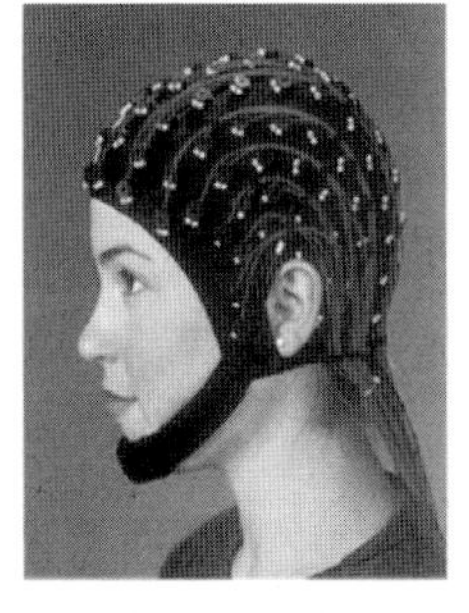

전극 캡(Neuroscan)

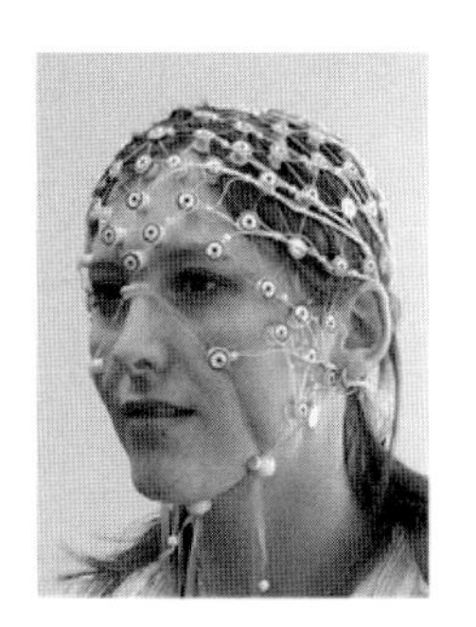

뇌파 네트(EGI)

[그림 2-7] 뇌파 전극 및 모자 종류

참여자가 도착하면 머리 둘레를 측정하여 참여자에게 적합한 사이즈의 전극 캡과 뇌파 네트를 선택한다. 전극 캡과 뇌파 네트의 경우 너무 조이거나 헐거우면 그에 따른 잡음이나 저항값(impedance) 등의 문제가 발생하기 때문에 적절한 사이즈를 선택하는 것도 중요하다. 저항값은 전극과 두피의 경계면의 저항의 정도를 나타내는 값이며, 이러한 저항을 줄이기 위해 방해가 되는 물질들을 제거하거나 전도성 물질들을 사용한다. 예를 들어, 개별 전극의 경우 전극이 부착될 부위의 두피를 알코올로 깨끗이 닦아 주고 전극에 적당한 양의 전극풀(paste)을 묻혀 부착한다. Neuroscan의 캡의 경우, 젤을 주입하여 부착한다. 이때 과도한 양의 젤을 사용하면 다른 전극들과 전교(electrical bridge)가 일어날 수 있으며, 이는 전위의 두피 분포를 왜곡시킬 수 있다. 반면에 적은 양의 젤은 저항값을 조정하는 데 어려움이 있을 수 있기 때문에 적절한 양을 사용하는 것이 중요하다. 물, 염화칼륨(potassium chloride), 베이비 샴푸를 일정한 비율로 섞어 만든 용액에 EGI의 뇌파 네트를 몇 분 동안 담가 둔 후 참여자의 머리에 씌우고, 전극이 두피에 잘 밀착되도록 머리카락을 정리한다. [그림 2-8]은 전극 캡과 뇌파 네트를 부착하는 데 필요한 준비물을 보여 주고 있다.

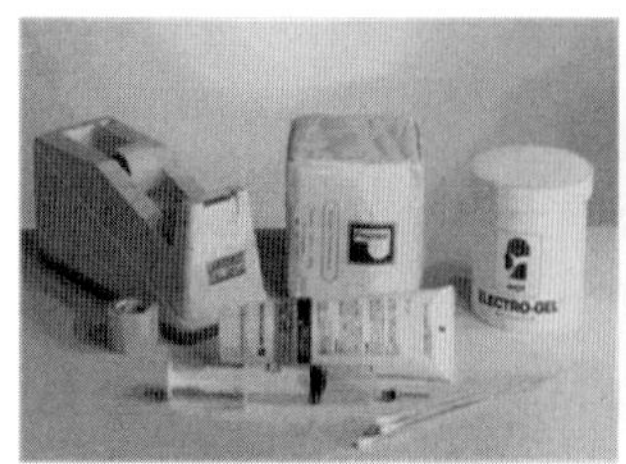

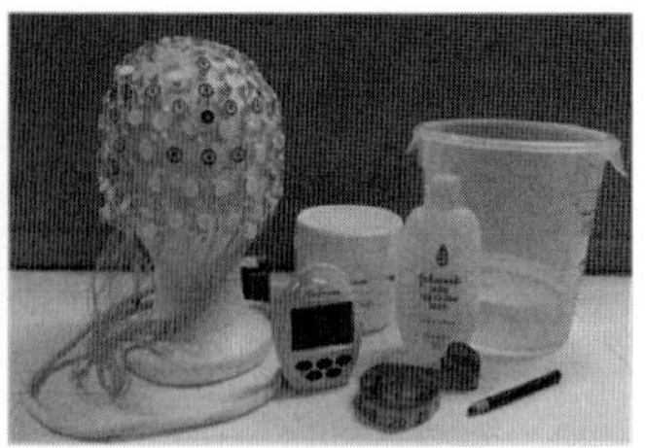

[그림 2-8] 전극 캡과 뇌파 네트 부착 시 준비물

좌) Neuroscan: 주사기, 젤, 면봉, 테이프, 연마재
우) EGI: Net, 줄자, 초시계, 염화칼륨, 베이비 샴푸, 물, 색연필

또한 피부에 부착되는 전극[예: 심전도(electrocardiogram: EKG), 안전도(electrooculogram: EOG) 등] 부위는 알코올로 깨끗이 닦아 이물질이 제거된 상태에서 부착한다. 개별 전극 및 전극 캡과 뇌파 네트는 가장 널리 사용되는 국제 10-20 시스템(International 10-20 System; [그림 2-9] 참조)에 의해 부착된다. 개별 전극 또는 전극 캡과 뇌파 네트를 착용한 뒤에 저항값을 확인하여 각 장비에서 권장하는 기준치에 맞도록 조정한다(예: Neuroscan은 5kΩ 이하, EGI는 50kΩ 이하; [그림 2-10] 참조). 전극 캡과 뇌파 네트를 착용하기 전에 참여자의 귀걸이, 반지 등과 같은 액세서리와 벨트는 모두 뺀다.

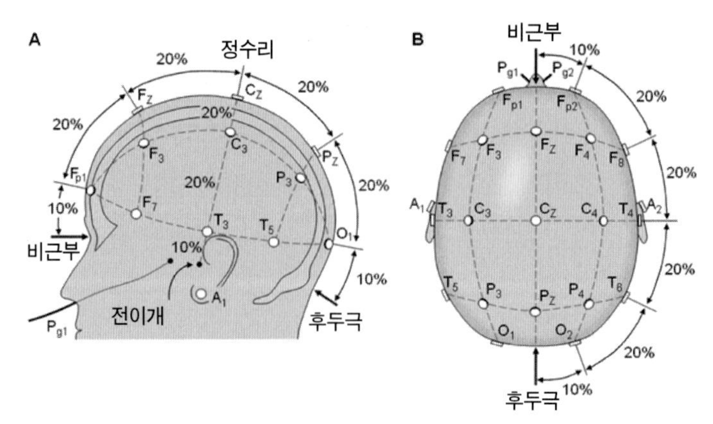

[그림 2-9] 국제 10-20 전극배치법

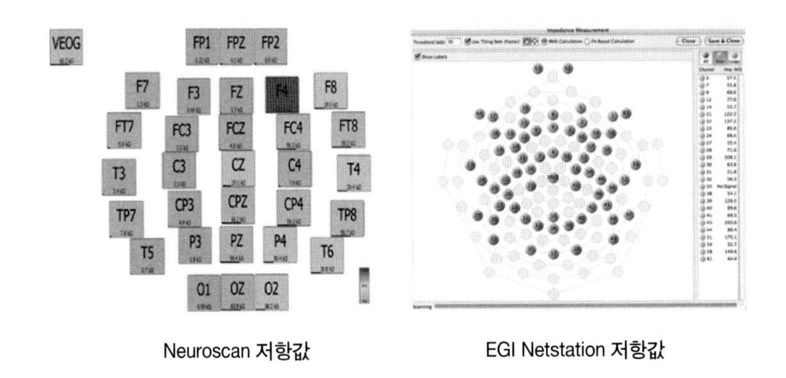

Neuroscan 저항값 EGI Netstation 저항값

[그림 2-10] 저항값 확인

준비하는 동안 연구자는 참여자의 긴장을 풀어 주고 좋은 컨디션을 유지하도록 노력해야 한다. 이러한 노력은 양질의 데이터를 수집하는 데 매우 중요하다. 실험에 사용되는 과제들 대부분이 단순하고 동일한 자극들을 반복적으로 제시하기 때문에 과제 수행에 지루함을 느낄 수 있다. 만약 참여자가 의욕이 없거나 지루해한다면 과제에 집중하기 힘들고, 자신의 행동에 주의를 기울일 수 없을 수도 있으며, 불안감이나 긴장감으로 인해 불편함을 느낄 수 있다. 이로 인해 근육, 호흡 또는 움직임 등이 잡파를 유발하게 되고, 양질의 데이터를 수집할 수 없게 된다. 따라서 참여자의 컨디션을 편안한 상태로 유지시킴으로써 보다 일관적이고 좋은 데이터를 획득할 수 있으며, 장기적인 관점으로 보면 오히려 이로 인해 실험 시간이 크게 절약될 수 있다.

참여자의 좋은 컨디션을 유지시키기 위해 몇 가지 사항을 제안하면 다음과 같다. 첫째, 실험 진행 및 과정에 대해 충분히 설명한다. 진행 과정에 대한 자세한 설명은 새로운 환경과 상황에 대한 불안감 또는 긴장감을 완화시킬 수 있다. 둘째, 참여자와 이야기를 나눈다. 참여자의 두피에 전극을 부착시키는 데 많은 시간이 소요되므로 이 시간에 참여자의 학교, 직장, 날씨, 근황에 대한 일상적인 대화를 나누며 참여자의 긴장을 풀어 준다. 이러한 대화는 참여자의 뇌파 측정 중에 각성 및 편안함을 유지하는 데 도움이 된다. 하지만 너무 친근하게 대하거나 흥미 위주의 대화를 한다면 실험 진행 시 연구자의 지시사항이 제대로 전달되지 않을 수 있기 때문에 참여자의 긴장감을 완화시킬 정도로만 대화를 나누도록 한다. 셋째, 쾌적한 환경의 실험실을 유지한다. 뇌파를 기록하는 실험실의 온도와 습도를 적절한 수준으로 유지하는 것 또한 중요하다. 너무 덥거나 습도가 높은 경우, 참여자의 발한(sweating)으로 잡파 또는 저항값을 통제하는 데 문제가 발생할 수 있으며, 답답함을 호소하여 실험에 집중하기 어려워질 수 있다. 넷째, 편안한 의자를 준비한다. 오랜 시간 동안 움직임 없이 앉아 있어야 하는 참여자에게 불편한 의자는 고역이다. 허리를 잘 받쳐 주고 높이 조절이 쉬운 품질이 좋은 사무용 의자를 추천한다. 하지만 움직임을 방지하기 위하여 바퀴 달린 의자는 배제하고 전류에 영향을 줄 수 있는 재질의 의자도 자제한다. 그리고 참여자는 자극이 제시되는 컴퓨터 화면으로부터 일정 거리를 유지하여 앉게 한다. 컴퓨터 화면에서도 일부 잡음이 잡히기 때문에 최소 70cm 이상 떨어져 앉도록 하는 것이 필요하다.[1] 또한 턱 받침대 또는 머리 고정기와 같은 보조 장비들을 사용함으로써 머리 움직임에 대한 잡파를 최소화시킬 수 있다.

이 외에 뇌파 측정에 영향을 미치는 참여자의 성별, 나이, 잘 쓰는 손, 교육연령 등과 같은 인구통계학적인 요인들과 질병, 약물, 각성 및 피로 수준, 계절, 실험실의 밝기 등과 같은 여러 요인에 대한 통제도 중요하게 고려하여야 한다.

뇌파 측정

뇌파를 측정하기 위한 준비가 되었다면 이제 뇌파를 측정해 보자. 뇌파 측정 방법과 주의사항은 다음과 같다.

① 뇌파 측정 전에 참여자 정보를 정확하게 입력하여 다른 데이터와의 혼동을 방지한다.

② 뇌파 측정 전에 표본율(sampling rate), 고대역 통과 필터(high-pass filter), 저대역 통과 필터(low-pass filter), 노치 필터(notch filter)의 값을 확인한다([그림 2-11] 참조). 대역 통과 필터(band pass filter) 같은 경우 뇌파 기록 프로그램에 미리 설정을 해 두면 뇌파를 측정할 때마다 설정하는 번거로움을 줄일 수 있다. 표본율은 1초에 획득하는 표본의 개수를 말한다. 보통은 250~500Hz를 많이 사용하고 그 이상의 표본율을 사용하기도 하는데, 이는 실험과제와 분석 방향을 고려하여 선택하면 된다. 고대역 통과 필터는 설정한 주파수 이상의 신호만 통과시키는 필터이며 그 이하의 주파수는 제거한다. 이와 반대로 저

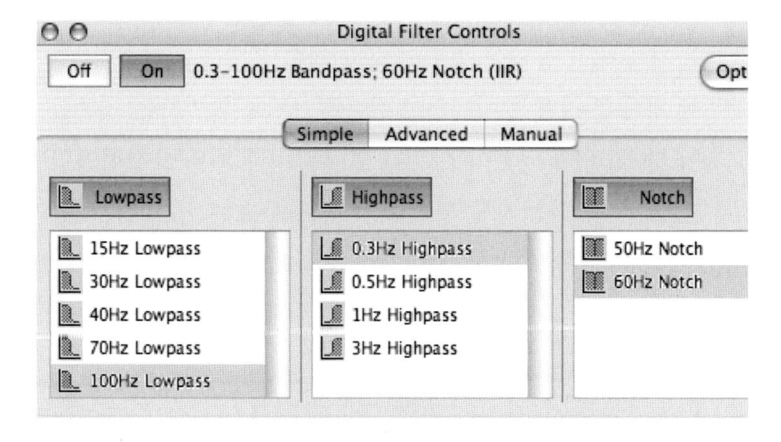

[그림 2-11] 필터 조절

대역 통과 필터는 설정한 주파수 이하의 신호만 통과시키는 것으로 그 이상 높은 주파수의 신호들을 제거한다. 저대역 통과 필터는 특히 고역대 잡음을 제거하는 데 사용된다. 노치 필터는 특정 주파수만을 걸러 주는 여과기로, 보통은 주위 전자 장치에서 유입되는 60Hz 잡음을 제거하기 위하여 사용된다.

③ 뇌파 측정 전에 참여자가 착용한 전극 캡과 뇌파 네트의 저항값을 각 장비에서 권장하는 기준치에 맞도록 조정한 뒤, 참여자는 뇌파가 안정될 때까지 눈을 감고 기다린다. 저항값을 조정한 뒤에는 뇌파가 크게 출렁거리거나 안정되지 않기 때문에 눈을 감고, 안구 움직임을 최소화하여 뇌파가 안정될 때까지 기다리도록 한다([그림 2-12] 참조). 이때 시간은 몇 분에서 10분 이상이 소요될 수 있다. 시간이 소요되더라도 뇌파가 충분히 안정된 후에 기록을 시작해야 깨끗한 뇌파 데이터를 획득할 가능성이 높다. 뇌파가 안정된 이후에 참여자에게 개안(eye open)과 폐안(eye close)을 하도록 하여 움직임이 뇌파에 정확히 반영되는지 확인한다.

④ 뇌파가 안정된 후에 실험에 대한 과제를 설명한다. 과제에서 제시되는 시각 또는 청각 자극에 대한 설명과 자극이 제시되고 반응을 어떻게 하는지에 대한 설명을 충분히 하고 연습 시행을 시작한다. 연습 시행 중에 과제를 정확히 이해하고 반응하는지를 확인하는 것뿐만 아니라 과제 수행 중에 뇌파의 이상이 관찰되는지 혹은 안정적인 뇌파가 지속적으로 나타나는지를 확인하는 것도 중요하다. 연습 시행의 경우, 과제의 이해 정도와 뇌파의 이상이 없음을 확인하기 위함이기 때문에 기록하지 않고 육안으로 확인해도 문제는 없다.

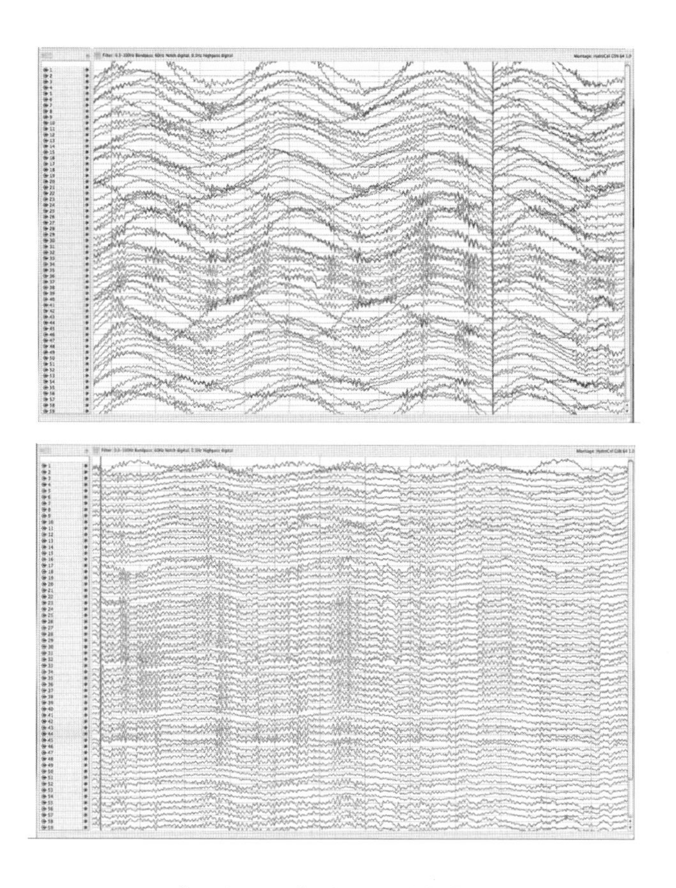

[그림 2-12] 안정화 전과 후의 뇌파

상) 안정되기 전의 뇌파
하) 안정된 뇌파

⑤ 연습 시행 중에 뇌파의 이상이 없는 것으로 확인되면 본 시행을 시작하며 뇌파를 기록하기 시작한다. 뇌파 측정 중에 지속적으로 참여자의 상태와 뇌파를 확인하여 다른 잡음이나 문제가 없는지 뇌파 기록 화면을 주시한다([그림 2-13] 참조).

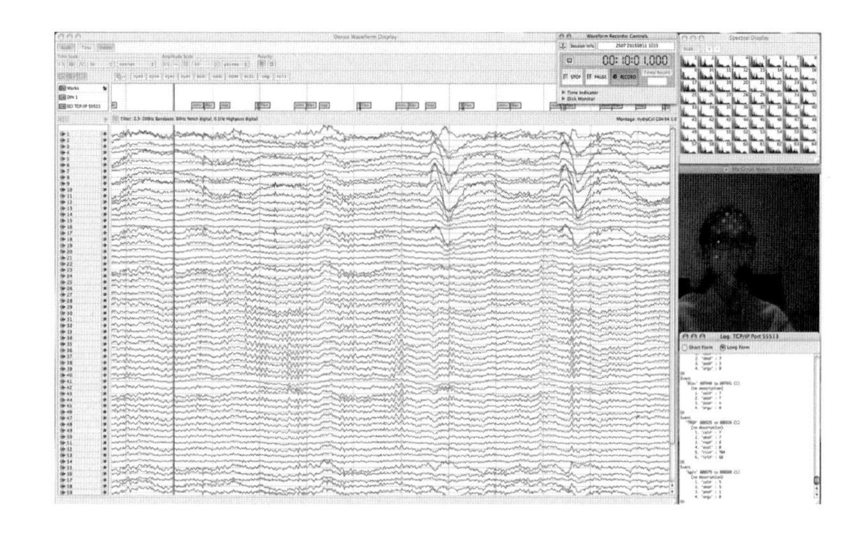

[그림 2-13] 과제 수행 중 뇌파 기록

⑥ 연습 시행과 본 시행의 진행에 시간이 소요되기 때문에 연습 시행 전에 조정된 저항값이 올라갈 수 있다. 실험 중간의 쉬는 시간에 이러한 저항값을 확인하고 기준에 맞도록 조정해야 한다. 저항값을 조정해 주면 뇌파가 또 다시 크게 출렁이고 바로 안정되지 않는다. 이런 경우는 바로 뇌파를 측정하지 말고 눈을 감고 뇌파가 안정될 때까지 기다린 뒤에 그다음 블록을 시작하며 뇌파를 기록한다. 저항값을 조정하는 과정 중에 전극을 만지면서 조정하기 때문에 뇌파의 출렁임이 심하다. 이러한 출렁임이 안정될 때까지는 몇 분의 시간이 필요하기 때문에 쉬는 시간마다 저항값을 확인하는 것은 권장하지 않는다. 저항값의 확인과 조정은 과제 수행 시간에 따라 달라진다. 뇌파를 측정하는 시간이 오래되면 그에 따라 Neuroscan의 캡은 젤이 두피와 떨어질 수 있고, EGI의 네트는 전극에 있던 물이 마르기 시작하여 두피와의 연결성이 감소하게 된다. 이러한 경우 실험 중간에 1~2번 정도 저항값을 확인하고 조정해 준다. 반면에 몇 분 동안 기록하는 개안과 폐안

동안의 안정 상태만을 측정하는 경우는 뇌파 측정 전에 실시한 한 번의 조정으로 충분하다. 그러나 저항값의 확인과 조정은 정해져 있는 것이 아니기 때문에 측정되는 뇌파를 지속적으로 관찰하여 실험자가 필요하다고 생각되면 저항값을 확인하고 조정하는 것이 좋다.

측정 중 확인사항

뇌파 측정 중에도 몇 가지 확인 사항이 있다. 첫째, 참여자의 졸음 및 움직임에 대한 상태를 모니터로 실시간 확인한다. 그리고 참여자에게는 컨디션 상태(예: 긴장, 피로, 졸음 등)와 진행 사항에 문제가 없는지 살펴보기 위해 모니터링한다는 사실을 알려야 한다. 둘째, 참여자의 행동적 수행이 있는 경우, 참여자가 정확한 반응을 하고 있는지 반응 장치의 코드를 확인하고, 참여자가 과제에 집중하고 있는지, 과제에 관해 충분히 이해했는지를 확인해야 한다. 이러한 확인을 위해 실험 과제를 연습 시행과 본 시행으로 나누어 실시하면 좋다. 연습 시행 중에 뇌파 측정에 문제가 없는지, 과제에 대한 이해가 충분한지, 정확히 반응하는지를 확인할 수 있기 때문이다. 셋째, 측정 중에 문제가 되는 전극이 있는지 레코딩 화면을 주시한다. 다른 전극에 비해 잡음이 발생하거나 다른 특별한 문제가 발견되는 전극이 있을 경우에는 연구 노트에 기록하고 실험이 끝난 뒤 확인한다. 넷째, 측정 중 외부 또는 참여자에 의한 잡파가 있는지를 확인한다. 즉, 측정 중 관찰된 잡파가 전극에 의한 것인지, 외부의 상황에 의한 것인지, 참여자의 개인차에 의한 것인지 확인할 필요가 있다. 마지막으로 참여자에게 충분한 피드백을 제공한다. 실험 중간에 저항값의 확인 및 쉬는 시간에 참여자에게 그들의 행동 수행, 눈 깜빡임, 안구 움직임(eye movement) 등에 대한 긍정적인 피드백을 제공하고, 수행을 향상시키기 위해 필요하다면 참여자를 격려하는 것이 좋다. 만약 참여자가 행동의 정확도가 낮아지고, 졸음, 눈 깜빡임, 안구 움직임, 몸 움직임 등에 대한 잡파가 있는 경우 참여자에게 이러한 사실을 정확하게 전달하는 것도 중요하다. 이러한 잡파가 있는 데이터는 사용하기 어렵기 때문이다. 하지만 부정적인 피드백을 전달할 때는 참여자의 기분을 고려하여 전달한다. 예를 들어, "참여자분이 지금까지 충분히 잘하고 계시지만 측정 중간중간에 눈 움직임이나 깜빡임이 많으신 편입니다. 이렇게 오랫동안 눈 깜빡임이나 몸 움직임을 자제하는 것은 어렵고 힘든 일이지만, 이러한 움직임이 많으면 좋은 뇌파를 얻기가 힘듭니다. 고생하시면서 참여하시는 것이니 조금만 더 신경 써 주시면 감사하겠습니다."와 같이 참여자의 고충을 공감해 주며 연구자가 원하는 요구사항들도 함께 전달하는 것이 좋다. 이러한 긍정적 · 부정적 피드백이 사소한 것일 수 있지만 참여자에게 동기를 부여할 수 있으며, 과제에 집중할 수 있도록 유도하여 좋은 데이터를 얻는 데 매우 필요한 부분이다. 참여자가 피곤해하는 경우에는 쉬는 시간에 충분히 휴식을 취하게 하거나 차가운 물을 제공하여 각성을 유지하도록 한다.

측정 후 확인사항

측정이 모두 끝난 후에는 측정 중에 문제가 있던 전극에 대한 확인이 필요하다. 문제가 참여자에 의한 개인차, 전극의 문제 또는 외부 요인에 의한 것인지 확인하여 다음 측정을 위해 미리 준비하는 것도 중요하다.

참고문헌

1. Luck, S. J. (2005). *An introduction to the event-related potential technique(Cognitive neuroscience)*. Cambridge, MA: MIT Press.

4. 뇌파 전처리: 잡음/잡파 제거

서 론

뇌파는 수십 마이크로 볼트(㎶)의 크기를 가지는 미약한 신호이기 때문에 외부 잡음에 의해 쉽게 오염될 수 있다. 원하지 않는 외부 잡음에 의해 뇌파가 심하게 오염된 경우에는 측정된 뇌파 신호로부터 원하는 특징을 얻어 내는 것이 매우 어려워진다. 따라서 신호를 본격적으로 분석하기에 앞서, 획득된 뇌파 신호에서 원하지 않는 외부 잡음을 제거하는 작업이 선행되어야 한다. 뇌파에 포함될 수 있는 잡음은 크게 인체에서 발생하는 생물학적 잡음(biological noise)과 외부 환경 또는 측정장치 내에서 발생하는 환경적 잡음(environmental noise)으로 분류할 수 있다. 생물학적 잡음은 대부분 발생원을 알고 있는 '뇌파 이외의 신호'이므로 아티팩트(artifact) 또는 잡파라고 불리기도 한다. 여기서는 뇌파에 포함될 수 있는 생물학적 또는 환경적 잡음들을 살펴보고, 이러한 잡음들을 효과적으로 제거하기 위한 뇌파 전처리(pre-processing of EEG signals) 방법들을 개략적으로 소개한다.

생물학적 잡음의 종류

안전도에 의한 잡음

안전도(electrooculogram: EOG)란 인체의 안구 움직임에 의해서 발생하는 전기신호를 의미한다.[1] 인체의 안구는 망막을 사이에 두고 각막이 양(+), 공막이 음(−)인 전위를 발생시킨다. 이러한 안구의 전기쌍극자(electrical dipole)는 안구의 운동이 발생할 때 눈 주위에 전위차의 변화를 유발한다. 안구가 특정한 방향으로 회전 또는 이동하는 경우에는 움직인 방향으로 양(+)의 값을 가지는 전위가 발생하게 되는데, 눈을 깜빡일 때에도 안구의 이차적인 움직임으로 인해 안전도가 측정된다. 안전도는 주로 눈과 가까운 전두엽 부근에서 측정된 뇌파에 포함되는데, 이 신호는 특정 뇌활동에 의해 발생하는 뇌파보다 크기가 크기 때문에 원활한 뇌파 신호의 해석을 방해한다. 또한 주로 델타파~알파파에 해당하는 저주파 뇌파 성분과 겹치는 주파수 특성을 가지므로 필터링을 통해 제거하기도 어렵다. [그림 2-14]는 안구 움직임(눈 깜빡임)에 의해서 발생한 안전도에 의한 잡음을 보여 준다. 안전도 잡음이 안구와 가까이에 위치한 전극(Fp1, Fp2)에서 크게 관찰되며, 안구에서 멀리 떨어진 전극(O1, O2)에서도 미약하게나마 측정됨을 확인할 수 있다.

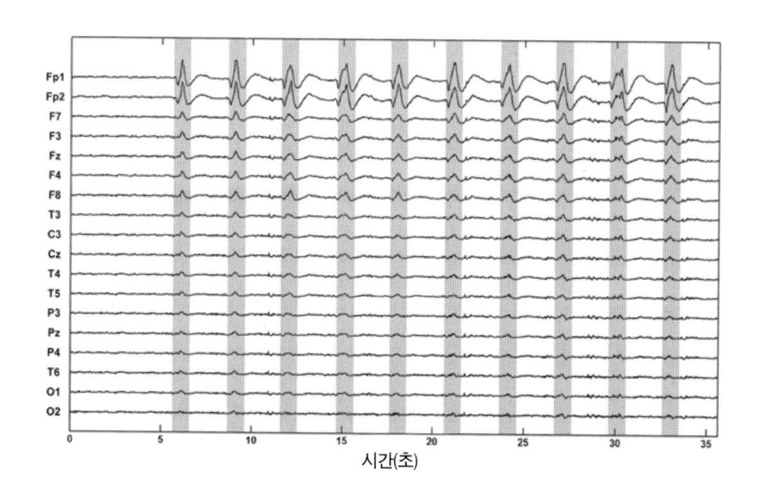

[그림 2-14] 뇌파에 포함된 안전도 잡음 예시

음영 영역은 안전도가 발생한 시점을 보여 준다.

근전도에 의한 잡음

근전도(electromyogram: EMG)는 근육의 근섬유막에서 발생하는 생리적인 변화에 의해 생성되는 전기신호다.[2] 근전도는 뇌파를 측정하는 동안 피험자가 신체 일부(특히 얼굴 근육)를 움직이는 경우 발생하며 안전도와 마찬가지로 뇌파보다 신호의 크기가 상대적으로 크기 때문에 뇌파 분석을 수행하기 전에 반드시 제거해야 한다. [그림 2-15]는 피험자가 치아를 깨무는 동작을 할 때 뇌파에서 측정된 근전도 잡음을 보여 준다. 근전도 잡음은 안전도 잡음과는 다르게 스파이크(spike) 형태가 아닌 고주파 잡음 형태로 측정된다.

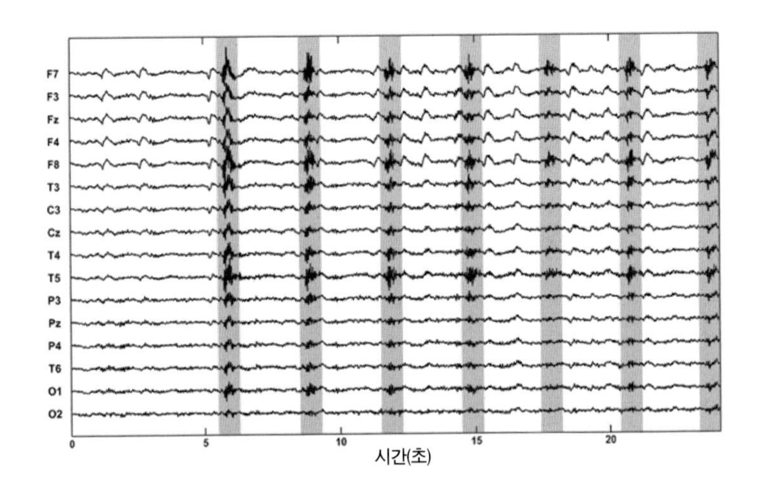

[그림 2-15] 뇌파에 포함된 근전도 잡음 예시

음영 영역은 근전도 잡음이 발생한 시점을 보여 준다.

심전도에 의한 잡음

뇌파는 안구 및 근육 운동 이외에도 심장 운동에 의해 발생하는 전기신호에 의해서도 오염될 수 있다. 심장을 구성하고 있는 심근은 인간의 의지와 상관없이 일정한 간격으로 수축 및 이완 운동을 수행한다. 이러한 심근의 운동은 심전도(electrocardiogram: ECG)로 불리는 전기적 신호를 발생시키며,[3] 이는 측정된 뇌파에 포함될 수 있다. 심전도 잡음은 쌍극성(bipolar) 측정 시 보다 많이 관찰되는 것으로 알려져 있다. 이와는 별도로 혈관에 근접한 전극들의 경우, 심박이 만들어 내는 혈관 진동에 의해 전극-두피 접촉성이 변해서 뇌파 신호의 주기적인 왜곡이 발생할 수 있다. 심전도의 신호 크기는 측정 위치마다 상이하지만, 일반적으로 뇌파 전극보다 크기가 크기 때문에 잡음이 많이 포함된 경우 저주파 뇌파 분석 시에는 적절한 신호 전처리 작업이 필요하다.

환경적 잡음의 종류

전원에 의한 잡음

대부분의 다채널 뇌파측정장비는 AC 전원으로부터 전력을 공급받는데, 이 교류 전류가 측정 뇌파에 섞여 들어가면 잡음이 된다. 전원 잡음은 지역에 따라 60Hz나 50Hz 성분을 가지며, 대역제한 필터를 이용하여 제거하는 것이 일반적이다.

뇌파 전극에서 발생하는 잡음

일반적인 뇌파측정장비는 전도성 젤을 사용하여 두피에 전극을 부착하고 뇌파 신호를 측정한다. 이때, 뇌파 전극과 두피의 접촉 여부는 양질의 뇌파 신호를 획득하기 위해 굉장히 중요한 요소 중 하나다. 뇌파 전극이 두피에 밀접하게 접촉하지 않은 경우, 정상적인 뇌파 신호를 획득할 수 없으며 대부분의 주파수 영역에서 강한 잡음이 발생하게 된다.

뇌파 전극과 전극 리드 케이블의 움직임도 잡음 발생의 주요 원인이 된다. 따라서 많은 뇌파측정기기에서는 전극 케이블이 움직이지 않도록 캡에 고정시키거나 전자기적인 영향을 감쇄하기 위해서 케이블 주위를 전자기 차폐 물질로 감싸기도 한다.

주위 기기에 의한 잡음

뇌파 측정 시 주위에 전자기파를 생성하는 외부 기기가 있을 경우, 전극 케이블과 두피가 형성하는 폐루프(closed loop)에 유도전류가 발생하여 뇌파 잡음이 생성된다. 전극 케이블이 두피와 함께 큰 폐루프를 형성하지 않도록 여러 케이블을 모아서 꼬는 것이 일반적이다.

잡음 제거 방법

측정한 뇌파의 길이가 분석하기에 충분히 길고 시행(trial)의 수가 충분히 많거나, 잡음이 포함된 시간 구간이 많지 않을 경우에는 잡음이 포함된 시간 구간을 분석 구간에서 제외하고 나머지 구간의 뇌파만을 이용하여 분석하는 것이 일반적이다. 왜냐하면 어떠한 잡음 제거 방법도 잡음을 완벽하게 제거하는 것은 불가능하기 때문이다. 하지만 사용 가능한 데이터의 절대적인 양이 부족할 경우에는 다음과 같은 방법들을 이용하여 잡음을 제거한 다음 분석을 수행한다.

필터링에 의한 잡음 제거

두피 뇌파에서는 일반적으로 100Hz 이하의 주파수 영역을 분석에 활용하는 것이 일반적이다. 100Hz 이상의 주파수 대역을 가지는 신호는 잡음으로 보고 저대역 통과 필터링을 통해 제거할 수 있다. 100Hz 이내 주파수 영역의 잡음은 전원 잡음처럼 특정한 주파수를 가지는 경우, 대역 차단 필터를 사용하여 제거할 수 있다.[4] 안전도에 의해 발생한 잡음 역시 적절한 필터를 적용하여 제거할 수 있다. [그림 2-16]은 적응 필터

(adaptive filter)로 안전도 잡음을 제거하는 알고리즘의 사례를 보여 준다. 뇌파와 안전도[수직 안전도(VEOG), 수평 안전도(HEOG)]를 동시에 측정한 후, 적응 필터를 적용하여 안전도 성분을 뇌파 데이터에서 빼 주면 안전도 잡음을 제거할 수 있다. 이와 같은 적응 필터를 사용하면 안전도 잡음을 완벽하게 제거할 수는 없지만, 어느 정도 보정된 뇌파 신호를 획득할 수 있다.

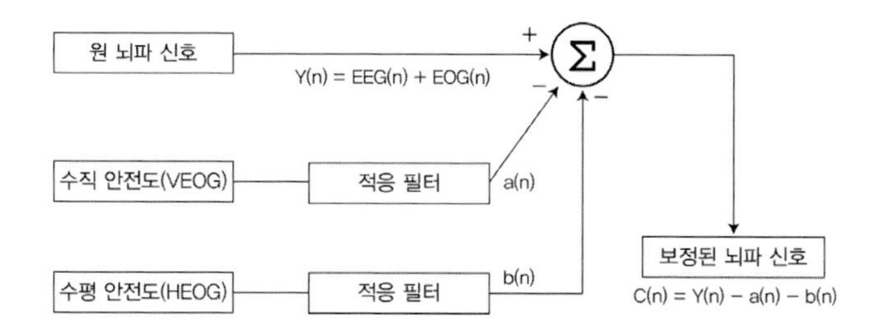

[그림 2-16] 적응 필터에 의한 안전도 잡음 제거 모식도

다중 평균에 의한 불규칙 잡음 제거

뇌파 신호에 포함되는 대부분의 잡음은 발생 시간이 일정하지 않으며 불규칙한 성질을 나타낸다. 이러한 잡음의 임의성을 이용하여 반복 측정된 뇌파 데이터를 다중 평균하면, 불규칙 잡음(random noise) 성분은 최소화하고 원하는 뇌파 특징은 최대화하는 효과를 거둘 수 있다. 실제로 다중 평균에 의한 불규칙 잡음의 제거 방법은 유발전위 또는 사건 관련 전위 연구에서 일반적으로 사용하는 방법이기도 하다.[5, 6]

[그림 2-17]은 다중 평균에 의해 잡음 성분이 최소화되는 현상의 일례를 보여 준다. 그림에서와 같이 일정한 패턴으로 나타나는 뇌파 특징은 유사한 시점에서 반복적으로 측정되지만 외부 잡음은 발생 시점이 일정하지 않고 패턴의 형태 역시 상이한 모습으로 측정된다. 따라서 데이터

의 수가 증가할수록 신호대잡음비가 높은 양질의 신호 획득이 가능하다.

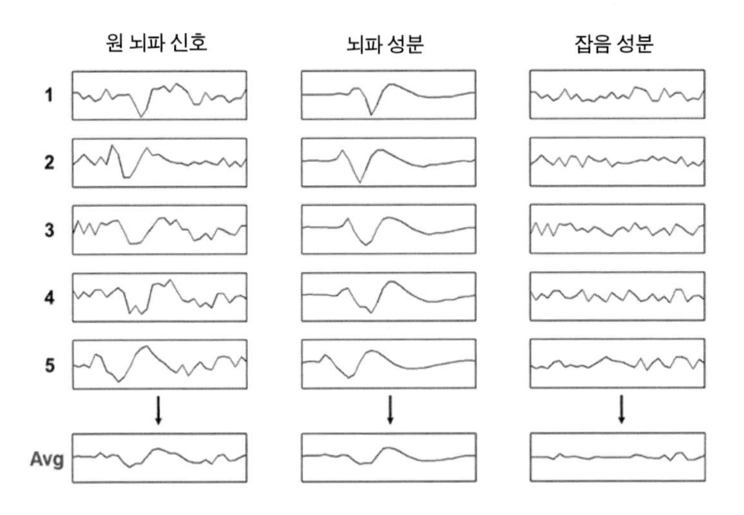

[그림 2-17] 다중 평균에 의한 잡음 제거 예시

독립성분분석

독립성분분석(independent component analysis: ICA) 방법은 뇌파 잡음 제거를 위해 사용하는 가장 대표적인 알고리즘 중 하나다. 독립성분분석은 측정된 뇌파 신호가 독립적인 하위 성분들의 합으로 표현될 수 있으며 측정된 뇌파 신호를 다시 독립성분들로 나눌 수 있다는 가정에서 출발한다. 다음은 독립성분분석의 대표적인 수식이다.

$$X = Ws$$

이 수식에서 X는 측정된 다채널 뇌파 데이터를 나타내며, 뇌파 데이터 X가 독립성분 s의 선형 결합에 의해 표현 가능함을 의미한다. 측정된 다채널 뇌파 데이터로부터 서로 독립적인 하위 성분들을 분리한 다음, 원하지 않는 잡음 성분(안전도, 근전도, 심전도 등)만을 원 데이터에서 선택적으로 제거하는 방법으로 잡음을 효과적으로 제거할 수 있다. [그림 2-18]은 독립성분분석 방법을 통한 잡음 제거 과정의 개념도를 보여 준다.

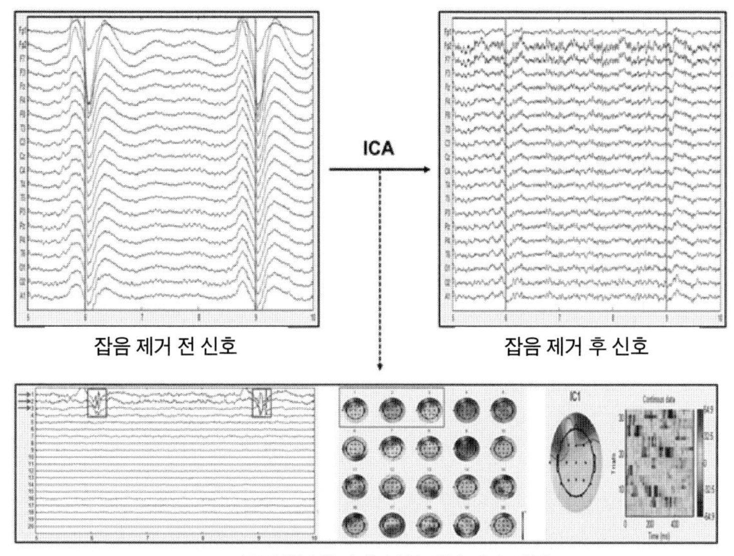

[그림 2-18] 독립성분분석 방법에 의한 잡음 제거 과정

결 론

뇌파 데이터는 다양한 잡음에 의해서 오염될 수 있으며, 이러한 잡음들은 정확한 뇌파 신호 분석을 위해서 반드시 제거되어야 한다. 뇌파에 포함될 수 있는 잡음은 안전도(EOG), 근전도(EMG), 심전도(ECG)와 같은 생물학적 잡음과 전원 잡음, 전극 접촉 불량에 의한 잡음, 외부 기기에 의

한 잡음과 같은 환경적 잡음으로 분류할 수 있다. 뇌파 잡음을 제거하기 위한 방법으로 주파수 필터링, 다중 평균, 독립성분분석 등을 살펴보았다. 이러한 방법 외에도 많은 연구자가 보다 정교하고 정밀한 뇌파 잡음 제거 알고리즘 개발에 몰두하고 있으므로 미래에는 더욱 개선된 뇌파 잡음 제거가 가능할 것으로 기대된다.

참고문헌

1. Barea, R. et al. (2002). Wheelchair guidance strategies using EOG. *Journal of Intelligent and Robotic Systems, 34*(3), 279–299.
2. Robertson, G. et al. (2013). *Research methods in biomechanics, 2E*. Human Kinetics.
3. Breithardt, G. et al. (1991). Standards for analysis of ventricular late potentials using high-resolution or signal-averaged electrocardiography: A statement by a task force committee of the European Society of Cardiology, the American Heart Association, and the American College of Cardiology. *Journal of the American College of Cardiology, 17*(5), 999–1006.
4. Lee, A., Larson, E., & Maddox, R. K. (2012). Mapping cortical dynamics using simultaneous MEG/EEG and anatomically-constrained minimum-norm estimates: An auditory attention example. *Journal of Visualized Experiments, 68*, e4262.
5. Donchin, E., Spencer, K. M., & Wijesinghe, R. (2000). The mental prosthesis: Assessing the speed of a P300-based brain-computer interface. IEEE Transactions on *Rehabilitation Engineering, 8*(2), 174–179.
6. Krusienski, D. J. et al. (2006). A comparison of classification techniques for the P300 Speller. *Journal of Neural Engineering, 3*(4), 299.

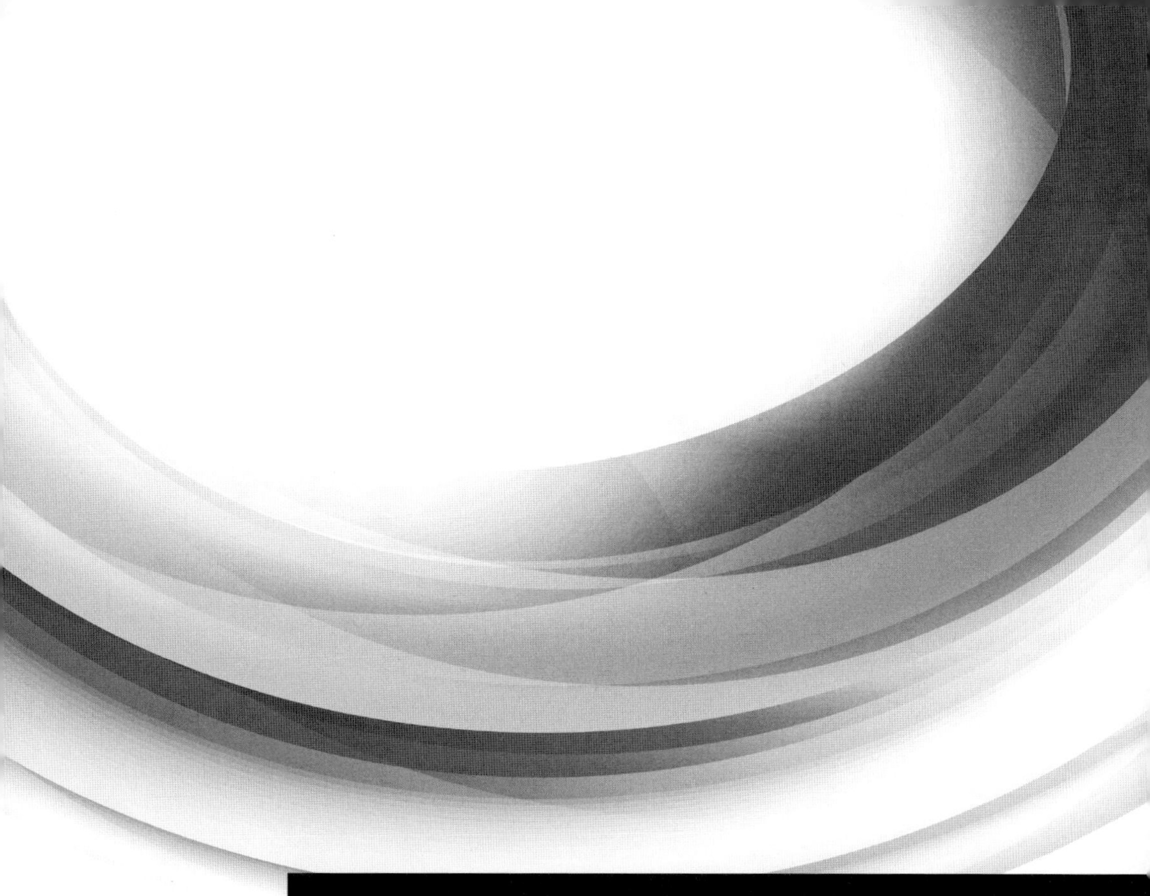

제3장 뇌파 분석법

육안검사

1. 육안검사

서 론

뇌파는 측정 직후 아무런 가공도 이루어지지 않은 원뇌파(Raw EEG)의 형태를 가진다. 이러한 원뇌파를 그냥 육안으로 확인하여 어떤 의미 있는 현상을 발견하는 것은 어렵다. 하지만 원뇌파를 육안검사(visual inspection)를 통하여 확인하는 과정은 뇌파의 분석에서 매우 중요하며 필수적인 과정 중 하나다. 그 이유는, 첫째, 기질적 이상을 동반하는 뇌 질환 혹은 경련성 질환들은 특징적인 모양의 뇌파 파형을 가지기 때문이다.[1, 2] 이러한 기질적 이상은 다른 뇌파의 변환이 이루어지기 전에 육안으로 검사해 봐야 한다. 둘째, 원뇌파는 뇌에서 발생하지 않은 많은 잡파(artifact)를 포함하게 되므로 정확한 뇌파 분석을 위하여 잡파 제거라는 과정이 꼭 필요하기 때문이다.[3] 잡파 제거는 기본적으로 육안검사를 기본으로 이루어진다. 그 밖에도 물질 또는 독소에 대한 영향[4] 또는 뇌파의 측정이 잘못 이루어진 경우 등을 육안검사를 통하여 사전에 알아보아야 한다.

뇌파는 다양한 분석을 통해 원뇌파와는 전혀 다른 형태의 데이터로 변환되는 경우가 많다. 만약 잘 알지 못했던 기질적 이상이 동반된 뇌파나 안구 운동 잡파 또는 근 잡파가 많은 뇌파를 육안으로 확인하지 않고 다른 형태의 데이터로 변환을 하게 되면, 우리가 기대했던 결과와는 전혀

관계없는 결과를 얻을 수밖에 없다. 육안검사는 이러한 이유로 매우 중요한 뇌파 전처리 과정이라고 할 수 있다.

비정상 뇌파패턴

육안으로 확인되는 비정상 뇌파패턴(abnormal EEG patterns)이 피검자의 뇌기능상 이상을 나타내는 경우가 있다. 특히 경련성 질환이나 의식저하와 같은 경우가 이에 해당된다. 샤르브로(Sharbrough)[5]에 의하면 이러한 육안검사상의 비정상 패턴은 세 가지 카테고리로 나눌 수 있다고 한다. 첫째, 여러 채널에 걸쳐 비정상이 나타나지만 간헐적으로 나타나는 패턴이다. 이 패턴은 버스트형(Burst-type)이라고도 하며, 종종 델타파와 같은 서파가 동반되어 나타나는데, 뇌기능 저하와 같은 기능이상과 관련된 비정상 뇌파패턴에 해당한다고 볼 수 있다. 둘째, 좌우 반구 모두에서 나타나며 오래 지속되는 비정상 뇌파패턴이다. 의식수준의 저하가 나타날 때 주로 나타나는 패턴에 해당된다. 뇌 전반에 걸쳐서 비정상 뇌파패턴이 나타나는 경우에 해당한다. 셋째, 국소적 채널에서 나타나며 오래 지속되는 비정상 뇌파패턴이다. 이러한 패턴은 국소적인 피질 이상과 관련이 된 경우가 많다. 하지만 정상적인 패턴, 예를 들면 눈을 감을 때 나타나는 후두엽 알파파라든지 수면 방추(sleep-spindle)와 같은 정상적인 상황에서 나타나는 패턴도 있기 때문에 육안검사를 통해 이와 구분이 필요하다.[6] 이런 육안검사를 통하여 비정상 뇌파패턴을 발견하는 일은 많은 경험이 필요하기 때문에 많은 연습이 필요한 전문가 영역에 해당한다고 볼 수 있다.

잡파 제거

뇌파는 그 특성상 신호 획득 과정에서 매우 미세한 신호를 증폭시켜야 하기 때문에 잡파에서 자유로울 수가 없다. 두피에 존재하는 다양한 근육과 눈 주변의 근육들, 또한 심장으로부터 올라오는 잡파는 뇌파 분석을 위해 제거해야 하는 주요한 잡파에 해당한다.[7, 8] 안구에서 발생하는 잡파처럼 특정 잡파를 육안검사를 통하지 않고 자동적으로 제거하는 알고리즘들이 많이 나와 있다.[9–13] 하지만 아직까지 완벽한 알고리즘은 없으며, 신뢰도의 문제가 남아 있다. 뇌파를 배우는 과정에서 육안검사를 통한 잡파 제거 훈련을 하는 것은 매우 중요한 과정인데, 이를 통하여 뇌파의 여러 가지 특성에 대한 이해가 깊어지며 다양한 분석 후에 나오는 결과를 해석하고 이해하는 데에도 큰 도움이 된다.

안구 운동 잡파

안구 운동 잡파(ocular artifact)는 크기가 큰 잡파 중에서 빈번하게 나타나는 잡파다. 일반적으로 수직과 수평 안구 운동에 의해 발생된다. 잡파의 주된 근원은 안구의 움직임에 의해 발생하는 전위다. 안구는 머리 앞쪽에 위치하며 강한 전기적 쌍극자(dipole)로서의 역할을 한다. 눈 깜박임은 결과적으로 반사작용을 일으켜 위아래로 수직 안구 운동을 일으키는데, 이것이 전두엽의 Fp1, Fp2 전극에서 최대로 측정되는 뇌파 변화를 만들어 낸다. 수평 안구 운동은 F7, F8 전극에서 최대로 측정되는 뇌파 변화를 일으킨다.[7, 14]

안구 운동을 보정하는 가장 좋은 방법은 안전도(electrooculogram: EOG)를 기록하고 이에 기반을 두어 오염된 부분을 제거하는 것이다([그림 3-1] 참조). 최근에는 독립성분분석(independent component analysis: ICA)에 기반을 둔 새로운 방법이 제안되고 있기도 하다.[15]

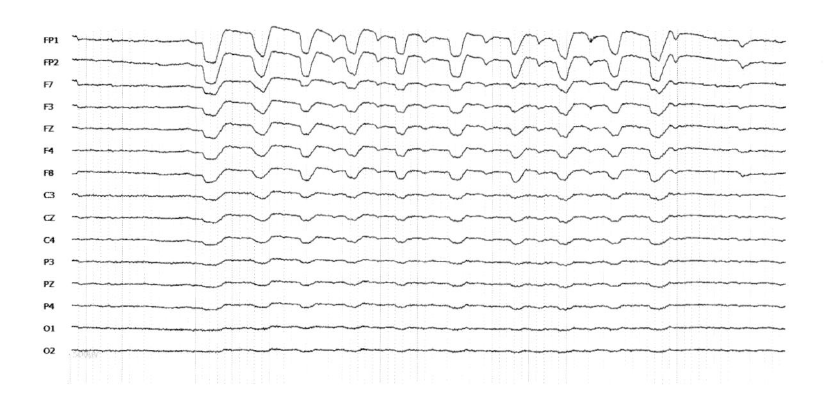

[그림 3-1] 안구 운동 잡파 예시

근 잡파

근 잡파(muscle artifact)는 근육의 전기적 활동에 의해 발생된다. 특히 두피에 존재하는 전두근과 측두근은 각각 전두부 전극(Fp1과 Fp2)과 측두부 전극(T3, T4)에서 잡파를 생성한다([그림 3-2] 참조). 일반적으로 피질에서 발생하는 베타파와 근육에서 발생하는 잡파를 분리하는 것은 어렵지 않다. 그 이유는 스펙트럼 분석을 해 보면 근 잡파의 범위가 두뇌피질에서 발생하는 베타파 범위보다 넓기 때문이다.[16] 이 때문에 육안검사에서는 근 잡파가 좀 더 두꺼운 선으로 보인다. 단일 근육에서 발생하는 잡파는 간질성 스파이크처럼 보일 수 있으나 지속 시간이 짧고 한 전극에만 국한된다는 특징이 있기 때문에 육안검사를 통해 구분이 가능하다.[17]

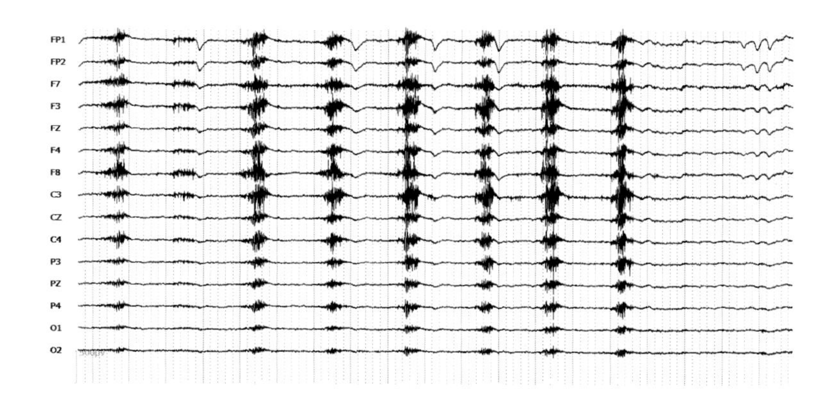

[그림 3-2] 근 잡파 예시

심전도 잡파

짧은 목과 큰 심장을 가진 사람의 심장의 움직임은 귀나 다른 기저 전극에서 감지될 수 있다([그림 3-3] 참조). 특히 심전도 잡파(electrocardiography artifact)는 귀 쪽에 레퍼런스 전극을 두는 경우에 자주 관찰된다. 심전도 잡파는 규칙적이고 대개 많은 전극에서 같은 극성을 보이므로 간질성 스파이크와 혼동되지는 않는다. 뇌파 측정과 동시에 심전도를 기록하는 것은 보통 이러한 심전도 잡파를 구별해 내는 데 도움이 되지만, 숙련된 뇌파 분석가는 이러한 기록 없이도 육안으로 쉽게 구별할 수 있다.[18, 19]

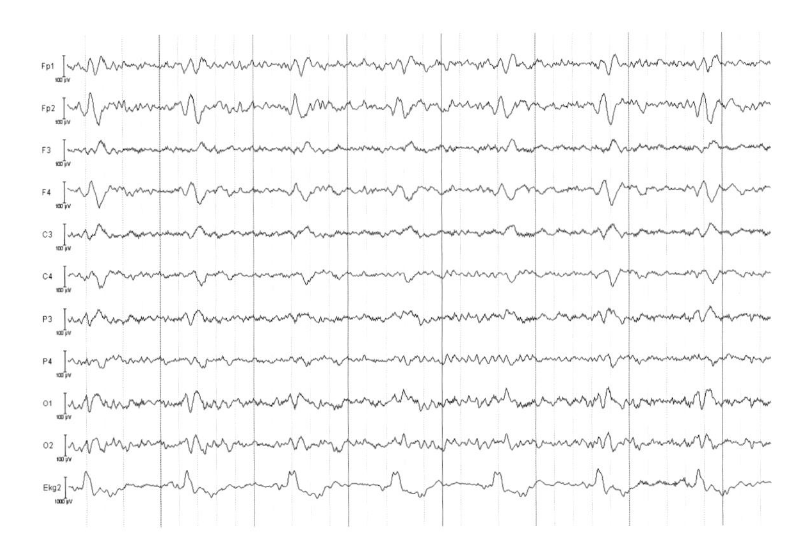

[그림 3-3] 심전도 잡파 예시

결 론

뇌파의 육안검사는 뇌의 기질적 이상은 물론 잡파 오염의 정도까지 파악해 볼 수 있는 중요한 뇌파 전처리 과정이라고 할 수 있다. 잡파는 뇌파 신호에 비하여 크고, 안구 또는 두피 근처에 위치하는 근육에 의하여 발생하는 경우가 많다.

참고문헌

1. Blume, W. T., Young, G. B., & Lemieux, J. F. (1984). EEG morphology of partial epileptic seizures. *Electroencephalography and Clinical Neurophysiology, 57*(4), 295–302.
2. Weir, B. (1965). The morphology of the spike–wave complex. *Electroencephalography and Clinical Neurophysiology, 19*(3), 284–290.
3. Barlow, J. S. (1986). Artifact processing (rejection and minimization) in EEG data processing. *Handbook of Electroencephalography and Clinical Neurophysiology, 2,* 15–62.
4. Brenner, R. P., & Schaul, N. (1990). Periodic EEG patterns: classification, clinical correlation, and pathophysiology. *Journal of Clinical Neurophysiology, 7*(2), 249–268.
5. Sharbrough, F. W. (2005, 12). Nonspecific Abnormal EEG Patterns. In E. Niedermeyer, & F. Lopes Da Silva (eds.), *Electroencephalography, basic principles, clinical applications, and related fields* (5th ed., pp. 235–254). Lippincott Williams & Wilkins, Philadelphia.
6. Niedermeyer, E. (2005, 9). The normal EEG of the waking adult. In E. Niedermeyer, & F. Lopes da Silva (eds.). *Electroencephalography, basic principles, clinical applications, and related fields* (5th ed., pp. 167–191). Lippincott Williams & Wilkins, Philadelphia.
7. Croft, R., & Barry, R. (2000). Removal of ocular artifact from the EEG: A review. *Neurophysiologie Clinique/Clinical Neurophysiology, 30*(1), 5–19.
8. Klados, M. A. et al. (2009). The removal of ocular artifacts from EEG signals: A comparison of performances for different methods. In 4th European Conference of the International Federation for Medical and

Biological Engineering. Springer.

9. Delorme, A., Makeig, S., & Sejnowski, T. (2001). Automatic artifact rejection for EEG data using high-order statistics, and independent component analysis. In Proceedings of the third international ICA conference.
10. Nolan, H., Whelan, R., & Reilly, R. (2010). FASTER: Fully automated statistical thresholding for EEG artifact rejection. *Journal of Neuroscience Methods, 192*(1), 152-162.
11. Mammone, N., Foresta, F. L., & Morabito, F. C. (2012). Automatic artifact rejection from multichannel scalp EEG by wavelet ICA. *Sensors Journal, IEEE, 12*(3), 533-542.
12. Joyce, C. A., Gorodnitsky, I. F., & Kutas, M. (2004). Automatic removal of eye movement and blink artifacts from EEG data using blind component separation. *Psychophysiology, 41*(2), 313-325.
13. Wallstrom, G. L. et al. (2004). Automatic correction of ocular artifacts in the EEG: A comparison of regression-based and component-based methods. *International Journal of Psychophysiology, 53*(2), 105-119.
14. Elbert, T. et al. (1985). Removal of ocular artifacts from the EEG—a biophysical approach to the EOG. *Electroencephalography and Clinical Neurophysiology, 60*(5), 455-463.
15. Vigário, R. N. (1997). Extraction of ocular artefacts from EEG using independent component analysis. *Electroencephalography and Clinical Neurophysiology, 103*(3), 395-404.
16. Crespo-Garcia, M., Atienza, M., & Cantero, J. L. (2008). Muscle artifact removal from human sleep EEG by using independent component analysis. *Annals of Biomedical Engineering, 36*(3), 467-475.

17. De Clercq, W. et al. (2006). Canonical correlation analysis applied to remove muscle artifacts from the electroencephalogram. IEEE Transactions on *Biomedical Engineering, 53*(12), 2583–2587.

18. Fortgens, C., & De Bruin, M. (1983). Removal of eye movement and ECG artifacts from the non–cephalic reference EEG. *Electroencephalography and Clinical Neurophysiology, 56*(1), 90–96.

19. Lins, O. G. et al. (1993). Ocular artifacts in EEG and event–related potentials I: Scalp topography. *Brain Topography, 6*(1), 51–63.

정량뇌파

1. 뇌파의 정량화 분석

서 론

뇌파의 정량화 분석(quantitative analysis of EEG)은 현재 임상적,[1-3] 인지심리학적[4, 5] 또는 공학적으로[6, 7] 매우 광범위하게 활용되는 기술이 되었다. 아마 정량화 분석이 육안으로 변별할 수 있는 범위를 뛰어넘는 수준의 미세한 뇌파 변화를 감지할 수 있도록 해 주고, 뇌파에서 얻을 수 있는 다양하고 새로운 자료를 만들어 주기 때문이라고 생각된다. 이러한 정량화 과정은 푸리에 변환(Fourier Transform)이라는 수학적 변환에 따라 이루어진다. 푸리에 변환이란 시간 영역의 신호를 주파수 영역으로 변환하는 것이다.

특히 임상적으로 정량화된 뇌파를 활용하기 위해서는 어느 환자에게서 측정된 뇌파의 주파수가 정상인지 혹은 비정상인지를 판단하는 과정이 필요하다. 여러 임상검사가 그러하듯이 보통 정상집단의 표본 데이터베이스(normative database)의 어디쯤에 이 환자가 위치하는지를 통계적으로 계산해 내는 과정을 거친다. 정량뇌파(quantitative electro-encephalogram: QEEG)라는 검사는 이와 같은 두 가지 과정, 즉 푸리에 변환을 통한 주파수 영역 신도를 획득하는 것과 정상집단에서 어디쯤 위치하는지를 통계적으로 계산해 내는 과정이 모두 포함된 검사에 해당한다.[8, 9]

푸리에 변환

뇌파에서 중요한 요소 중 하나가 리듬성이다. 뇌파는 몇 가지 구별되는 특징적 리듬들이 혼재되어 있는 형태라 할 수 있다. 리듬은 시간에 따라 변화하며 증가와 감소가 반복된다. 하지만 한 번에 육안으로 조사할 수 있는 몇 초의 뇌파 신호가 전반적 뇌기능을 대표할 수 없다. 따라서 수분 단위의 충분한 뇌파 신호에 대해 그 리듬성 정보를 압축하는 방법이 요구되는데, 가장 대표적인 방법이 푸리에 변환이다. 일반적으로 파워(power) 또는 스펙트라(spectra)란 뇌파를 푸리에 변환하여 얻는 것을 의미한다.[10]

푸리에 변환은 프랑스의 수학자 Joseph Fourier가 만든 것으로 가장 핵심적인 내용은 복잡한 파동을 진동수나 진폭이 다른 단순한 파동의 합으로 나타낼 수 있다는 것이다. 그럼으로써 각 주파수의 특징, 특성을 찾아낼 수 있다. 예를 들어, 라디오 방송국에서 여러 주파수의 라디오 방송을 동시에 해도 특정 주파수에 라디오를 맞추면 해당 방송만을 들을 수 있는 것과 비슷하다.[11]

예를 들어, 뇌파 기록 시간을 눈을 뜬 조건에서는 3분이라고 한다면 45개의 4초간 에포크(epoch)로 나눌 수 있다. 연속적인 신호를 특정 크기의 에포크로 나누게 되면 에포크의 끝부분에 갑작스러운 변화를 만들어 내어 스펙트라가 오염된다. 이런 오염을 줄이기 위해 고안된 방식이 윈도우 함수(window function)를 이용하는 방법이다. 일반적으로 해닝 윈도우(Hanning Window) 함수처럼 4초 에포크에서 양 끝단이 0으로 향하는 모자처럼 생긴 모양을 가지게 된다. 그 외에도 삼각형, 사각형, 블랙만(Blackman) 함수 등을 사용하기도 한다.[12] 비슷하게 각각 다른 시간대의 에포크를 해닝 윈도우 함수를 이용하여 처리하면 전체의 뇌파 중 중간중간 뇌파가 처리되지 않는 부분이 만들어진다. 이를 해결하기 위하여 오버랩(overlap)이라는 방법을 사용한다. 이는 각 에포크에서 1초 정도의 양 끝을 앞 위의 에포크와 겹치게 처리하는 것을 의미한다.[13]

상대 스펙트라

두피, 뼈, 경질막(duramatter), 연뇌막(piamater), 뇌척수액의 분포 같은 사람마다 다른 뇌의 주변 조직들은 뇌파 신호에 왜곡을 주는 요소 중 하나다. 따라서 두피에서 바로 측정된 절대 스펙트라(absolute spectra)는 사람마다 진폭 특성이 달라져 푸리에 변환을 했을 때 주파수의 크기에 영향을 줄 수밖에 없다는 단점이 존재한다.[14]

이 다양성을 보상하기 위해 상대 스펙트라(relative spectra)가 계산된다. 상대 스펙트라를 동시에 제공하면 사람마다 다른 뇌파 측정 변수에 영향을 최소화할 수 있다. 상대 스펙트라는 전체 스펙트럼에서 특정 주파수 영역의 절대 스펙트라가 차지하는 비율을 계산하면 얻을 수 있으며, 그 결과값은 퍼센트가 된다.[8]

정량뇌파 표본 데이터베이스

뇌파의 정량화 분석을 통해 얻은 절대 또는 상대 스펙트라가 과연 정상인지 혹은 비정상인지를 알아보기 위해서는 정상인 집단과 비교를 하는 과정이 필요하다. 정상인을 대상으로 뇌파를 푸리에 변환을 하여 얻은 절대 또는 상대 스펙트라의 정상집단 평균 및 표준편차를 정량뇌파 표본 데이터베이스(QEEG Normative Database)라고 말한다. 이러한 표본 데이터베이스는 뇌파에 영향을 줄 수 있는 다양한 요인을 포함하여 얻어지는데, 이 요인으로는 뇌손상의 유무, 정신건강의학적 질환의 유무, 신경과적 질환의 유무, 복용 약물, 나이, 성별, 사회경제적 상태 등 여러 가지가 존재한다.[14]

Z 점수(z-score)는 측정된 정량뇌파 파라미터(parameter)들이 표본 데이터베이스 분포에서 어디에 위치하는지를 나타내는 값이다. 이 값은 0을 기준으로 양수와 음수값으로 표현되는데, 0에 가까울수록 정상집단의 평균에 가까운 정상적 수치로 해석을 하게 된다. 통계적 유의수준인 p=0.05 값은 Z 점수로 2점 또는 −2점에 해당한다. 따라서 Z점수가 2점 이상이라는 것은 측정된 파라미터가 정상이라고 보기에는 통계적으로 유의하게 상승되었다는 것을 의미하고, −2점이라는 것은 통계적으로 유의하게 저하되었다는 것을 의미한다.[14]

이런 정량뇌파 표본 데이터베이스들은 소프트웨어 패키지로 판매되고 있으며, 사용자는 이를 구매하여 이용할 수 있다. 대표적인 정량뇌파 소프트웨어로는 뉴로가이드(Neuroguide), HBI 데이터베이스 등 여러 종류가 존재한다([그림 3-4] 참조).[14]

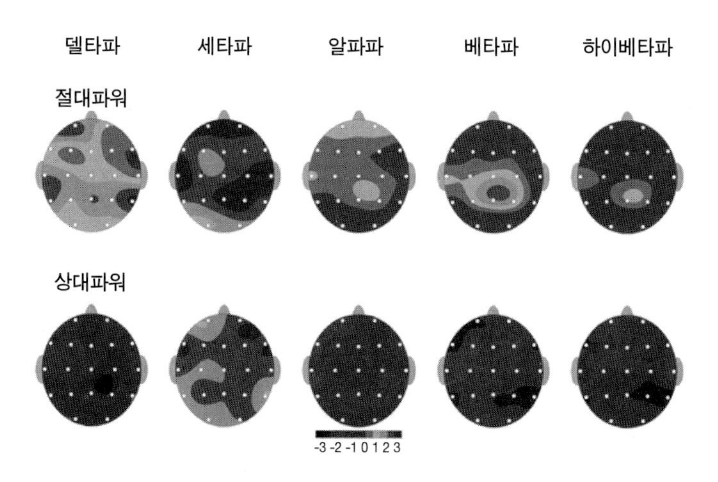

[그림 3-4] 뉴로가이드 정량뇌파 표본 데이터베이스 결과 예시

결 론

뇌파의 정량화 분석은 푸리에 변환에 의하여 이루어진다. 푸리에 변환을 거치면 뇌파는 시간 영역에서 주파수 영역으로 값이 변환되는데, 뇌파 측정의 개인적 요소가 주는 영향을 최소화하기 위하여 상대 스펙트라 값을 계산하여 사용한다. 정량뇌파란 다양한 스펙트라의 정상집단 평균과 표준편차가 포함되어 있는 소프트웨어 패키지로 정상과 비정상의 구분이 필요한 임상에서 활용되고 있는 뇌파를 활용한 검사다.

참고문헌

1. Mann, C. A. et al. (1992). Quantitative analysis of EEG in boys with attention deficit–hyperactivity disorder, Controlled study with clinical implications. *Pediatric Neurology, 8*(1), 30–36.
2. Penttilä, M. et al. (1985). Quantitative analysis of occipital EEG in different stages of Alzheimer's disease. *Electroencephalography and Clinical Neurophysiology, 60*(1), 1–6.
3. Schreiter–Gasser, U., Gasser, T., & Ziegler, (1994). Quantitative EEG analysis in early onset Alzheimer's disease, correlations with severity, clinical characteristics, visual EEG and CCT. *Electroencephalography and Clinical Neurophysiology, 90*(4), 267–272.
4. Klimesch, W. (1999). EEG alpha and theta oscillations reflect cognitive and memory performance: A review and analysis. *Brain Research Reviews, 29*(2), 169–195.
5. Klimesch, W. (1997). EEG–alpha rhythms and memory processes. International *Journal of Psychophysiology, 26*(1–3), 319–340.
6. Wolpaw, J. R. et al. (1991). An EEG–based brain–computer interface for cursor control. *Electroencephalography and Clinical Neurophysiology, 78*(3), 252–259.
7. Wolpaw, J. R. et al. (2002). Brain–computer interfaces for communication and control. *Clinical Neurophysiology, 113*(6), 767–791.
8. Koles, Z. J. (1991). The quantitative extraction and topographic mapping of the abnormal components in the clinical EEG. *Electroencephalography and Clinical Neurophysiology, 79*(6), 440–447.

9. Thatcher, R. W. et al. (2003). Quantitative EEG normative databases: Validation and clinical correlation. *Journal of Neurotherapy, 7*(3–4), 87–121.

10. Doyle, J. C., Ornstein, R., & Galin, D. (1974). Lateral specialization of cognitive mode: II. EEG frequency analysis. *Psychophysiology, 11*(5), 567–578.

11. Bracewell, R. (1965). *The Fourier transform and its applications.* New York: McGraw–Hill.

12. Akin, M., & Kiymik, M. K. (2000). Application of periodogram and AR spectral analysis to EEG signals. *Journal of Medical Systems, 24*(4), 247–256.

13. Möcks, J., & Gasser, T. (1984). How to select epochs of the EEG at rest for quantitative analysis. *Electroencephalography and Clinical Neurophysiology, 58*(1), 89–92.

14. Kropotov, J. (2010). *Quantitative EEG, event–related potentials and neurotherapy.* San Diego, CA: Academic Press.

2. 극서파, 서파 및 델타파

서 론

뇌파의 주파수 성분 중에 진폭이 1Hz 미만의 느린 파동을 서파(slow oscillation)라고 한다. 서파 중에서도 극서파(infra-slow oscillation)는 0.1Hz 이하의 뇌파를 의미하여 보통 수십 초를 한 사이클로 가지는 파동이 이에 포함된다.[1] 델타파(delta oscillation)는 일반적으로 1~4Hz 정도의 주파수 대역을 가지는 파를 의미한다. 극서파, 서파 및 델타파 같은 느린 파는 뇌의 넓은 영역 간 상호작용과 관련이 되어 있다. 따라서 넓은 영역에서 소통하면서 발생하는 여러 뇌의 기능과 상관이 있을 것으로 보이나 아직 자세하게 알려진 것은 없다. 극서파의 경우 휴지기 두뇌 네트워크(resting state brain network)와 관련되어 연구되고 있으며,[2] 서파와 델타파는 수면의 단계에서 크게 변화하는 주파수로 수면 시 일어나는 뇌의 다양한 활동과 관련지어 연구가 많이 이루어져 있는 상태다.[3, 4]

극서파와 서파

극서파란 한 사이클이 10초 이상 수십 초를 이루는 매우 느린 파를 이야기한다. 서파는 1Hz 이하의 주파수 대역을 일반적으로 이야기하지만, 극서파와 구분을 위하여 1초 이상 10초 이하의 시간을 한 사이클로 하는 주파수로 이야기하는 경우도 있다. 이러한 느린 파는 일반적인 뇌파 측정기로는 측정이 불가능한 경우가 많아서 DC 뇌파 증폭기(direct current amplifier)를 사용해야만 측정이 가능해진다. 서파와 극서파는 1960년대 초반에 발견되었지만, 그것의 생리학적 기전과 기능적인 의미는 현재까지도 잘 알려져 있지 않다.[5]

최근 0.1Hz 이하의 극서파가 다시 관심을 받고 있는데, 그 이유는 기능자기공명영상(fMRI) 연구를 통해 휴지기 두뇌 네트워크가 0.1Hz 정도의 극서파 대역에서 활동을 보인다는 것이 알려지면서부터다.[6] 뇌파에서 측정되는 극서파 역시 휴지기 두뇌 네트워크와 상관성을 보인다는 연구[2]가 있으며, 그 극서파의 근원으로는 시상(thalamus)과 연결된 네트워크가 관여되어 있는 것으로 보인다.[7, 8]

델타파

사람의 뇌파에서 보이는 델타파에는 두 가지 유형이 있다. 하나는 피질과 피질 사이의 기능적 관계에서 기원하는 것이고, 다른 하나는 피질과 시상과의 관계에서 발생되는 것이다.[9] 피질에서 발생되는 델타파의 신경학적 기전은 잘 알려지지 않았다. 현재 알려져 있는 것은 시상을 수술적으로 제거하거나 시상과 피질 사이의 연결을 차단한 경우 모두에서 델타 활성도가 의미 있게 증진된다는 것이다.[10] 이러한 사실들은 델타파가 피질 내부 기전에 의해 발생되었을 가능성을 시사한다.

피질에서 발생되는 델타파에 대해서는 잘 알려져 있지 않지만, 시상에서 발생되는 델타파는 비교적 잘 알려져 있다. 동물을 대상으로 한 신경세포 기록에서 델타파는 시상-피질 연결에 의해, 즉 피질 영역으로 뻗어 있는 시상세포에서 발생될 수 있음이 알려져 있다.[11, 12] 시상-피질 관계에서 발생하는 델타파의 생성에는 과분극화(hyperpolarization)가 큰 역할을 하는 것으로 알려져 있다. 신경계의 과분극에는 칼슘 이온채널이 중요한 영향을 주는데, 일반적으로 활성화된 신경세포에서 관찰되는 칼슘 이온채널은 탈분극(depolarization) 시 불활성화되며, 오로지 과분극 상태 동안만 활성화되는 특징을 가진다. 시상에서의 이러한 과분극 상태는 다른 뇌 조직으로부터 입력을 억제할 뿐만 아니라 뇌간의 상행활성계의 입력도 억제하며 주로 깊은 수면 동안에만 생긴다. 이러한 칼슘 이온 채널에 의한 전위는 시상피질 경로를 통하여 연결된 피질 부위에 전달되며 연접 후 전위를 생성하는데, 이것이 두피에서 델타파의 형태로 기록된다.[11] 이것이 수면 상태에서 정상적으로 발생하는 델타파의 원리로 생각되고 있다.

병적인 델타파

델타파는 수면과 같은 정상적인 생리현상에 의해서도 발생하므로 뇌의 이상과 관련된 델타파를 발견해 내는 것은 쉽지 않은 일이다. 일반적으로 간헐적이고 리드미컬한 델타파의 출현보다는 지속적이며 리드미컬하지 않은 델타파를 좀 더 병적인 현상으로 여긴다. 이는 뇌파 판독상 느려짐(slowing) 현상으로 표현하기도 한다. 이러한 병적인 델타파(pathological delta rhythms)는 뇌졸중이나 뇌손상 같은 부분적인 심각한 뇌 이상을 나타내는 것으로 여겨지기도 한다. 하지만 주의하여야 할 것은 뇌파가 대부분 대뇌 피질의 현상을 반영하지만 피질하 구조도 두피 뇌파에 어느 정도의 영향을 미친다는 것이다. 따라서 뇌손상 시 병적인 델타파가 발생하는 피질 위치와 CT나 MRI상에 나타나는 삼차원적 위치는 반드시 일치하지 않는다. 부분적인 뇌파의 이상은 뇌영상에서 보이지 않을 수 있고, 반대로 뇌손상이 발견되어도 뇌파에서는 큰 이상이 발견되지 않을 수도 있다는 것을 명심해야 한다.

결 론

1Hz 미만의 진동을 보이는 뇌파를 서파라고 한다. 그중에서도 0.1Hz 이하 범위의 진동은 극서파라고 불리며, 휴지기 두뇌 네트워크와 관련되어 최근 많은 관심을 받고 있다. 서파는 뇌파에서 깊은 수면부터 고도 집중 상태까지 모든 곳에서 나타난다. 델타파(1~4Hz 범위)는 피질-피질 상호작용 혹은 피질-시상 상호작용에 의하여 발생한다. 수면 시 델타파는 피질-시상세포의 과분극과 관련되어 있다. 이러한 델타파가 지속적이고 리드미컬하지 않다면 병적인 상태, 즉 뇌손상과 같은 뇌의 기능 이상과 관련 있는 경우가 많다.

참고문헌

1. Kropotov, J. (2010). *Quantitative EEG, event–related potentials and neurotherapy*. San Diego, CA: Academic Press.
2. Hiltunen, T. et al. (2014). Infra–slow EEG fluctuations are correlated with resting–state network dynamics in fMRI. *The Journal of Neuroscience, 34*(2), 356–362.
3. Steriade, M. et al. (1993). The slow (<1Hz) oscillation in reticular thalamic and thalamocortical neurons: Scenario of sleep rhythm generation in interacting thalamic and neocortical networks. *The Journal of Neuroscience, 13*(8), 3284–3299.
4. Steriade, M., Nuñez, A., & Amzica, F. (1993). Intracellular analysis of relations between the slow (<1Hz) neocortical oscillation and other sleep rhythms of the electroencephalogram. *The Journal of Neuroscience, 13*(8), 3266–3283.
5. Aladjalova, N. (1957). Infra–slow Rhythmic Oscillations of the steady potential of the cerebral cortex. *Nature, 179*(4567), 957–959.
6. Hughes, S. W. et al. (2011). Infra–slow (<0.1Hz) oscillations in thalamic relay nuclei: Basic mechanisms and significance to health and disease states. *Progress in Brain Research, 193,* 145.
7. Lörincz, M. L. et al. (2009). ATP–dependent infra–slow (<0.1Hz) oscillations in thalamic networks. *PLoS One, 4*(2), e4447.
8. Palva, J. M., & Palva, S. (2012). Infra–slow fluctuations in electro–physiological recordings, blood–oxygenation–level–dependent signals, and psychophysical time series. *Neuroimage, 62*(4), 2201–2211.

9. Schaul, N. (1998). The fundamental neural mechanisms of electroence-phalography. *Electroencephalography and Clinical Neurophysiology, 106*(2), 101-107.

10. Timofeev, I., & Steriade, M. (1996). Low-frequency rhythms in the thalamus of intact-cortex and decorticated cats. *Journal of Neurophysiology, 76*(6), 4152-4168.

11. Steriade, M., McCormick, D. A., & Sejnowski, T. J. (1993). Thalamocortical oscillations in the sleeping and aroused brain. *Science, 262*(5134), 679-685.

12. Amzica, F., & Steriade, M. (1998). Electrophysiological correlates of sleep delta waves. *Electroencephalography and Clinical Neurophysiology, 107*(2), 69-83.

3. 세타파

서 론

뇌파의 주파수 성분 중에 진폭이 4~8Hz인 파동을 세타파(theta oscillation)라고 한다. 세타파는 두뇌의 다양한 영역에서 독립적으로 만들어지며, 인지과제에 의해 유발되는 세타파와 인지과제와 관련 없이 발생하는 세타파가 따로 존재하고, 병적인 상황에서 특징적으로 출현하는 세타파 역시 존재한다. 예를 들면, 정중 전두부에서 만들어지는 세타파는 정상적으로 인지과제 수행 중 두드러지는 세타파로 대상회로와 관련이 있는 것으로 알려져 있다. 또한 주의력결핍 과잉행동장애(ADHD)의 특정 아형에서 비정상적으로 전두엽 부위에 출연하는 세타파도 존재한다는 것이 알려져 있다. 이렇듯 세타파는 뇌파에서 많이 연구되는 주제이며, 발생 원리 및 기능 역시 다양하다. 우리가 흔히 알고 있는 세타파의 기능 중 수면과 관련된 기능은 다양한 세타파 발생 현상 중 극히 일부이기 때문에 다양한 세타파 발생의 원리를 정확하게 이해하지 못하고 발견된 세타파를 해석하는 것은 위험할 수 있다. 여기서는 정상적인 세타파와 비정상적인 세타파에 대하여 알아보도록 하자.

정중 전두부 세타파

정중 전두부 세타파(frontal midline theta oscillation)는 정상적으로 발생하는 뇌파로 1950년에 Arellano와 Schwab에 의해 발견되었다([그림 3-5] 참조).[1] 이들은 수학 문제를 푸는 동안에 정수리 바로 앞쪽 중앙 부위에서 4~7Hz의 리듬을 관찰하였는데, 이것이 정중 전두부 세타파 발견의 시초다. 추후 신호원 영상법(source imaging)에 의하여 이 세타파는 대상회를 포함하는 전전두엽 피질의 중앙부에서 생성된다는 것이 알려졌다.[2] 또한 알파파에 대해서도 독립적이라는 것이 알려져 있다. 연구에 의하면 정중 전두부 세타파는 내측전두엽과 대뇌 전두 피질이 활성화되고 대사가 증가하는 것과 관련이 있다.[3] 정중 전두부 세타파는 기억의 부하에 따라서 크게 증가하고 과제 수행 후 세타파의 증가가 유지되고 수행능력이 향상되는 모습을 보인다. 따라서 정중 전두부 세타파는 인지 과제와 같은 작업 시에 이와 관련된 정상적인 피질-피질하 회로의 활성화와 관련이 있는 것으로 여겨진다.

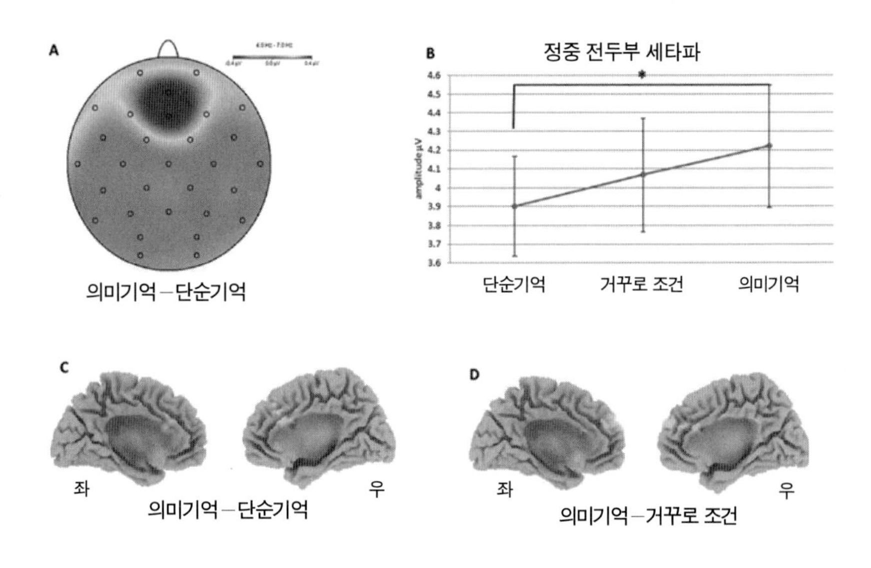

[그림 3-5] 정중 전두부 세타파

작업과제 수행 시 발생하는 정중 전두부 세타파(A)는 단순기억(retention)에 비해 더 높은 수준의 인지기능이 요구되는 의미조작(semantic manipulation) 시 더 많이 증가하는 모습을 보인다(B). 신호원 영상법의 이미지 영상으로 보면 대상회를 포함하는 전두엽이 그 세타파의 발생지로 생각된다.[4]

변연계 해마 세타파

포유류 해마의 가장 두드러진 특징은 세타파를 생성한다는 것이다. 이 해마와 관련된 리듬은 해마의 모든 부분 및 해마와 연관된 해부학적 구조물 대부분에서 나타난다.

해마에서 생성되는 세타파는 중격 뉴런(septal nucleus)과의 상호작용이 큰 역할을 하는 것으로 알려져 있다. 중격 뉴런에서 전달되는 신호의 강도에 따라서 해마의 세타파가 조절된다. 해마는 기억의 공고화(consolidation)와 관련이 깊은 뇌의 구조물이다. 세타파가 특정 기억작업에 중요한 역할을 한다는 연구 결과는 해마의 기능과 세타파의 발생에 대한 연관성에 중요한 증거가 된다. 기억에 있어서 중요한 기전으로 알려진 장기강화작용(long-term potentiation)이 잘 생성되기 위해서는 세타파 범위의 주파수 진동이 발생되는 것이 더 효과적이라는 것이 알려져 있다. 또한 중격 영역의 손상은 결국 해마의 세타파를 차단하고 기억능력에 심각한 장애를 만들어 낸다는 것이 이를 뒷받침하는 또 하나의 결과다.[5, 6]

종합해 보면, 변연계 해마 세타파(limbic hippocampal theta rhythm)는 변연계 회로의 정상적인 활성화와 관련이 있는 것으로 보인다. 변연계 회로를 통해 기억의 공고화 과정을 거치면서 세타파는 관련 구조물의 활성에 따라 강도가 조절되는 것으로 보인다.

비정상 세타파

비정상 세타파(abnormal theta rhythms)의 생성은 관련이 있는 특정 조건이 존재한다고 알려져 있다. 그중 한 가지는 ADHD의 특정 아형에서 그렇다([그림 3-6] 참조). 이 아형의 증상적인 특징은 행동 조절이 어려우며 불량한 사회적 대인관계 능력을 가졌다는 것이다. 뇌파에서는 과제와의 관련성이 적으며 리드미컬하지 않고 지속되는 세타파를 특징으로 한다. 또한 5.5~8Hz 대역의 Fz 영역에서 과도하게 높은 세타파를 만들어낸다는 특징이 있다.[7]

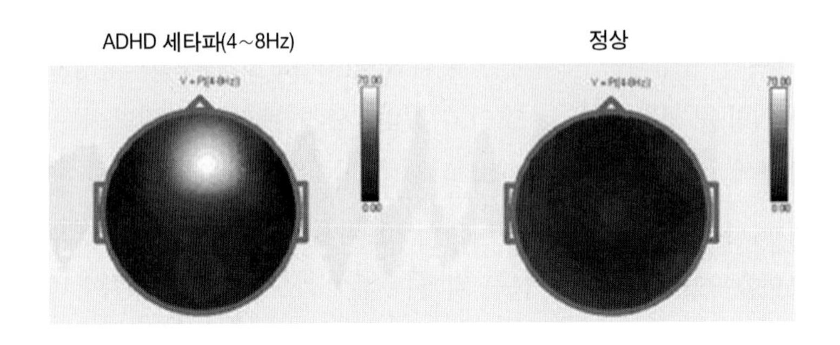

[그림 3-6] ADHD에서 보이는 비정상 세타파

Fz와 Pz의 일부분이 아닌 전극에서 세타파가 나타난다면 비정상적인 세타파를 의심해 봐야 한다. 이러한 경우 정량뇌파(QEEG)와 같은 표본 데이터베이스와의 비교를 통하여 비정상의 신뢰 수준을 결정하는 것이 좋다. 이러한 세타파의 비정상 증가는 베타파의 감소를 동반하는 경우가 많다. 이러한 경우 세타-베타비(theta to beta ratio)를 알아보는 것이 도움이 될 수 있다. 비정상적인 세타-베타비의 증가는 뇌기능 이상을 나타낸다.[8]

결 론

세타파는 4~8Hz의 진동을 보이는 뇌파를 의미한다. 세타파는 뇌의 영역, 인지과제 수행 여부 등 다양한 요인에 따라 정상적 또는 비정상적인 뇌파를 나타낸다. 정중 전두부 세타파는 인지과제 수행 시 주로 발생하는 뇌파로 신호원 영상법에 의하면 대상회로를 포함하는 내측전두엽에서 발생하는 것으로 알려져 있다. 또한 변연계 해마 세타파는 기억과 관련된 영역 사이의 상호작용에 의하여 정상적으로 발생하는 세타파에 해당한다. 비정상적인 세타파는 ADHD의 특정 아형 또는 Fz, Pz 이외의 영역에서 발생하는 세타파다. 이런 세타파의 이상은 뇌파 표본 데이터베이스를 이용하는 것이 도움이 되며, 세타–베타비를 활용하는 것 역시 도움이 될 수 있다.

참고문헌

1. Arellano, A., & Schwab. R. (1950). *Scalp and basal recording during mental activity*. In Proceedings of the 1st International Congress of Psychiatry.
2. Asada, H. et al. (1999). Frontal midline theta rhythms reflect alternative activation of prefrontal cortex and anterior cingulate cortex in humans. *Neuroscience Letters, 274*(1), 29–32.
3. Pizzagalli, D. A., Oakes, T. R., & Davidson, R. J. (2003). Coupling of theta activity and glucose metabolism in the human rostral anterior cingulate cortex: An EEG/PET study of normal and depressed subjects. *Psychophysiology, 40*(6), 939–949.
4. Berger, B. et al. (2014). Interacting memory systems—Does EEG alpha activity respond to semantic long-term memory access in a working memory task? *Biology, 4*(1), 1–16.
5. Bland, B. H. (1986). The physiology and pharmacology of hippocampal formation theta rhythms. *Progress in Neurobiology, 26*(1), 1–54.
6. Stewart, M., & Fox, S. E. (1990). Do septal neurons pace the hippocampal theta rhythm? *Trends in Neurosciences, 13*(5), 163–169.
7. Hermens, D. F. et al. (2005). Resting EEG theta activity predicts cognitive performance in attention-deficit hyperactivity disorder. *Pediatric Neurology, 32*(4), 248–256.
8. Arns, M., Conners, C. K., & Kraemer, H. C. (2013). A decade of EEG theta/beta ratio research in ADHD: A meta-analysis. *Journal of Attention Disorders, 17*(5), 374–383.

4. 알파파

알파파의 일반적인 특성

알파파(alpha oscillation)는 8~13Hz의 주파수 범위의 매우 리드미컬한 파형으로 눈을 감은 휴지기 상태에서 나타나는 주요 뇌파로 잘 알려져 있다.[1] 독일의 심리학자 Hans Berger는 눈을 감은 채로 가만히 앉아 있는 사람의 머리에서 나타나는 특이한 뇌파를 관찰하였고, 이를 알파파, 즉 첫 번째 파형이라고 이름 지었다([그림 3-7] 참조).[2] 사람이 눈을 뜨거나 정신적 업무를 진행하는 동안은 이러한 알파파가 사라지고, 조금 더 빠른 주파수를 가진 파형이 나타나는데, 이는 '베타(β)파' 또는 두 번째 파형이라고 명명되었다. Hans Berger는 1930년대 초 알파파에 관한 연구 결과를 발표했지만, 당시에는 이러한 발견에 대해서 학계에 인정을 받지 못했다. 고전적인 관점에서 알파파는 휴지기(resting) 또는 게으른(idling) 상태를 반영하는 것으로 알려져 있고, 후측 피질 부분에서 잘 관찰된다. 실제로 디지털 뇌파를 이용해 얻은 데이터를 통해서 전위 지도를 그려 보면 실제로 후두 영역에서의 알파파의 활성을 잘 관찰할 수 있다. 그런데 이는 알파파를 매우 국소적인 현상으로 잘못 이해하는 원인이 되기도 한다.

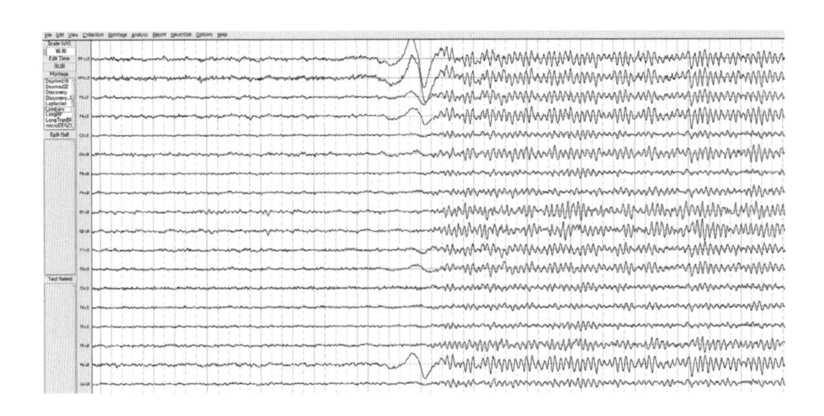

[그림 3-7] 눈을 감으면 나타나는 알파파

눈을 뜨고 있다가 감은 피험자의 뇌파. 중간 부분에 눈을 감은 이후부터 약 10Hz 대역의 주파수를 갖는 알파파가 현저하게 나타나는 것이 관찰된다.

알파파는 피질 곳곳에 넓게 퍼져 분포하고 있는 여러 근원(source)에서 발생하는 시냅스의 전기작용이 공간적 · 시간적으로 다이나믹하게 조절됨으로써 나타나는 진동이다. 뇌 피질 곳곳에서 알파 대역 영역대의 양성파와 음성파가 끊임없이 교대로 나타나는데, 알파파의 크기는 동기화되는 소스의 양에 비례해서 커진다.[3] 알파파는 국소적인 영역에서 작용하는 특성과 전반적인 영역 사이의 작용을 매개하는 특성을 모두 가지고 있다.[4] 알파파의 근원이나 특성에 대해서는 여러 연구를 통해서 비교적 안정적으로 증명되고 있지만, 아직까지 알파파의 다이나믹한 특성에 대한 생리적 본성에 대해서는 합의가 이루어지지 않은 상태다.

다른 주파수 대역의 뇌파와 같이 알파파도 일반적으로 진폭(amplitude)과 주파수(frequency) 간의 역상관관계를 보인다. 예를 들어, 과호흡이나 알코올 섭취는 진폭 증가와 함께 알파 주파수의 감소를 야기할 수 있다.

아이가 태어난 지 4개월 즈음 되면 4Hz의 리듬이 관찰된다. 이 리듬은 주로 후두부에서 관찰되고 눈을 감으면 진폭이 커지는데, 이것이 알파파의 전조인 것으로 여겨지고 있다. 아이가 3세가 되면 후부두에서 10Hz 정도의 알파파가 확연하게 나타나고,[5] 이후 10세까지 알파파는 주파수 증가 및 진폭 감소의 특성을 보이며 성숙해진다.[6] 알파 주파수는 아동기 초기부터 성인기까지 증가한 후, 연령이 증가하거나 노인성 신경질환이 생기는 경우 감소되는 양상을 보인다.[7]

정상적인 휴지기 또는 게으른 알파파는 피험자들이 눈을 뜨거나 보통 수준 이상의 정신적 과제를 할 때 진폭이 크게 줄어들 수 있다. 알파파는 시각시스템의 게으름을 반영하는데, 눈을 감으면 증가하고, 눈을 뜨면 감소한다. 이러한 현상을 알파 차단(alpha blocking)이라고 한다. 눈을 뜨고 있는 상황에서도 복잡한 과제를 수행하면 머리 앞부분의 알파파의 진폭이 감소되는 현상이 일어난다. 알파파는 주의력 부재로 인한 실수 유발과도 관련이 있는 것으로 보고되었다. 즉, 실수를 했을 때는 과제 수행 전에 알파파의 활성이 관찰되었고, 실수 후 더욱 집중해서 과제를 할 때 알파파가 감소되었다. 아직 제한적인 실험 결과이지만, 이는 알파파가 게으른 상태를 반영하여 자신이 하고 있는 일에 주의를 기울이지 않을 때 실수가 주로 발생한다는 상식적인 견해와 일치하는 소견이다.[8]

알파파는 여러 생성기전이 존재하는데, 주로 각 피질에 해당되는 감각 신호를 차단하는 작용을 한다. 또한 알파파는 국소적인 영역에서 작용하는 특성과 전반적인 영역 사이의 작용을 매개하는 특성을 모두 가지고 있다. 이러한 알파파의 이질성으로 인해서 아직까지 알파파와 관련된 연구들이 보편적인 이론으로 수렴되지 못했다.[6]

적극적인 자극처리 과정을 반영하는 알파파

역사적으로, 알파파는 쉬는 상태에서의 시각 피질의 작용을 나타내는 것으로 생각되었다. 하지만 최근 논문에서는 알파파가 사용되지 않는 피질 영역을 억제하거나 망(네트워크)의 공동작용(coordination) 및 소통(communication)에서 적극적 역할을 한다는 주장이 제기되고 꾸준하게 실험적으로 증명되고 있다.

알파 진폭은 자극의 제시에 앞서 휴식 조건에서 가장 명확히 나타나며, 감각적 자극이 제시될 때 전형적으로 감소한다. 그런데 진행 중인 알파 진폭은 항상 높은 상태로 유지되기보다는 서서히 증가하고 서서히 감소하는 패턴을 나타낸다.[9] 이는 알파 진폭이 서로 다른 뇌 활동 상태를 반영하는 것을 시사한다.[10] 이러한 가정하에서 자극 전 알파 진폭이 피험자가 시각 자극을 향후 잘 지각할지 여부를 예측하는 인자라는 연구들이 발표되었는데, 이 연구들에서는 알파 진폭과 지각 수행 간의 부정적 상관성을 보여 주는 결과들을 제시했다. 즉, 자극 전 알파 진폭은 매우 높을 경우 피험자는 시각 자극을 정확하게 지각하지 못한 반면, 자극 전 알파 진폭이 낮을 경우 자극을 정확하게 지각하였다.[11, 12]

알파 진폭이 내부 또는 외부로 편향되는 서로 다른 양상의 뇌 상태를 반영한다는 여러 증거가 제시되고 있다. 이러한 주장에 따르면 높은 알파 진폭은 내부적 지향성의 뇌 상태를 반영하는데, 이러한 상태에서는 외부에서 제시되는 자극을 지각하기가 어렵다. 이에 반해 낮은 알파 진폭은 외부적 지향성의 뇌 상태를 유도하는데, 이러한 상태에서는 지각 및 인지 시스템이 감각 채널들로부터 나오는 정보의 처리에 집중하게 된다.[13] 두정후두 알파 진폭은 시각적 뇌 부위들의 흥분 또는 억제 상태를 반영함으로써 자극을 지각하는 가능성을 증가/감소시키는 것으로 알려져 있다.[14, 15]

델타, 세타, 감마 주파수 대역에서는 자극 관련 반응과 관련해서 주로 활성화 또는 동기화에 초점이 맞춰져 있고, 진동이 크기에 비례하여 정보 처리에 영향을 미치는 것에 학자들은 대략적으로 공감하고 있다. 이에 대비되어 알파 대역에서의 뇌파 작용은 자극이나 실험 방법에 따라서 진폭 또는 파워가 증가할 수도, 감소할 수도 있다.[16] 이러한 가정은 알파파의 억제가 전형적인 사상 관련 알파 반응이라는 고전적 견해와는 모순되는 면이 있다.

눈을 감으면 알파 진폭이 커지고, 눈을 뜨면 알파 진폭이 억제되는 현상은 빛이 완전히 차단된 어두운 방에서도 관찰된다. 따라서 알파 억제가 시각 자극에만 기인하지 않는다는 것은 뇌파 연구 초기부터 잘 알려져 있는 사실이다.[17] 한편 알파의 비동기화(혹은 억제)는 다양한 과제에 대한 반응에서 관찰할 수 있는데, 이는 피질의 흥분 상태를 반영하는 것으로 여겨져 왔다. 하지만 근래에는 특정 과제를 수행할 때는 알파 비동기화 대신에 동기화가 관찰될 수 있는 것으로 받아들여지고 있다.[13]

한편, 많은 연구에서 알파파의 사건 관련 동기화가 억제를 반영한다고 제안하였다. 이러한 연구들에 따르면 과제 수행 동안 활성화되는 뇌 부위들은 사건 관련 비동기화가 관찰되는 반면, 과제와 관련이 없거나 과제 수행에 방해가 뇌 부위들은 사건 관련 동기화가 관찰된다. 예를 들어, 청각과 시각의 혼합 자극을 제시할 때, 청각적 파트에 집중될 때 시각 피질에서 알파 파워는 더 세진다.[18] 공간적 신호(spatial cueing)를 이용한 반구 과제(hemifield tasks)에서, 알파 세기는 대측성 반구보다 동측성 반구에서 더 크다.[19–21] 동측성 반구에서 사상 관련 동기화, 즉 억제(inhibition) 과정은 선택적인 활성 및 정보처리의 차단을 반영하고, 이 과정을 통해서 시그널/노이즈 비율을 높일 수 있는 것으로 여겨진다.[21] 이러한 논리들을 정리하여 Klimesch[16]는 알파 진폭의 증가가 억제를 반영한다면, 진폭의 감소는 억제로부터의 해제를 반영하는 현상이라고 주장하였다.

알파파의 생성

알파파는 시상(thalamus)의 활동에 의해서 생성되고, 대뇌 피질의 불활성화와 연관이 있는 것으로 알려져 있다.[22] 시상은 뇌의 중앙 가까이에 위치한 쌍으로 된 핵이다. 시상은 수용체로부터 피질의 감각 영역으로 정보 흐름을 제어하는 중추로, '피질로 통하는 관문'이라는 이름이 붙어 있다. 대부분의 감각 정보는 시상을 통해서 피질로 들어간다. 한편 시상의 외측슬상핵(lateral geniculate nucleus)은 망막으로부터 정보가 시상-피질 뉴런들에 의해 시각 피질로 전달되는 시각적 경로의 주요 거점이다. 시상-피질 경로들의 상호작용은 후엽 부위에서 알파 진동을 발생시키는 것으로 알려져 있다.[23-25] 대다수의 시상-피질 뉴런들이 알파 주기의 음성 피크에 발화하는데, 이러한 위상-결합으로 인해 시상-피질 알파 진동이 신경계 신호 전달을 제어할 수 있는 것으로 알려져 있다.[26]

기능자기공명영상(fMRI)이나 양전자방출단층촬영(PET)을 이용한 많은 연구에서 후두부의 알파파의 파워가 증가할 때 후두부 영역의 활성이 감소한다는 것이 보고되었다. 한편, 뇌파-기능자기공명영상(EEG-fMRI) 연구에 따르면 알파 진폭의 변동은 시상의 BOLD 신호와 양의 상관관계를 가지는 것으로 보고되었다.[27-29] 하지만 알파파의 활성과 피질하구조의 대사 활성 사이의 관련성에 대해서는 아직까지 확립되어 있지 않다. 또한 환자들을 대상으로 한 두개 내 뇌파를 측정한 결과, 알파파의 병리적 느림이 비정상적인 시상-피질 네트워크 활동에 기인한다는 점을 암시하는 결과들이 보고되었다.[7] 자극이 시작될 때 알파 진폭과 위상을 조절함으로써 이러한 경로들은 시상부터 피질까지 시각 정보의 상향적 흐름을 제어하는 것으로 생각된다.[13]

뇌 부위들 간 위상 동조현상은 멀리 떨어진 신경 조립체들 간 소통의 척도로 여겨질 수 있는데, 이는 뉴런 발화 패턴들이 진동 위상에 의해 축발되기 때문이다.[30] 실제로 복잡한 인지 과제들을 수행하거나[31, 32] 중요한 사물들에 대한 지각 과제를 수행하는 동안[33] 알파 위상 커플링의 증가가 관찰되었다. 이는 알파 주파수 범위에서 위상 커플링이 피질 뉴런 조립체들 간 정보의 하향적 흐름을 반영할 수 있다는 점을 암시한다.[31]

수면 시 나타나는 수면 방추(sleep spindle)는 외관상으로 알파파와 비슷한 형태로 나타나고 시상의 조절을 받는 것으로 알려져 있다. 하지만 알파파와 수면 방추는 이완된 각성 상태와 수면 또는 마취 상태라고 하는 서로 다른 두 가지의 행동 상태에서 발생한다. 수면 방추는 넓은 중앙에 분포된 반면, 알파파는 주요 감각 피질 영역 근처에 위치하는 공간적 분포를 가진다. 또한 수면 방추는 13~14Hz의 주파수 대역을 가지고, 알파파는 8~13Hz의 주파수 영역에서 주로 관찰된다.

알파파의 종류 및 성질

수차례 언급했듯이 대개의 사람에게서 알파파의 진폭은 후두엽에서 크게 나타난다. 후두엽의 알파파는 눈을 감으면 진폭이 증가되고, 이것은 후두엽으로 가는 시각의 입력이 차단되는 메커니즘에 의해서 발생되는 것으로 알려져 있다. 이러한 현상은 후두엽 알파 리듬이 후두엽 피질의 안정기 진동으로 여겨지는 근거다. 후두엽 뇌파의 주파수는 나이에 따라 변화하는 양상을 보인다. 평균 주파수는 7세에서 20세에 다소 증가하며, 이후에는 약간 감소한다.[6] 대부분의 사람에서 후두엽에서 주로 알파파의 피크가 관찰되는 반면, 드물게 어떤 사람들에게서는 두정엽(parietal) 부근에서 알파파의 피크가 관찰되기도 한다. 이러한 두정엽의 알파파는 정상적인 뇌파 현상으로 간주된다. 두정엽의 알파파는 후두엽에서와 같이 눈을 감았을 때 증가되는 양상을 보이기도 한다. 하지만 두정엽의 알파파는 눈을 뜰 때보다는 과제를 수행할 때 더 강하게 나타나고, 후두엽에서의 알파파에 비해서 낮은 주파수에서 주로 생성된다. 아직까지 두정엽의 알파파에 대한 의미는 정확하게 알 수 없지만, 후두엽에서의 알파파와는 다른 성질을 지닌 뇌파로 여겨진다.

감각-운동 알파파(sensory-motor alpha rhythms)는 머리 뒷부분의 알파파보다 다소 높은 주파수 대역이다. 감각-운동파는 대뇌 피질의 감각-운동 부위에서 관찰되고, 그리스 문자 뮤(μ)를 연상케 하는 음의 방향으로 뾰족한 피크(peak)의 독특한 형태를 보여 '뮤 리듬'이라고도 부른다. 감각운동파의 진폭은 정적인 상태 혹은 근육이 이완되었을 때 증가한다. 또한 손발이 움직일 때나, 손발이 만져질 때 감소한다.[34] 감각-운동 알파파는 양쪽 대뇌 반구에서 모두 발견되고 대칭적인 모습이 보이기도 한다. 하지만 좌우의 뮤 리듬은 독립적인 생성원으로부터 발생하고, 각각 다른 피질 영역의 뇌 기능을 반영한다. Barry Sterman이 초기 고양이를 대상으로 한 연구에서 12~15Hz의 주파수 대역에서의 감각운동파를 보고했다. 그 후 여러 연구를 통해서 사람의 감각-운동 알파파는 주로 9~13Hz에서 나타나는 것이 증명되었다.[6]

알파파는 렘수면 중에 전두-중심부 영역에서 관찰된다. 이러한 알파파가 어떤 작용을 반영하는지는 잘 알려져 있지 않다. 다만 렘수면이 반각성 상태라는 것을 고려할 때, 렘수면 중의 알파파는 정상 파형으로 생각되고 있다. 일부 가설에서는 알파파 활성은 렘수면 압력과 반비례하는 것으로 제시하고 있다. 한편 비렘수면 중에는 알파침습(alpha intrusion)이 관찰된다. 이러한 알파침습은 델타파가 출현될 시점에서 주로 나타난다.

의식(consciousness) 관련 정신작용 과정에서 뉴런 조립체들은 서로 조화롭게 활성화되거나 비활성화된다. 이러한 정신생리작용은 인접한 주파수들 간에 균형 잡힌 관계가 지속적이고 역동적인 상태로 나타나는 것이 반영되어 나타난다. 이러한 상태는 깊은 수면 상태, 즉 서파 수면 단계에서는 존재하지 않는 것으로 보인다.[16] 낮 동안에 의식 관련 정신작용이 점차 줄어들면 수면은 I 단계에서 II단계로 이행하는데, 이러한 과정은 알파파가 느려지고 중단되면서 시작되며, 12~15Hz의 범위의 느린 방추체가 나타나면서 확립된다. 서파 수면 단계에서는 방추체, 델타파, 1Hz 미만의 느린 진동에 의해 뇌 기능이 조절된다. 따라서 낮 동안 의식 활동이 점점 사라지게 되면 알파파와 알파파 주변 주파수 사이의 조화적 · 비조화적 작용 중심에서 서파가 뇌 리듬의 융합의 핵심이 되는 주파수 구조의 전반적인 변화가 나타난다.[35] 그렇다고 알파파가 의식과 관련되어서만 나타난다고 생각할 수는 없다. 알파파는 잠을 방해하는 소음에 대한 반응[36]과 꿈 회상[37]과정에서도 역할을 한다.

알파파의 임상적 적용

1960년대 초부터 뉴로피드백의 이론의 정립 및 보급은 알파파에 대한 관심을 증대시켰다. Barry Sterman은 고양이에게 근육 운동을 억제하도록 훈련을 시키면, 고양이의 감각-운동 피질에서 12~15Hz의 뇌파 리듬이 생성되고, 이것이 발작유발 환경에서 경련을 막는 효과가 있다는 것을 발견했다. Joe Kamiya는 어떤 사람들은 알파파에 대해 인식하고 그 활성을 증가할 수 있음을 발표하였다. 그리고 그러한 알파파는 보상 시스템의 활성화를 통해서 강화됨을 관찰했다. 알파파 피드백은 발작 억제 및 우울 증상 개선에 효과가 있는 것으로 알려지면서, 관심을 받아 왔다.[38]

앞부분에서 수차례 이야기되었듯이 알파파의 진폭은 정상적으로 뒤쪽 머리 부분에서 높게 나타난다. 앞쪽 머리 부분에서의 알파파의 증가는 정상인에게서는 명상, 평화와 고요의 내적 상태와 관련이 있다. 또한 비정상적 혹은 병적인 상태에서의 앞쪽 머리 부분의 알파파 증가도 관찰되는데, 알파 진폭의 증가는 주로 주의력결핍 및 과잉행동장애(ADHD), 우울한 상태를 반영한다.[39] 또한 표준적으로는 알파파는 좌측과 우측에서의 진폭의 크기가 비슷하거나, 왼쪽의 진폭이 약간 감소하여 있다.[40] 그런데 우울증 상태에서는 상대적으로 왼쪽의 알파파의 증가로 인하여 알파비대칭(alpha asymmetry)이 관찰될 수 있다. 대개 알파비대칭이 50% 이상인 경우 병리적인 징후임을 의심해 볼 수 있다. 하지만 개인에 따라서 비대칭성은 얼마든지 나타날 수 있고, 이러한 비대칭성이 성격이나 정동에 대해서 어느 정도까지 정확하게 예측하는지에 대해서는 논란의 여지가 있다. 이러한 알파비대칭의 이론은 Richard Davidson의 실험 결과에 기초한다. 그는 대뇌의 왼쪽 반구는 긍정적인 감정을 처리하고, 오른쪽 반구는 부정적인 감정을 처리하는데, 휴지기 앞쪽 피질의 뇌파의 비대칭성이 전두엽 피질 활동의 비대칭성을 반영한다고 제안하였다.[41] 즉, 앞쪽 피질 활동은 감정-유발의 소인이며 정동/동기유발 행동에 있어 개별적인 차이에 대한 원인을 제공하는 것이라고 주장했고, 지난 20년 정도 이 이론은 꽤 설득력 있는 것으로 받아들여졌다. 하지만 일부 학자들은 이와 관련된 실험들에 대한 방법론적인 문제 및 전두엽에서의 두드러진 알파파가 없다는 이유로 이 이론의 모순을 지적하기도 했다.[42]

뉴로피드백(neurofeedback) 프로토콜을 설정할 때 증상에 따른 알파파의 특성을 이용하여 알파파를 증가 또는 감소시키는 훈련이나 알파파의 좌우 균형을 맞추는 훈련을 포함시키기도 한다. 일부 피험자는 뇌파를 이용해서 알파파의 발생 및 균형에 대한 피드백을 보면서 알파파의 발생을 의식적으로 조절할 수 있다. 알파파를 이용한 뉴로피드백은 대중적으로도 많이 이용되는 경향이 있다. 명상의 대가들이 명상을 수행할 때 알파파가 매우 많이 생성되는 것이 관찰되는데, 이러한 사실을 기초로 해서 일반인도 스트레스 해소를 위해 뉴로피드백 훈련을 사용하는 경향이 생겼다. 알파파의 증가는 이완된 정신상태를 반영하기 때문에, 일부 뉴로피드백의 긍정적인 결과로 알파파의 활성 증가가 관찰될 수 있다. 알파파를 이용한 뉴로피드백 훈련은 일부 피험자에게 효과가 있는 것으로 알려져 있는데, 향후 이를 이용한 훈련이 가능할 것으로 예측된다.

알파파는 뇌파에 대한 약간의 조예만 있어도 쉽게 관찰할 수 있는 보편적인 파형이다. 앞에서 설명했듯이 알파파는 후두엽, 두정엽, 감각-운동 영역에서 주로 우세하게 나타난다. 하지만 나이가 들어 가면서 측두엽에서의 알파파가 우세해지는 경향을 보인다. 측두엽에서의 알파파는 초기 성인기에는 간질, 노인에게 있어서는 뇌혈관 질환의 초기 징후가 될 수도 있다.[5] 또한 이명과 관련하여 후 측두엽 부분에, 난독증과 관련하여 좌측 두정엽 부분에 비정상 알파파가 나타나기도 한다.

알파파는 인간의 시상 박동조율(pacemaker) 세포들의 동기적이며 일관된 전기 작용으로 발생한다. 시상-피질 회로의 이상은 간질이나 파킨슨병 같은 율동성과 관련된 신경학적 질환 및 환상통 같은 만성 통증을 유발할 수 있다. 이러한 시상-피질 부조화는 알파파의 비정상적인 버스트로 나타나기도 한다.

참고문헌

1. Sadock, B., Sadock, V., & Ruiz, (2009). *Comprehensive textbook of psychiatry* (9th ed.). Philadelphia: Lippincot Williams & Wilkins.
2. Berger, H. (1929). Über das Elektrenkephalogramm des Menschen. *Archiv für Psychiatrie und Nervenkrankheiten, 87*(1), 527–570.
3. Nunez, L., & Srinivasan, R. (2006). *Electric fields of the brain: The neurophysics of EEG* (2nd ed.). New York: Oxford University Press.
4. Pfurtscheller, G., & Cooper, R. (1975). Frequency dependence of the transmission of the EEG from cortex to scalp. *Electroencephalography and Clinical Neurophysiology, 38*(1), 93–96.
5. Niedermeyer, E. (1997). Alpha rhythms as physiological and abnormal phenomena. *International Journal of Psychophysiology, 26*(1–3), 31–49.
6. Kropotov, J. (2010). *Quantitative EEG, Event–related Potentials and Neurotherapy*. Academic Press.
7. Klimesch, W. (1999). EEG alpha and theta oscillations reflect cognitive and memory performance: A review and analysis. *Brain Research Reviews, 29*(2–3), 169–195.
8. Mazaheri, A. et al. (2011). Pre–stimulus activity predicts the winner of top–down vs. bottom–up attentional selection. *PLoS One, 6*(2), e16243.
9. da Silva, F. L. (1991). Neural mechanisms underlying brain waves: From neural membranes to networks. *Electroencephalography and Clinical Neurophysiology, 79*(2), 81–93.
10. Linkenkaer–Hansen, K. et al. (2001). Long–range temporal correlations and scaling behavior in human brain oscillations. *Journal of Neuroscience,*

21(4), 1370–1377.

11. Ergenoglu, T. et al. (2004). Alpha rhythm of the EEG modulates visual detection performance in humans. *Brain research. Cognitive brain research, 20*(3), 376–383.
12. van Dijk, H. et al. (2008). Prestimulus oscillatory activity in the alpha band predicts visual discrimination ability. *Journal of Neuroscience, 28*(8), 1816–1823.
13. Hanslmayr, S. et al. (2011). The role of alpha oscillations in temporal attention. *Brain Research Reviews, 67*(1–2), 331–343.
14. Klimesch, W., Sauseng, P., & Hanslmayr, S. (2007). EEG alpha oscillations: The inhibition–timing hypothesis. *Brain Research Reviews, 53*(1), 63–88.
15. Jensen, O., & Mazaheri, A. (2010). Shaping functional architecture by oscillatory alpha activity: Gating by inhibition. *Frontiers in Human Neuroscience, 4*, 186.
16. Klimesch, W. (2012). alpha–band oscillations, attention, and controlled access to stored information. *Trends in Cognitive Sciences, 16*(12), 606–617.
17. Compston, A. (2010). The Berger rhythm: Potential changes from the occipital lobes in man. *Brain, 133*(Pt 1), 3–6.
18. Jokisch, D., & Jensen, O. (2007). Modulation of gamma and alpha activity during a working memory task engaging the dorsal or ventral stream. *Journal of Neuroscience, 27*(12), 3244–3251.
19. Thut, G. et al. (2006). Alpha–band electroencephalographic activity over occipital cortex indexes visuospatial attention bias and predicts visual target detection. *Journal of Neuroscience, 26*(37), 9494–9502.

20. Medendorp, W. et al. (2007). Oscillatory activity in human parietal and occipital cortex shows hemispheric lateralization and memory effects in a delayed double-step saccade task. *Cerebral Cortex, 17*(10), 2364–2374.

21. Sauseng, et al. (2009). Brain oscillatory substrates of visual short-term memory capacity. *Current Biology, 19*(21), 1846–1852.

22. Domino, E. F. et al. (2009). Tobacco smoking produces widespread dominant brain wave alpha frequency increases. *International Journal of Psychophysiology, 74*(3), 192–198.

23. Lopes da Silva, F. H. et al. (1980). Relative contributions of intracortical and thalamo-cortical processes in the generation of alpha rhythms, revealed by partial coherence analysis. *Electroencephalography and Clinical Neurophysiology, 50*(5–6), 449–456.

24. Hughes, S. W. et al. (2004). Synchronized oscillations at alpha and theta frequencies in the lateral geniculate nucleus. *Neuron, 42*(2), 253–268.

25. Hughes, S. W., & Crunelli, V. (2007). Just a phase they're going through: the complex interaction of intrinsic high-threshold bursting and gap junctions in the generation of thalamic alpha and theta rhythms. *International Journal of Psychophysiology, 64*(1), 3–17.

26. Lorincz, M. L. et al. (2009). Temporal framing of thalamic relay-mode firing by phasic inhibition during the alpha rhythm. *Neuron, 63*(5), 683–696.

27. Sadaghiani, S. et al. (2010). Intrinsic connectivity networks, alpha oscillations, and tonic alertness: A simultaneous electroencephalography/functional magnetic resonance imaging study. *Journal of Neuroscience, 30*(30), 10243–10250.

28. Moosmann, M. et al. (2003). Correlates of alpha rhythm in functional magnetic resonance imaging and near infrared spectroscopy. *Neuroimage, 20*(1), 145−158.

29. Goldman, R. I. et al. (2002). Simultaneous EEG and fMRI of the alpha rhythm. *Neuroreport, 13*(18), 2487−2492.

30. Canolty, R. T. et al. (2010). Oscillatory phase coupling coordinates anatomically dispersed functional cell assemblies. *Proceedings of the National Academy of Sciences of the United States of America, 107*(40), 17356−17361.

31. Palva, J. M. et al. (2010). Neuronal synchrony reveals working memory networks and predicts individual memory capacity. *Proceedings of the National Academy of Sciences of the United States of America, 107*(16), 7580−7585.

32. Sauseng, et al. (2005). EEG alpha synchronization and functional coupling during top−down processing in a working memory task. *Human Brain Mapping, 26*(2), 148−155.

33. Freunberger, R. et al. (2008). Alpha phase coupling reflects object recognition. *Neuroimage, 42*(2), 928−935.

34. Othmer, S., Othmer, S. F., & Kaiser, D. A. (1999). EEG biofeedback: An emerging model for its global efficacy. In J. R. Evans & A. Abarbanel (Eds.), *Introduction to Quantitative EEG and Neurofeedback* (pp. 243−310). San Diego, CA: Academic Press.

35. Steriade, M. (2006). Grouping of brain rhythms in corticothalamic systems. *Neuroscience, 137*(4), 1007 1106.

36. McKinney, S. M. et al. (2011). Covert waking brain activity reveals instantaneous sleep depth. *PLoS One, 6*(3), e17351.

37. Marzano, C. et al. (2011). Recalling and forgetting dreams: Theta and alpha oscillations during sleep predict subsequent dream recall. *Journal of Neuroscience, 31*(18), 6674–6683.

38. Kraft, U. (2006). Train Your Brain–Mental exercises with neurofeedback may ease symptoms of attention–deficit disorder, epilepsy and depression and even boost cognition in healthy brains. *Scientific American Mind, 17*, 58–63.

39. Demos, J. N. (2005). *Getting started with neurofeedback*. New York: WW Norton & Company.

40. Hughes, J. R. (1994). *EEG in clinical practice* (2nd ed.). Boston, MA: Butterworth–Heinemann.

41. Davidson, R. J. (2004). What does the prefrontal cortex 'do' in affect: Perspectives on frontal EEG asymmetry research. *Biological Psychology, 67*(1), 219–234.

42. Hagemann, D. (2004). Individual differences in anterior EEG asymmetry: Methodological problems and solutions. *Biological Psychology, 67*(1), 157–182.

5. 베타파

베타파의 일반적인 특성

베타파는 집중력에 관련된 뇌생리신호로 Hans Berger에 의해 처음 기술되었다. 베타파(beta oscillation)는 알파파의 상한선인 13Hz보다 더 빠른 빈도의 파형이고, 정상 성인의 각성 뇌파 상태로, 전두-중앙 부근(frontal-central regions)에서 흔히 관찰할 수 있다.[1]

베타파의 영역을 어디까지로 할지에 대한 상한선은 완전하게 정의되어 있지는 않다. 과거에는 기록장치와 필터링 환경의 제약으로 뇌파 신호와 각종 잡음(noise)을 구분하기 어려웠다. 이러한 제약으로 인해 베타파의 분석 영역은 40Hz 정도 미만으로 한정되었고, 아날로그 뇌파기계를 이용하던 시기에는 대개 25Hz 미만의 베타파에 대한 분석이 많이 이루어졌다. 실제로 뇌파는 주파수가 증가할수록 진폭이 줄어들기 때문에 베타파 같이 고주파인 경우에는 낮은 파워로 인해서 분석에 많은 제약을 받았다([그림 3-8] 참조). 요즘에는 디지털 뇌파의 사용이 보편화되고, 센서, 앰프, 필터링 기술의 발달로 과거에 분석이 어려웠던 주파수 대역에 대한 연구가 활발하게 이루어지고 있다. 그와 더불어 30Hz 이상의 주파수 대역에 대해서는 베타파와 구별하여 감마파(gamma oscillation)로 따로 분류하는 것이 보편적으로 받아들여지게 되었다. 베타 밴드 영역파에도 여러 종류의 리듬이 있고, 다양성을 반영하기 위해 통상적으로 베타파를 하위 밴드로 구분하기도 한다. 즉, 12~25Hz를 (저)베타파, 25~30Hz를 고베타파(high beta oscaillation)로 분류하기도 하는데, 저/고베타파의 주파수 대역에 대한 정의는 연구자마다 조금씩 차이가 있고, 개개인별 뇌파 특성에 따라서 적용되기도 한다. 베타파는 특발적인 고립파(sporadic isolated waves)로 발생하는 것으로 주로 알려져 있는데, 리듬

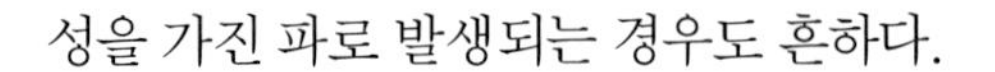

성을 가진 파로 발생되는 경우도 흔하다.

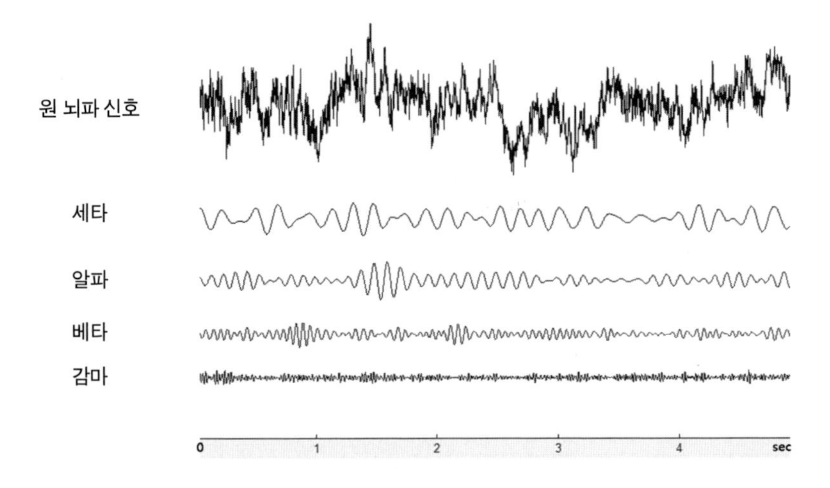

[그림 3-8] 밴드별 주파수 및 진폭

진행 뇌파를 필터링하여 각 밴드별로 제시한 그림. 보편적으로 주파수가 증가할수록 진폭이 줄어드는 것을 관찰할 수 있다.

베타파의 생성

신경망의 활성은 억제성 조직과 흥분성 조직이 서로 상호작용을 하면서 유지된다. 신경망에 억제성 조직이 억제되면 흥분성 조직의 활성화가 일어나게 되고, 이러한 흥분은 신경망 내 포지티브 피드백에 의해서 더 많은 뉴런을 활성화시키고, 활성화된 뉴런들은 피드포워드(feedforward) 연결을 통해 다시 더 많은 뉴런을 활성화시키는 연쇄적인 반응이 일어나게 된다. 이러한 반응은 억제 조직이 활성화되면서 제한된다. 억제성 뉴런들은 이러한 쇄도 현상을 멈추게 함으로써 주기적으로 네트워크의 과활성을 종료시킨다.[2]

베타 활성은 피질이 활성화된 이후의 유지기를 반영한다는 것이 많은 연구에서 일관되게 보고되고 있다. 외부에서 신경계를 흥분시킬 정도의 큰 자극이 들어오면, 그 정보처리 과정에서 피질 간의 억제 네트워크가 강해지는 연쇄반응이 나타난다. 즉, 감각 처리 시 활성화된 뉴런이 억제 뉴런에 의해 억제되는 정보처리 단계에서, 주기적인 억제 신호가 두피뇌파(Scalp EEG)에서 베타파로 기록된다. 억제성 뉴런에 의해 매개되는 신경망은 베타파의 발생 및 유지에 매우 중요하다는 것이 실험적으로 많이 증명되었다. 억제성 뉴런은 신경망에서 뇌파 진동을 생성하는 데 중요한 역할을 한다. 억제성 뉴런을 반영하는 베타파의 또 다른 특성은 감마아미노뷰티르산(GABA) 효현제에 대해 민감하게 반응한다는 것이다. 베타파의 파워는 바비튜레이트(barbiturates)나 벤조다이아제핀(benzodiazepine) 투여 후에 증진되는 것으로 관찰된다. 이러한 약제들은 리간드 관문 염소 이온 통로(Cl−ligand gated channel)의 결합기에 작용하여 염소 이온의 세포 내 유입을 증가시켜 세포막 전위를 과분극시킨다. 이 결과, 신경전달이 억제된다.

특정한 감각 반응이나 운동에 상응되는 인간의 뇌 피질 영역에서, 베타파의 파워와 피질의 대사 활성 사이에는 긴밀한 연관성이 있다. Cook 등[3]은 정상 성인 피검자가 휴식기와 간단한 운동 작업을 하는 동안 뇌파와 양전자방출단층촬영(PET) 스캔을 동시에 기록하였는데, 분석 결과 베타파가 피질의 국소적인 대사 활성을 상당한 수준으로 반영하는 것을 보고하였다.

손과 발이 운동 활동을 하거나 집중력 과제를 하는 동안에 운동 피질 영역이나 기저핵에서 베타 영역의 국소장 전위(local filed potential) 활동이 두드러지게 관찰된다.[4] 운동층 V 피라미드형 뉴런의 점화율(firing rate)은 베타 진동 중에는 유의하게 바뀌지 않지만,[5] 점화 규칙성은 강화되는 것으로 생각된다.[6] 뉴런들의 스파이크 타이밍(spike timing)은 진행 중인 진동의 특정 위상에 고정(locking)되어 나타나는 경향을 보이는데, 이러한 경향은 시각적인 자극에 반응을 할 때, 진행 중인 베타 진동의 특정 위상일 때 고정되어 나타나는 것으로 두드러지게 나타난다.[7] 한편, 다양한 과제의 성질에 따라서 선호하는 베타 위상이 다르게 나타나기도 한다.[8]

베타파의 종류와 성질

전두엽의 베타파는 낮은 진폭과 불규칙한 패턴의 율동성을 특징으로 한다. 이러한 베타파는 자극에 대한 반응이나 의사결정과 같은 인지과제 수행 시에 주로 활성화되어 강하게 나타난다.[9, 10] 과제를 수행할 때는 단순히 눈을 뜨고 있을 때에 비해서 베타파의 강한 활성을 관찰할 수 있고, 일부 과제 조건에서는 이러한 활성이 과제 수준의 난이도에 비례해서 강하게 나타나는 경향이 있다. 전두엽 베타파는 자극에 대한 평가와 결정과 같은 인지적인 수행을 주로 나타난다. 대부분의 피험자에게 베타 동기화는 자극이 제시된 이후 수백 밀리초(ms) 후에 생성된다.

감각-운동 영역에서 관찰되는 로날딕 베타파(ronaldic beta oscillation)는 눈을 뜬 조건과 눈을 감은 조건 동안 자발적인(spontaneous) 활성으로 관찰된다. 이러한 로날딕 베타파는 로날딕 뮤파와 비슷한 양상으로 관찰되는 경우도 있지만, 두 가지 뇌파는 다른 기원에서 발생되는 것으로 알려져 있다.[11] 로날딕 베타파의 피크 주파수는 사람마다 다르게 관찰되며, 나이에 따라서도 변할 수 있다. 이 베타파는 운동 및 인지 작업 과제에서 나타난다. 이 베타파는 운동과제 수행 시 운동을 준비하거나, 운동을 할 때는 억제되는 양상을 보인다. 하지만 움직임을 준비하지 않거나, 움직이지 않을 때는 억제되지 않는다. 이러한 베타 억제는 실제로 손발을 움직일 때뿐 아니라 움직이는 상상을 할 때도 나타난다.[12] 또한 로날딕 베타 비동기화는 알파 뮤 리듬 비동기화와 동반되어 나타나고, 베타 비동기화 후에는 베타 동기화가 나타난다.[13–15] 지속적으로 뮤 리듬이 비동기화되는 시기에 일어나는 이러한 베타 동기화는 로날딕 베타와 뮤파가 서로 다른 다이나믹을 나타내는 것을 시사한다.[15] 로날딕 베타파는 다른 알파파, 베타파, 뮤파의 연장선상에서 주 역할을 하는 것으로 여겨진다. 운동은 감각 운동 영역의 전체적인 신경 활성 및 조율과 연관되는데, 로날딕 베타는 이 신경 영역이 강하게 활성된 이후 이완될 때 주로 나타나는 활성화 이후의 반동 현상으로 이해된다.[15]

감각 운동 간섭에 의해 유발된 베타 사건 관련 동기화의 억제가 감각 운동에 미치는 의미에 대해서는 두 가지 정도로 생각해 볼 수 있다. 첫째, 베타 억제는 1차 운동피질의 활성화 수준을 높이기 위한 중앙 메커니즘을 반영하는 것을 생각해 볼 수 있다. 이 메커니즘에는 운동 명령 과정이 포함되고 피질–피층 혹은 피질–피질하 회로가 관여한다. 이 과정을 통해 상상으로 운동 행위를 할 때나 실제로 운동 행위를 할 때 모두 운동피질의 활성화가 나타난다.[15] 또 하나의 관점은 팔다리로부터 구심성 입력의 조절을 반영한다는 것이다. 이것은 주로 시상피질 회로의 관문기전(gating mechanism)에 의해 조절된다.[16, 17] 활발한 운동 과업 중의 주의 집중에 대한 관문(gating)은 말초신경 자극으로부터의 감각 입력 혹은 그것의 지각을 감소,[16, 18, 19] 그에 따라 베타 사건 관련 동기화를 더욱 약화시킬 수 있다.[20]

베타파의 임상적 적용

정상 두뇌에서 베타파는 신경망 내에서 이뤄지고 있는 활동들에 대한 초기화 작용을 반영한다. 이를 통해서 신경망은 유의미한 정보처리를 계속해서 할 수 있게 된다. 앞에도 언급했듯이 베타 활성은 피질 영역에서의 대사 활동과 양의 상관관계를 보이는데, 베타 활성이 너무 강하게 나타나거나 과도하게 지속되는 것은 피질 영역의 과활동 또는 과자극을 반영하는 결과로 생각할 수 있다.

베타파의 활성이 과도하거나 부족한 것을 명확하기 위해서는 표본 데이터베이스와 비교 분석하여 신중하게 접근하는 것이 중요하다. 또한 어떤 피험자에 대해서 이전에 검사해 놓은 뇌파가 있다면, 그 뇌파와 전후 비교를 하는 것이 좋다. 정량뇌파로 임상 상태를 판단할 때는 나이에 따라서 뇌파의 변화가 생길 수 있음을 유의해서 해석을 해야 한다. 특히 뇌의 발달이 이루어지고 있는 청년기까지의 피험자나 뇌의 퇴보가 이루어지고 있는 노인 피험자의 경우는 더욱 유의해야 한다. 보편적으로 베타파는 아동보다 성인에게서 더 높게 나타나는데,[21] 이는 정량뇌파의 정확한 분석을 위해서는 표본 데이터베이스가 무엇보다도 중요하다는 증거다.

베타파의 과도한 활동성 증가는 간질의 전조 증상 및 간질 때 나타날 수 있고, 바이러스성 또는 독성 뇌증 상태를 반영하기도 한다. 또한 조현병에서의 환청처럼 환각 상태에서 뇌 대사활동이 증가되면서 나타날 수도 있고, 주의력결핍 과잉행동장애 환자에게서도 일부 관찰된다.[22] 주의력결핍 과잉행동장애 환자에게는 서파의 증가와 더불어 베타파의 감소가 관찰되기도 한다([그림 3-9] 참조).[23] 뉴로피드백 영역에서는 주의력결핍장애, 강박장애, 수면장애, 이갈이(bruxism), 학습장애, 불안장애, 우울 등의 정신의학적 영역에서의 문제에 대해 베타파의 과활성에 포커스를 맞춘다. 또한 고베타를 따로 분류해서 고베타파의 과도한 활성과 불안, 불면, 알코올 문제 등의 연관성에 주목을 하기도 한다. 베타파의 과도한 활성을 보이는 피험자들은 불안수준이 높고, 근심과 우려가 많은 경향이 있다([그림 3-10] 참조). 이런 사람들을 대상으로는 뉴로피드백 훈련과 더불어 이완 훈련을 할 수 있는 바이오피드백 훈련을 동시에 하는 것이 효과적이다.[24]

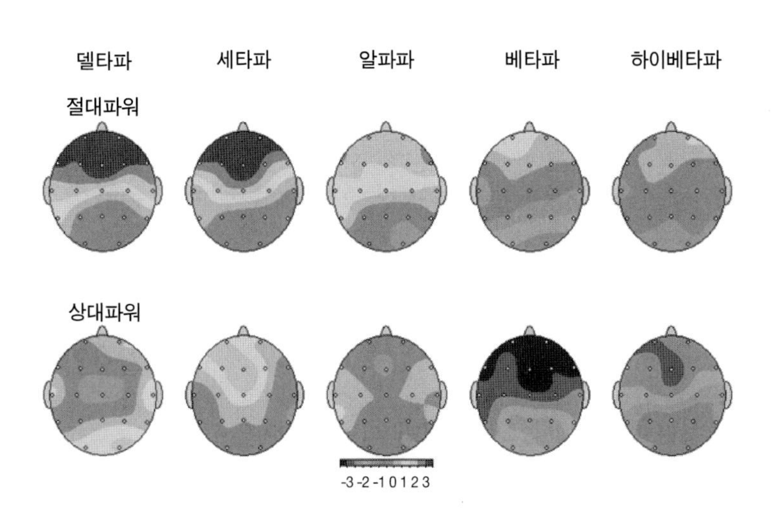

[그림 3-9] 서파의 활성 증가, 고주파의 활성 감소가 관찰되는 정량적 뇌파 리포트

10대 남자. 집중력결핍 과활동성 장애 환아

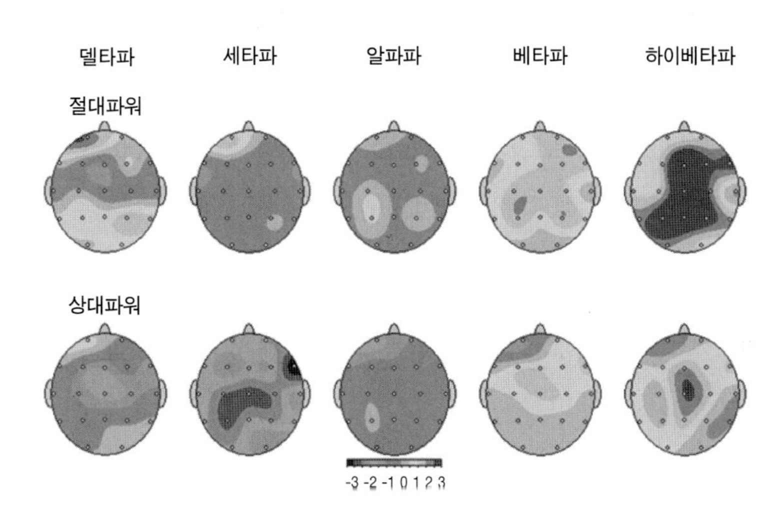

[그림 3-10] 베타/고베타 활성이 관찰되는 정량적 뇌파 리포트

30대 여자. 공황장애 및 범불안장애 환자

베타파는 파워가 작게 나타나고 다른 잡파와 주파수 영역대가 비슷하기 때문에 측정 및 활용에 유의해야 한다. 특히 근전도(EMG)가 베타파 영역과 비슷한 주파수 대역에서 강하게 나타난다. 근전도는 머리 근육이나 목 근육이 긴장할 때, 이를 꽉 물 때 등 잘 나타나는데, 뇌파를 측정할 때 흔히 관찰된다([그림 3-11] 참조). 특히 뉴로피드백을 진행함에 있어서 일부 숙련되지 못한 진행자에 의해서 이러한 근전도를 강화하는 훈련을 시행하는 경우도 종종 있다. 뇌파를 측정하고 뉴로피드백을 진행할 때는 무엇보다도 몸의 근육의 긴장을 푸는 것이 매우 중요하다.

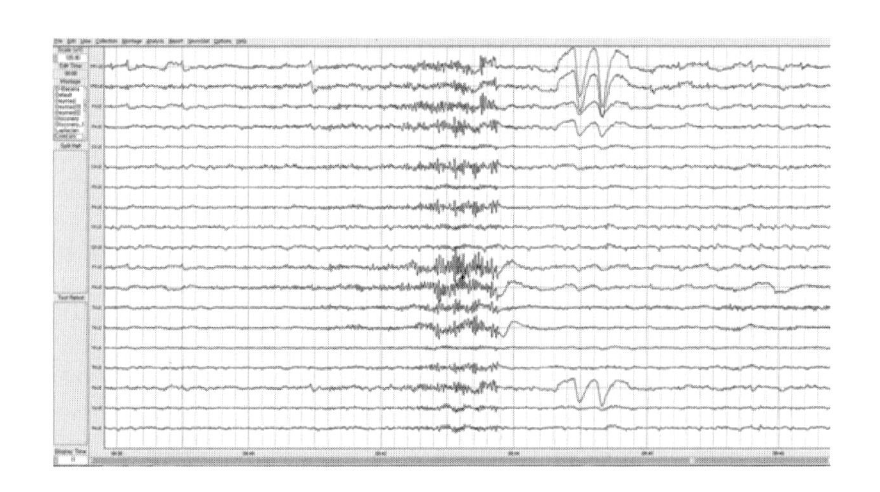

[그림 3-11] 뇌파 측정이 나타나는 근전도 잡파

중간 부분에 베타파 영역과 유사한 주파수 성질을 갖는 근전도가 관찰된다.

참고문헌

1. Sadock, B., Sadock, V., & Ruiz, P. (2009). *Comprehensive textbook of psychiatry* (9th ed.). Philadelphia: Lippincott Williams & Wilkins.
2. Kropotov, J. (2010). *Quantitative EEG, event-related potentials and neurotherapy*. San Diego, CA: Academic Press.
3. Cook, I. A. et al. (1998). Assessing the accuracy of topographic EEG mapping for determining local brain function. *Electroencephalography and Clinical Neurophysiology, 107*(6), 408–414.
4. Khanna, P., & Carmena, J. M. (2015). oscillations, beta band activity across motor networks. *Current Opinion in Neurobiology, 32*, 60–67.
5. Murthy, V. N., & Fetz, E. E. (1996). Synchronization of neurons during local field potential oscillations in sensorimotor cortex of awake monkeys. *Journal of Neurophysiology, 76*(6), 3968–3982.
6. Denker, M. et al. (2007). Phase synchronization between LFP and spiking activity in motor cortex during movement preparation. *Neurocomputing, 70*(10–12), 2096–2101.
7. Reimer, J., & Hatsopoulos, N. G. (2010). Periodicity and evoked responses in motor cortex. *Journal of Neuroscience, 30*(34), 11506–11515.
8. Canolty, R. T., Ganguly, K., & Carmena, J. M. (2012). Task-dependent changes in cross-level coupling between single neurons and oscillatory activity in multiscale networks. *PLoS Computational Biology, 8*(12), e1002809.
9. Onton, J., A. Delorme,, & Makeig, S. (2005). Frontal midline EEG dynamics during working memory. *Neuroimage, 27*(2), 341–356.

10. Ray, W. J., & Cole, H. W. (1985). EEG alpha activity reflects attentional demands, and beta activity reflects emotional and cognitive processes. *Science, 228*(4700), 750–752.

11. Hari, R., & Salmelin, R. (1997). Human cortical oscillations: A neuromagnetic view through the skull. *Trends in Neurosciences, 20*(1), 44–49.

12. Schnitzler, A. et al. (1997). Involvement of primary motor cortex in motor imagery: A neuromagnetic study. *Neuroimage, 6*(3), 201–208.

13. Salenius, S. et al. (1997). Modulation of human cortical rolandic rhythms during natural sensorimotor tasks. *Neuroimage, 5*(3), 221–228.

14. Neuper, C., & Pfurtscheller, G. (2001). Evidence for distinct beta resonance frequencies in human EEG related to specific sensorimotor cortical areas. *Clinical Neurophysiology, 112*(11), 2084–2097.

15. Neuper, C., Wortz, M., & Pfurtscheller, G. (2006). ERD/ERS patterns reflecting sensorimotor activation and deactivation. *Progress in Brain Research, 159*, 211–222.

16. Brunia, C. H. M. (1993). Waiting in readiness: Gating in attention and motor preparation. *Psychophysiology, 30*(4), 327–339.

17. Fu, K. M. G. et al. (2001). Attention–dependent suppression of distracter visual input can be cross–modally cued as indexed by anticipatory parietooccipital alpha–band oscillations. *Cognitive Brain Research, 12*(1), 145–152.

18. Cheron, G., & Borenstein, S. (1987). Specific gating of the early somatosensory evoked potentials during active movement. *Electroencephalography and Clinical Neurophysiology, 67*(6), 537–548.

19. Mima, T. et al. (1998). Attention modulates both primary and second somatosensory cortical activities in humans: A magnetoencephalographic study. *Journal of Neurophysiology, 80*(4), 2215–2221.

20. Pfurtscheller, G. et al. (2002). Contrasting behavior of beta event-related synchronization and somatosensory evoked potential after median nerve stimulation during finger manipulation in man. *Neuroscience Letters, 323*(2), 113–116.

21. Lubar, J. F., & Lubar, J. O. (1999). Neurofeedback assessment and treatment for attention deficit/hyperactivity disorders. In J. R. Evans & A. Abarbanel (Eds.), Introduction to Quantitative EEG and Neurofeedback (pp. 103–143). New York: Academic Press.

22. Clarke, A. R. et al. (2001). Excess beta activity in children with attention deficit/hyperactivity disorder: An atypical electrophysiological group. *Psychiatry Research, 103*(2), 205–218.

23. Clarke, A. R. et al. (2001). EEG-defined subtypes of children with attention deficit/hyperactivity disorder. *Clinical Neurophysiology, 112*(11), 2098–2105.

24. Demos, J. N. (2005). *Getting started with neurofeedback*. New York: WW Norton & Company.

6. 감마파

감마파에 대한 관심 및 접근

연구 결과, 감마 밴드(>30Hz) 내의 높은 빈도의 진동은 피질의 통합과 관련된 기제를 반영한다는 것이 밝혀졌다. 감마파(gamma oscillation)는 주로 25~100Hz의 주파수 영역대를 의미하는데, 그중에서도 40Hz 대역의 감마파가 가장 보편적으로 다뤄지고 있다. 감마파는 지각과 인지의 통합과 같은 고위인지기능과 관련이 있을 것으로 생각되며, 이를 뒷받침하는 많은 연구가 이루어졌으나, 아직까지 감마파에 대한 합의가 이루어질 만한 이론은 정립되지 못했다. 하지만 많은 학자가 감마 밴드의 연구가 뇌생리학 발전의 키를 가지고 있다고 생각한다.[1] 아날로그 뇌파 기기로는 감마파를 측정할 수 없었고, 이 기기를 이용하던 시절 연구자들은 감마파에 대한 관심을 가질 수 없었다. 디지털 뇌파기기의 도입과 더불어 연구자들은 아주 높은 주파수 대역에 관심을 가지기 시작했다. 30Hz 이상의 주파수를 갖는 감마파는 적은 에너지를 가지기 때문에 여전히 제대로 측정하는 것은 쉬운 일이 아니다. 또한 교류 전류에 의해서 발생되는 60Hz(지역에 따라서 50Hz)의 잡음은 감마파의 파워에 비해서 엄청나게 큰 신호로 기록이 되기 때문에 이를 제거하기 위한 노치 필터(notch filter)를 적용하는 전문적인 작업이 필요하다. 따라서 60Hz의 잡음을 피하고, 30Hz보다 높은 주파수에서 뇌파 기록이 가능한 특수 장치가 있을 때만 감마 진동이 분석될 수 있는데,[2] 최근에는 이렇게 할 수 있는 사양의 뇌파기기와 프로그램이 많이 보급되고 있고, 그와 더불어 이 주파수 대역의 연구도 활발하게 진행되고 있다.

감마파의 특성

감마 주기는 시냅스 후 뉴런(post synaptic neuron)과 스파이크-시간(spike-timing) 시냅스 가소성 작용이 일어나는 10~30밀리초(millisecond) 대역의 윈도우를 반영한다. 또한 감마아미노부티르산-에이(GABA-A)와 알파-아미노-3-하이드록시-5-메틸-이소옥사졸 프로피온산(AMPA) 수용체들의 시간 상수 역시 감마 주기 영역에 포함된다.[3] 이러한 현상은 감마파가 뇌 부위들 사이에 정보 흐름을 조직화한다는 것을 시사한다.[3, 4]

억제성 인터뉴런(inhibitory interneuron) 중 칼슘결합단백질 파브알부민(pravalbumin: PV)을 발현하고 있는 군(class)은 감마파의 생성에 중요한 역할을 하는 것으로 알려져 있다.[5] 파브알부민 인터뉴런들은 흥분성 피라미드 뉴런들과 상호적으로 연결되어 있다. 피라미드 뉴런들이 활성화되면, 그것들은 파브알부민 인터뉴런들을 흥분시킨다. 그 결과 파브알부민 인터뉴런에 스파이크가 생기게 되고, 피라미드 뉴런들의 활성을 억제하게 된다. 시간이 흘러 억제가 해제되면 피라미드 뉴런에 다시 스파이크가 발생하고, 이는 파브알부민 인터뉴런을 재활성화시키게 된다. 이러한 일련의 사이클이 진행되면서 감마파가 발생하는 것으로 알려져 있다. 여기서의 감마 주기는 파브알부민 인터뉴런의 발화를 유도하기 위한 피라미드 발화에 필요한 시간과 피라미드 뉴런에서 파브알부민 인터뉴런에서 중개된 억제성 전류들의 감쇠에 필요한 시간으로 구성되고, 그 시간은 약 10~30msec 정도다.[6]

파브알부민 인터뉴런은 서로 간의 스파이크 발생을 촉진하는 전기적 시냅스로 이루어져 있다. 따라서 파브알부민 뉴런들이 균질의(homogeneous) 흥분성 입력을 받으면 많은 뉴런에서 스파이크가 생기게 되고, 그러한 스파이크는 인터뉴런들의 스파이크 발생을 강화할 것이다. 일단 한 그룹의 파브알부민 인터뉴런들에서 스파이크가 발생하면, 그것들은 서로를 억제하고, 이러한 억제력이 사라지기 전에는 다시 스파이크가 일어날 수 없다. 억제적 전류의 성향은 파브알부민 뉴런들 사이에 비슷하기 때문에 그 뉴런들은 동시에 스파이크를 일으켜서 새로운 감마 주기를 전개하는 경향이 있다.[6]

초기 동물 실험에 의해 감마파가 시간적 결합(temporal binding)이라는 독특한 신경활동의 결과 발생한다는 것이 보고되었다. 시각 자극을 처리할 때, 피질의 국소적인 영역에는 다양한 뉴런 단위들이 존재하고, 그 수용장(receptive field) 각각마다 시각 자극 이미지의 독특한 성질들에 대한 정보를 처리한다. 시각 자극이 인식되려면 이러한 뉴런의 단위들이 시간차를 두고 동기적으로 활성화되면서 정보를 처리해야 하는데, 이러한 과정이 40Hz 정도의 감마파에 반영되어 나타난다.[7] 시각 정보처리 과정과 관련하여 뉴런 단위들의 결합 특성은 시각적인 의식의 흐름과 밀접한 연관이 있으므로 신경의 동기화는 의식 과정에서도 중요할 것이라고 알려져 있다.[8, 9]

사람도 시각적으로 유의미한 자극을 인지할 때, 시간 피질 영역에서의 감마파가 활성되는 것이 보고되었다. 물리적인 성질이 비슷한 자극을 보여 주었을 때 삼각형이 존재하지 않지만, 심상으로 표현되는 자극을 보았을 때는 실제 삼각형을 보았을 때와 같은 대역에서 감마파의 활성을 관찰할 수 있었다. 이는 감마파가 응집적 지각(coherent percept)과 관련되어 있음을 나타낸다([그림 3-12] 참조).[10] 또한 피험자가 의미 있는 시각 지각을 경험할 때 역시 감마파 활성이 일어나는 것을 알 수 있다. 한 연구에서 피험자들에게 검은색 얼룩 방울로 된 그림을 보여 주었을 때, 실험을 처음 접한 피험자들은 이 자극을 의미 없는 방울로 지각했다. 그러나 그림에 숨어 있는 달마시안 개를 찾는 연습을 했을 때에는 자극의 물리적인 성향에는 변함이 없었지만, 그림이 새로운 의미를 가지게 되었고, 그로 인해서 자극 제시 후 280ms 정도에 후두엽 부위에서 감마 활동이 유도되었다.[11] 또한 하나의 감마 연구의 흐름에서는 감마파가 사람의 얼굴을 인식할 때 잘 나타나고, 이는 다차원의 얼굴 인식 과정을 감마파가 반영했을 가능성에 대해서 주장했다.[12]

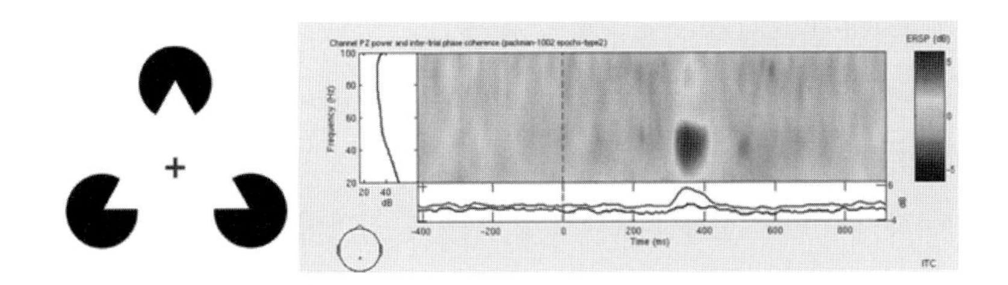

[그림 3-12] 응집된 자극을 지각할 때 나타나는 유도 감마 반응

Tallon-Baudry의 실험[10]을 되풀이하여 진행한 결과를 보여 주고 있다.

청각 관련한 감마파에 대한 연구도 제한적으로 진행되었다. 청각적 응집적 지각에 대한 연구에서도 감마파의 활성이 관찰되었고,[13] 청각자각을 능동 또는 수동으로 들었을 때, 새로운 자극에 대해서 감마파가 증가되는 양상을 보였다.[14] 하지만 이러한 청각적 반응에 대한 감마파의 의미는 아직까지 명확하지 않다.[11]

감마파는 집중력 및 기억력과 밀접한 관련성을 갖는 것으로 보고되었다. 기억을 단기적으로 유지해야 할 때나,[15] 장기 기억을 다시 불러올 때도 감마파의 활성이 나타나는 것이 관찰되었다.[16]

감마파는 매우 작은 신호이기 때문에 일부 학자들은 감마파의 신호가 두뇌 피질의 신호가 아니라 잡파(artifact)일 가능성에 유의해야 한다는 주장을 했다. 특히 시각 자극에 의해 발생하는 감마파가 미세 안구 움직임일 가능성이 높다는 주장은 당시 감마파를 주로 연구하던 학계에 커다란 반향을 일으켰다.[17-19] 감마파의 실험이 뉴런 단위들의 시간적 결합에 대한 반응으로 시작되었고, 복잡한 시각 자극의 처리에서의 감마파의 역할에 대해 활발하게 연구가 되던 시절에, 감마파가 뇌파가 아닐 가능성에 대한 주장은 학계에 큰 파장을 일으킬 만한 사건이었다. 그러나 다른 잡파를 매우 신중하게 분리하였을 때도 감마파는 여전히 두뇌 피질의 활동을 반영한다는 증거가 이후에도 꾸준하게 제시되었다.[20] 또한 뇌파보다 잠재적인 잡음에서 자유로운 뇌자도(magnetoencephalography: MEG)를 이용한 연구에서도 시각 자극 처리와 관련된 감마파의 활성이 잘 관찰되었다.[21-23]

지금까지의 연구 결과를 토대로 보았을 때, 감마파가 지각 및 인지 과정의 다양한 뇌의 피질 활동을 반영하는 것은 보편적으로 수용되고 있지만, 다양성 및 신호 처리의 어려움으로 인해서 아직까지는 보편적으로 받아들여지는 확실한 이론은 정립되어 있지 않다.

감마파의 종류

최근 감마파에 대한 관심이 높아지면서 외부 자극에 대한 감마파의 반응을 세 가지 유형으로 나누어서 접근하고 있다.[24]

청각, 시각, 체성 감각 자극을 주기적으로 받으면, 뇌는 40Hz 감마 범위에서 최대의 진폭을 나타내는 시누소이드(sinusoidal) 뇌파를 발생시키는 꾸준한-상태 반응(steady-state response)을 하게 된다.[25] 이러한 반응은 주파수 공명이라는 자연계의 본질적인 요소가 나타나는 것으로 해석되기도 하고,[26] 초기 유발 뇌파 요소의 일시적인 중첩으로 간주되기도 한다.[27]

일시적인 진동 유발 반응(oscillatory evoked response)이 청각, 시각, 체성 감각 자극에 의해서 40Hz 영역에서 자극 후 100ms 영역에서 관찰된다.[28] 유발 반응은 기본적으로 자극이 제시되었을 때 정확한 위상 고정

(phase-locking)을 반영하는 것으로 생각된다. 감각 자극에 의해 유발되는 초기 감마파가 어떤 기능적인 의미가 있는지는 아직은 명확하지 않다. 자극들 사이의 시간적 관계(temporal relationship)에 대한 신호를 정확하게 보내는 역할을 통해서 입력 자극의 결합에 일조할 수 있다. 실제로 일부 연구에서는 시각 자극이 동시에 제공되었을 때, 각 요소들이 집단을 이루는 경향이 있다는 일부 정신생리학적 근거가 제시되기도 하였다.[29-31] 하지만 아직까지 초기 유발 감마파의 역할은 명확하게 밝혀져 있지 않고, 유도 감마가 대상 표상(object representation) 과정에 관여하는 것과는 달리 초기 유발 감마는 이 과정에 관여할 가능성에 대해서는 아직 논란이 많고, 연구를 통한 결과가 충분하게 제시되지 않았다.[25]

시행(trial)마다 진동의 위상이나 지연이 변화하는 감마파의 활성을 관찰할 수 있는데, 이를 유도(induced) 감마 활동이라고 한다. 40Hz 대역의 유발 감마 반응이 150ms를 넘지 않는 시간에 발생하는 것과는 구분되어 유도 감마파는 일반적으로 자극이 제시된 이후 200~300ms 시간대에 발생된다. 진동의 위상이나 지연에 차이가 있기 때문에 각 시행 시 나타난 진폭의 평균을 구할 경우, 신호가 상쇄될 수 있다. 따라서 유도 감마 반응의 평균값을 구할 때는 진동의 절대값을 구한 후 평균값을 계산한다. 유발 반응은 종종 약 40Hz에서 진동을 하는 반면, 유도 반응은 더 높은 주파수에서 드러날 수도 있다. 또한 이 감마파는 실험마다 다르지만 대략 30~80Hz에 이르는 광범위한 주파수 대역에서 나타난다. 이러한 유도 감마 반응은 다양한 대상 표상에 관련되어 있는 것으로 여러 실험을 통해 증명되었다.[16] 감마 대역의 연구들은 주로 유도 감마파와 관련된 내용을 나누고 있다.

Christoph S. Herrmann[32]은 초기 유발 감마와 초기 유도 감마 반응이 연관되어 있다는 가설을 발표했다. 이 가설에 따르면, 외부에서 자극이 들어왔을 때, 형상을 통합하여 우리 뇌의 저장소에 있는 형상과 일치 또는 불일치하는지 여부를 가리는 것은 주로 초기 감마 반응에서 이루어지고, 이후 활용(utilizing)과 관련된 것, 예를 들면 기억 내용을 업데이트한다거나, 다른 행동 반응을 선택한다거나, 집중력을 재분배하는 작업 등의 작업은 후기 감마 반응에서 일어난다. 이 가설에 따르면 어떤 자극이 제시되면 초기 감마파 활동이 일어난 이후에 후기 감마 대역의 활동이 일어나야 하는데, 많은 연구에서 초기 감마파가 관찰되지 않았다. 이는 신호대잡음비, 쌍극자 국소화(dipole localization), 기록 방법(recording approach)에 관련된 문제 때문일 가능성을 제시했다. 이 가설은 저-수준[low-level, 상향식(bottom-up)]뿐 아니라 고-수준[high level, 하향식(top-down)] 뇌 요인들이 감마 대역 활동을 조절하는 방법을 입증한다는 데 의미가 있다.

정량뇌파 감마파의 임상적 특성

감마파는 높은 주파수 대역의 뇌파 신호가 그렇듯 매우 작은 파워를 가지고 있다. 또한 사람마다, 조건마다 다양한 양상으로 나타나기 때문에 이를 임상적으로 적용하는 것은 아직 제한이 있다. 하지만 뇌파 측정 기술 및 분석 기술의 발달은 감마파의 활용의 제약을 점차 줄이고 있다.

뉴로피드백 영역에서는 주로 40Hz 부근의 감마파를 훈련 프로토콜에 이용하고 있고, 이를 위한 뇌파 데이터베이스의 구축도 이루어지고 있다.[33] 앞에서도 언급했듯이 감마파는 고위인지 기능을 반영하고, 대뇌의 전반에 걸쳐서 나타나며, 국소적인 신경망의 조율과 관련이 되어 있는 것으로 알려져 있다. 감마파의 활성이 아동과 성인의 문제 해결과제 동안 관찰되는 반면,[34] 학습장애 아동에서 감마파의 활성이 저하되어 있는 경우가 있다. 이러한 감마파의 활성 증가 및 각 영역별 감마파의 조율은 뉴로피드백 프로토콜을 구성하는 하나의 요소가 된다.[35]

최근 명상의 효과를 뇌파로 증명하려는 흐름과 더불어 감마파 역시 명상을 많이 한 사람들에게서 강하게 활성화되고, 훈련을 통해서 감마파를 생성할 수 있다는 보고도 있다.[19]

정량뇌파를 이용하여, 뉴로피드백이나 다른 방법을 통해서, 스트레스에서 벗어나고 평온함이나 행복을 추구하려는 많은 시도가 있고, 이는 최근 웨어러블(wearable) 기기의 발전과 더불어서 더욱더 대중적인 관심을 받고 있다. 이를 잘 이용하는 것은 정신생리학을 이용해서 질병을 예방하고 건강을 추구한다는 큰 관점에서는 의미가 있지만, 아직까지 확실한 증거가 부족하므로 신중을 기해서 적용해야 한다.

참고문헌

1. Sadock, B., Sadock, V., & Ruiz, P. (2009). *Comprehensive textbook of psychiatry* (9th ed.). Philadelphia: Lippincott Williams & Wilkins.
2. Kropotov, J. (2010). *Quantitative EEG, event-related potentials and neurotherapy*. San Diego, CA: Academic Press.
3. Buzsáki, G., & Watson, B. O. (2012). Brain rhythms and neural syntax: Implications for efficient coding of cognitive content and neuropsychiatric disease. *Dialogues in Clinical Neuroscience, 14*(4), 345–367.
4. Fries, P. (2005). A mechanism for cognitive dynamics: neuronal communication through neuronal coherence. *Trends in Cognitive Sciences, 9*(10), 474–480.
5. Sohal, V. S. (2012). Insights into cortical oscillations arising from optogenetic studies. *Biological Psychiatry, 71*(12), 1039–1045.
6. Mathalon, D. H., & Sohal, V. S. (2015). Neural oscillations and synchrony in brain dysfunction and neuropsychiatric disorders: It's about time. *JAMA Psychiatry, 72*(8), 840–844.
7. Gold, I. (1999). Does 40-Hz oscillation play a role in visual consciousness? *Consciousness and Cognition, 8*(2), 186–195.
8. Crick, F., & Koch, C. (1990). Towards a neurobiological theory of consciousness. *Seminars in the Neurosciences, 2*, 263–275.
9. Engel, A. K., & Singer, W. (2001). Temporal binding and the neural correlates of sensory awareness. *Trends in Cognitive Sciences, 5*(1), 16–25.
10. Tallon-Baudry, C. et al. (1996). Stimulus specificity of phase-locked and nonphase-locked 40 Hz visual responses in human. *Journal of*

Neuroscience, 16(13), 4240–4249.

11. Tallon–Baudry, C. et al. (1997). Oscillatory gamma–band(30–70 Hz) activity induced by a visual search task in humans. *Journal of Neuroscience, 17*(2), 722–734.
12. Zion–Golumbic, E. et al. (2008). Human face preference in gamma–frequency EEG activity. *Neuroimage, 39*(4), 1980–1987.
13. Knief, A. et al. (2000). The perception of coherent and non–coherent auditory objects: A signature in gamma frequency band. *Hear Res, 145*(1–2), 161–168.
14. Bertrand, O. (1998). Auditory induced 40–Hz activity during a frequency discrimination task. *Neuroimage, 7*, p. S370.
15. Tallon–Baudry, C. et al. (1998). Induced gamma–band activity during the delay of a visual short–term memory task in humans. *The Journal of Neuroscience: The Official Journal of the Society for Neuroscience, 18*(11), 4244–4254.
16. Herrmann, C. S. et al. (2004). Memory–matches evoke human gamma–responses. *BMC Neuroscience, 5*, 13.
17. Whitham, E. M. et al. (2007). Scalp electrical recording during paralysis: Quantitative evidence that EEG frequencies above 20 Hz are contaminated by EMG. *Clinical Neurophysiology, 118*(8), 1877–1888.
18. Whitham, E. M. et al. (2008). Thinking activates EMG in scalp electrical recordings. *Clinical Neurophysiology, 119*(5), 1166–1175.
19. Yuval–Greenberg, S. et al. (2008). Transient induced gamma–band response in EEG as a manifestation of miniature saccades. *Neuron, 58*(3), 429–441.
20. Engel, A. K., Fries, P., & Singer, W. (2001). Dynamic predictions: Oscillations and synchrony in top–down processing. *Nature Reviews*

Neuroscience, 2(10), 704–716.

21. Hadjipapas, A. et al. (2007). Stimuli of varying spatial scale induce gamma activity with distinct temporal characteristics in human visual cortex. *Neuroimage, 35*(2), 518–530.
22. Muthukumaraswamy, S. D., & Singh, K. D. (2008). Spatiotemporal frequency tuning of BOLD and gamma band MEG responses compared in primary visual cortex. *Neuroimage, 40*(4), 1552–1560.
23. Swettenham, J. B., Muthukumaraswamy, S. D., & Singh, K. D. (2009). Spectral properties of induced and evoked gamma oscillations in human early visual cortex to moving and stationary stimuli. *Journal of Neurophysiology, 102*(2), 1241–1253.
24. Başar, E., & Bullock, T. H. (1992). *Induced rhythms in the brain.* Boston, MA: Birkhäuser.
25. Tallon–Baudry, C., & Bertrand, O. (1999). Oscillatory gamma activity in humans and its role in object representation. *Trends in Cognitive Sciences, 3*(4), 151–162.
26. Regan, D., & Spekreijse, H. (1986). Evoked potentials in vision research 1961–86. *Vision Research, 26*(9), 1461–1480.
27. Galambos, R., Makeig, S., & Talmachoff, J. (1981). A 40–Hz auditory potential recorded from the human scalp. *Proceedings of the National Academy of Sciences of the United States of America, 78*(4), 2643–2647.
28. Pantev, C. et al. (1991). Human auditory evoked gamma–band magnetic fields. *Proceedings of the National Academy of Sciences, 88*(20), 8996–9000.
29. Leonards, U., Singer, W., & Fahle, M. (1996). The influence of temporal phase differences on texture segmentation. *Vision Research, 36*(17), 2689–2697.

30. Alais, D., Blake, R., & Lee, S. H. (1998). Visual features that vary together over time group together over space. *Nature Neuroscience, 1*(2), 160–164.

31. Usher, M., & Donnelly, N. (1998). Visual synchrony affects binding and segmentation in perception. *Nature, 394*(6689), 179–182.

32. Herrmann, C. S., Munk, M. H., & Engel, A. K. (2004). Cognitive functions of gamma-band activity: Memory match and utilization. *Trends in Cognitive Sciences, 8*(8), 347–355.

33. Johnstone, J., & Gunkelman, J. (2003). Use of databases in QEEG evaluation. *Journal of Neurotherapy, 7*(3–4), 31–52.

34. Hammond, D. C. (2000). What do we know about 40 Hz activity and the function it serves? *Journal of Neurotherapy, 4*(2), 95–104.

35. Demos, J. N. (2005). *Getting started with neurofeedback*. New York: WW Norton & Company.

사건 관련 전위

1. P50

뇌는 환경으로부터 들어오는 정보를 여과할 수 있는 능력을 가지고 있으며, 이를 억제 기제(inhibitory mechanism) 혹은 감각관문(sensory gating)이라고 부른다. 부적절하거나 필요하지 않거나 과도한 정보를 여과하거나 억제하는 능력은 개인으로 하여금 현재 수행하는 과제에 필요하거나 적합한 정보에 더 주의를 주어 과제를 효율적으로 처리하게 하는 적응적 이점을 가지고 있다. 감각관문 혹은 억제 능력과 관련되어 가장 많이 연구된 사건 관련 전위(ERP) 요소가 P50인데, P50은 자극 제시 후 약 50ms에서 관찰되는 양전위의 정점(positive peak)이다.

P50의 측정에 가장 흔하게 사용되는 방안이 청각 이중 클릭 과제(auditory dual click task)[1, 2]인데, 이 과제에서는 2개의 동일한 클릭이 제시된다. 정상인의 경우 첫 번째 자극(S1)보다 두 번째 자극(S2)에 의해 유발되는 P50의 진폭이 감소되는데, 이는 S1이 억제 과정을 야기하고 이로 말미암아 S2에 대한 반응이 억제되기 때문인 것으로 이해되고 있다.[3] 억제 능력은 두 자극에 의해 유발된 P50 진폭의 비율(S2/S1)로 주로 측정되는데, 이를 P50 억제율(suppression rate)이라고 하며, 비율이 높을수록 억제가 되지 않은 것을 시사한다. 특히 P50 억제율이 정상통제군에 비해 조현병 환자군에서 유의하게 감소되지 않는 것이 비교적 일관되게 보고되고 있으며,[4] 이는 조현병 환자들이 부적절한 정보를 억제하는 데 결함을 가지고 있음을 시사한다. 억제율이 감소되지 않는 현상이 조현병 환자의 건강한 가족에서도 관찰되고 있으며, 이에 따라 P50 억제율이 조현병의 신경생물학적 특성 지표(neurobiological trait marker)로 여겨지고

있다.[5] [그림 3-13]은 S1과 S2에 의해 유발된 P50을 보여 주는데, S1에 비해 S2에 대한 P50 진폭이 감소된 것을 알 수 있다.

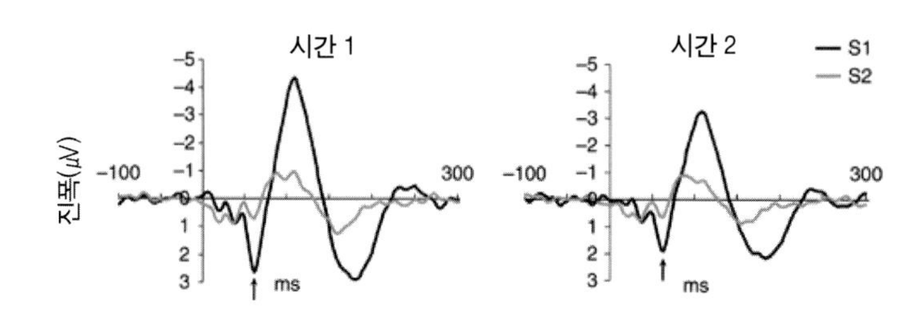

[그림 3-13] 첫 번째 자극(S1)에 비해 두 번째 자극(S2)에 의해 유발된 P50(↑) 진폭이 감소[6]

청각 이중 클릭 과제에서 측정되는 P50은 청각 정보처리 과정의 자동적이고 전주의적(preattentive) 특성 지표로 여겨져 왔다.[7] 그러나 정상인들을 대상으로 청각 이중 클릭 과제를 실시한 연구들이 비교적 일관되지 않은 P50 억제율을 보고하고 있는데(예: 9~73.4%),[4] 이는 연구마다 다양한 자극의 강도(intensity) 및 제시 시간, S1과 S2 사이의 제시 간격 등을 사용하고 있기 때문이다.[6]

P50에 영향을 미치는 요인

자극의 물리적 속성

자극의 강도

P50의 측정 방안에서 사용되는 청각 자극의 강도는 70~120dB SPL이고, 대부분의 연구는 75~90dB의 강도를 사용한다.[4] 선행 연구들은 자극의 강도가 강할수록 S1에 의해 유발되는 P50 진폭이 증가하지만 자극

의 강도가 놀람 반응(startle response)을 일으킬 정도로 강하지 않은 경우 S2/S1 진폭 비율에는 영향을 미치지 않는다고 보고하고 있다.[8] 예를 들어, White와 Yee[8]가 자극 강도 80, 90, 100dB이 P50에 미치는 영향을 조사한 결과, 100dB의 자극이 80, 90dB의 자극에 비해 더 큰 S1의 P50 진폭을 초래하였지만 P50 억제율에는 영향을 미치지 않았다. [그림 3-14]는 자극 강도에 따른 S1에 의해 유발되는 P50 진폭의 변화를 보여준다.

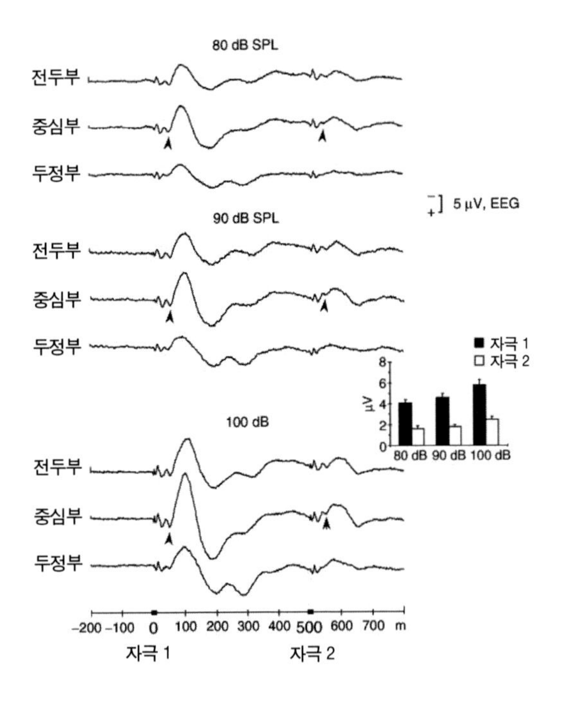

[그림 3-14] 자극 강도에 따른 P50 진폭[8]

일부 연구는 청각 자극의 제시 동안 백색 소음(white noise)을 제시하는 반면, 일부 연구에서는 소음을 제시하지 않는데, 소음이 P50에 미치는 영향은 잘 알려져 있지 않다. White와 Yee[8]의 연구에서 55dB, 40dB의 소음을 제시한 조건과 소음을 제시하지 않은 조건에서의 P50 진폭을 조사한 결과, 소음이 제시되지 않은 조건과 40dB의 소음이 제시된 조건에 비해 55dB의 소음이 제시된 조건에서 S1에 의해 유발된 P50의 진폭이 감소되었지만 P50 억제율에는 세 조건 간 유의한 차이가 관찰되지 않았다.

자극 제시 시간

P50에 영향을 미치는 또 다른 물리적 속성이 자극의 제시 시간이다. 선행 연구들은 다양한 자극 제시 시간, 즉 0.04~4ms의 제시 시간을 사용하고 있다. 자극 제시 시간이 P50과 P50 억제율에 미치는 영향에 관한 연구는 거의 이루어지지 않고 있다. 하지만 한 연구에서 1, 3, 5ms의 제시 시간을 사용한 결과, 자극의 제시 시간이 P50 진폭과 P50 억제율에 영향을 미치지 않는 것을 관찰하였다.[8]

자극 수

청각 이중 클릭 과제를 사용한 선행 연구들 중 일부는 30~60개의 자극 쌍을 제시하지만, 이 시행 수는 신호대잡음비(signal to noise ratio)가 낮은 점을 고려하면 P50의 측정에 충분하지 않은 것으로 알려져 있다. 현재 대부분의 연구는 한 블록당 60시행으로 세 블록, 즉 총 180시행을 실시하고 있으며, 시행 수가 증가할 경우 P50의 신뢰도가 증가하는 것으로 보고되고 있다. [그림 3-15]는 시행 수가 적은 경우에 비해 많은 경우 S1에 의해 유발되는 P50 진폭이 더 큰 것을 보여 준다.

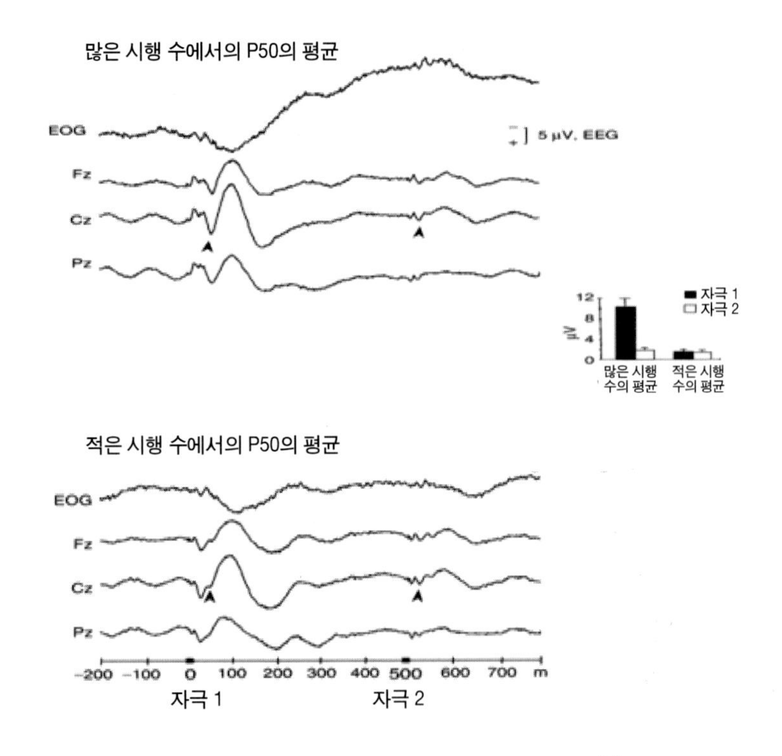

[그림 3-15] 시행 수에 따른 P50 진폭[8]

S1과 S2의 제시 간격

일부 연구[9]에서는 S1과 S2의 제시 간격이 고정되어 있지만, 일부 연구[10]에서는 다양한 제시 간격을 사용한다. 다양한 제시 간격을 사용하는 이유는 고정된 제시 간격을 사용할 경우 S1의 제시 후 S2의 제시를 기대(expect)할 수 있기 때문이다. 고정된 제시 간격을 사용하는 경우에 비해 다양한 제시 간격을 사용할 경우 S1에 의해 유발되는 P50 진폭이 감소되지만 P50 억제율에는 영향을 미치지 않는 것으로 보고되고 있다.[8]

개인 특성

연령

전전두 피질이 P50의 생성과 감각관문에 중요한 역할을 하는 것으로 밝혀지고 있다.[11, 12] 전전두엽은 청소년기에 이를 때까지 성숙하기 때문에 연령에 따라 P50 진폭 혹은 억제율에 차이가 있을 수 있다.

선행 연구들은 매우 일관되지 않은 결과를 보고하고 있는데, 즉 일부 연구[14]는 연령에 따른 P50 진폭 및 P50 억제율의 유의한 차이를 관찰하지 못한 반면, 일부 연구는 연령이 증가할수록 S1에 의한 P50 진폭이 감소함을 보고하고 있다.[9] Brinkman과 Stauder[13]는 18~29세, 10~12세, 8~9세, 5~7세 등 네 집단을 비교한 결과 가장 나이가 낮은 5~7세 아동군이 다른 세 집단에 비해 가장 낮은 S1에 의한 진폭과 가장 높은 P50 억제율을 보였다. 이는 감각관문이 8세경에 이르러서야 성숙된다는 것을 시사한다. 네 연령 집단에서 관찰된 P50은 [그림 3-16]에 제시되어 있다.

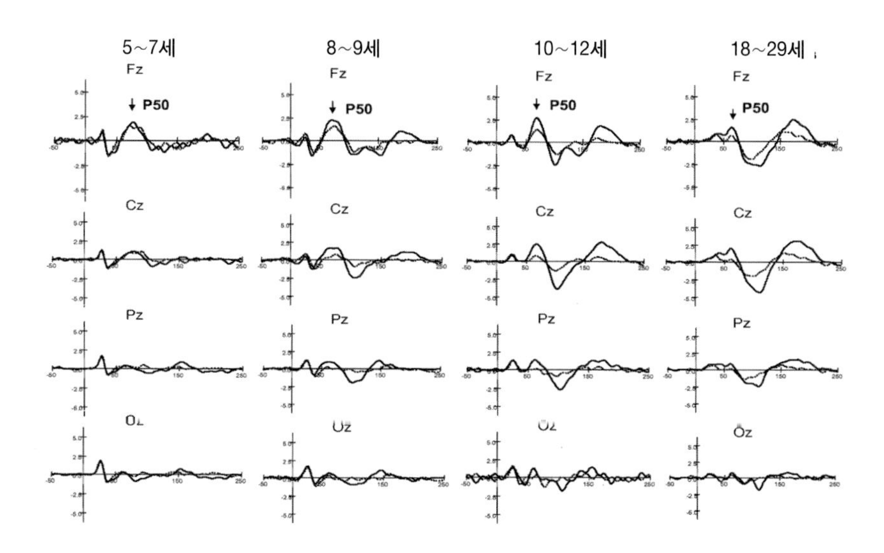

[그림 3-16] 연령에 따른 P50 진폭[13]

성

성에 따른 P50 진폭의 차이를 조사한 연구들은 비교적 일관되지 않은 결과를 보고하고 있다. 일부 연구[8, 9]는 남성에 비해 여성이 더 큰 S1 진폭을 보인다고 보고한 반면, 일부 연구[13, 14]는 여성과 남성에서 유의한 P50 진폭 차이를 관찰하지 못하였다. 또한 남성에 비해 여성에서 더 큰 S1 진폭을 보고한 연구들에서도 성에 따른 P50 억제율의 차이는 관찰되지 않았다.

결 론

P50은 부적절한 자극을 억제하는 능력의 신경생물학적 지표로서 유용하게 사용되고 있고, 주로 청각 이중 클릭 과제를 사용하여 측정된다. 그러나 P50은 자극의 물리적 속성, 예를 들어 자극 강도, 자극 제시 시간, 자극 간 제시 간격, 시행 수의 영향을 받으며, 또한 연령 및 성의 영향을 받는 것으로 알려져 있다. P50이 조현병을 포함한 다양한 정신장애의 신경생물학적 특성 지표 혹은 유전표현형(endophynotype) 지표로 사용되기 위해서는 P50 측정에 관한 일관된 가이드라인이 필요한 것으로 여겨진다.

참고문헌

1. Adler, L. E. et al. (1982). Neurophysiological evidence for a defect in neuronal mechanisms involved in sensory gating in schizophrenia. *Biological Psychiatry, 17*(6), 639–654.
2. Franks, R. D. et al. (1983). Neurophysiological studies of sensory gating in mania: Comparison with schizophrenia. *Biological Psychiatry, 18*(9), 989–1005.
3. Vlcek, P., Bob, & Raboch, J. (2014). Sensory disturbances, inhibitory deficits, and the P50 wave in schizophrenia. *Journal of Neuropsychiatric Disease and Treatment, 10,* 1309–1315.
4. Patterson, J. V. et al. (2008). P50 sensory gating ratios in schizophrenics and controls: A review and data analysis. *Psychiatry Research, 158*(2), 226–247.
5. Waldo, M. C. et al. (2000). Familial transmission of risk factors in the firstdegree relatives of schizophrenic people. *Biological Psychiatry, 47*(3), 231–239.
6. Dalecki, A., Croft, R. J., & Johnstone, S. J. (2011). An evaluation of P50 pairedclick methodologies. *Psychophysiology, 48*(12), 1692–1700.
7. Braff, D. L., & Light, G. A. (2004). Preattentional and attentional cognitive deficits as targets for treating schizophrenia. *Psychopharmacology (Berl), 174*(1), 75–85.
8. White, M., & Yee, C. M. (2006). P50 sensitivity to physical and psychological state influences. *Psychophysiology, 43*(3), 320–328.
9. Freedman, R. et al. (1987). Neurobiological studies of sensory gating in schizophrenia. *Schizophrenia Bulletin, 13*(4), 669–678.

10. Jerger, K., Biggins, C., & Fein, G. (1992). P50 suppression is not affected by attentional manipulations. *Biological Psychiatry, 31*(4), 365–377.

11. Bak, N. et al. (2011). Source localization of sensory gating: A combined EEG and fMRI study in healthy volunteers. *Neuroimage, 54*(4), 2711–2718.

12. Grunwald, T. et al. (2003). Neuronal substrates of sensory gating within the human brain. *Biological Psychiatry, 53*(6), 511–519.

13. Brinkman, M. J., & Stauder, J. E. (2007). Development and gender in the P50 paradigm. *Clinical Neurophysiology, 118*(7), 1517–1524.

14. Rasco, L., Skinner, R. D., & Garcia-Rill, E. (2000). Effect of age on sensory gating of the sleep state-dependent P1/P50 midlatency auditory evoked potential. *Sleep Res Online, 3*(3), 97–105.

2. MMN

MMN의 정의 및 의미

1975년에 Näätänen은 반복된 자극음을 주던 중 반복되던 자극과는 다른 자극음을 주었을 때, 측정 가능한 대뇌 반응을 일으킨다고 보고하였다. 1978년에 그는 수백 개의 반복적인 청각 기본자극(standard stimulus) 중 간헐적으로 다른 변이자극(deviant stimulus)을 준 후 뇌파를 측정하였는데, 이 변이자극에 의해 유발된 전위에서 반복적인 기본자극에 의한 전위를 감했을 때 얻어진 파형을 기본자극의 기억 흔적(memory trace)에 대한 변이자극의 'mismatch process'라고 정의하였다. 이 파형은 자극 후 100~250ms의 잠재기를 갖는 음성파(negative wave)였으며, 이것을 'mismatch negativity(MMN)'라 한다([그림 3-17] 참조).[1-3]

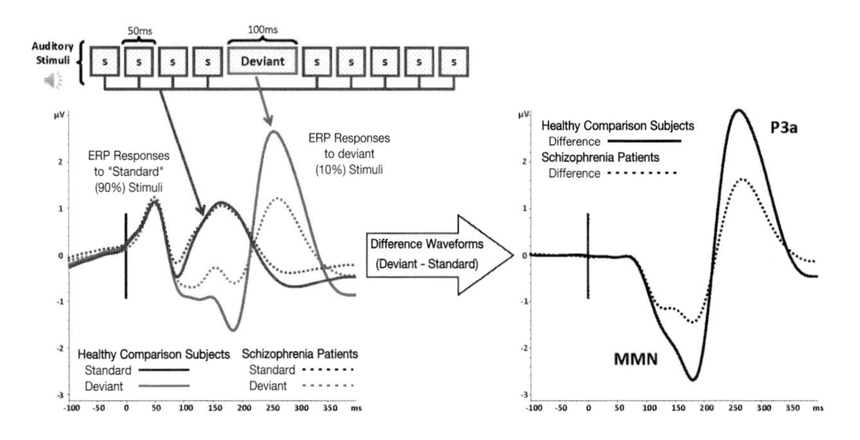

[그림 3-17] MMN의 전형적인 형태[4]

논문의 저자(Light et al.) 및 출판사(The New York Academy of Sciences)로부터 허가를 받음

MMN은 청각뿐 아니라 시각, 촉각, 후각 등에서도 나타나며,[5-7] 청각 MMN은 자극 후 100~250ms에서 정점을 나타내며, 자극에 대한 집중 없이도 측정이 가능하기 때문에 임상적으로 평가하기 어려운 환자나 유아를 대상으로 한 검사에 적절하다.[8] MMN은 전두엽 전극(Fz, F4, F3)에서 최대 진폭으로 기록되며, 전두엽 피질과 양측 청각 피질이 MMN의 발생지로 추측되고 있으나,[9] MMN 발생지 중 청각 피질의 정확한 위치는 소리가 처리되는 감각 특징(강도, 주파수, 지속 시간 변화 등)에 따라 다르게 나타난다.

측정, 분석 시 유의 사항

두피에서 기록되는 MMN을 구하기 위해 변이자극에 대한 반응에서 기본자극에 대한 반응을 감하면, 각 파형 간의 차이가 구해진다. N1, P2와 같이 기본자극과 변이자극에 대한 공통적인 반응은 사라진다. 하지만 음에 주의집중을 하면 기본자극의 반응에서는 나타나지 않는 N2와 P3b가 변이자극의 반응에서 나타나는데, 이러한 성분은 변이자극에서 기본자극의 파형을 빼도 없어지지 않아 MMN을 구하기 어렵다. 따라서 피험자는 책 읽기, 수 세기, 무성 영화 보기 등을 하여 청각 자극에 집중하지 않도록 유도해야 정확한 MMN을 검사할 수 있다.[10]

MMN의 측정 결과에 영향을 줄 수 있는 변인에는 피험자 요인, 자극 요인 등이 있다. 피험자 요인에는 수면 및 각성 상태, 주의집중, 성숙 정도 등이 있다. 수면 상태는 MMN 진폭과 잠재기에 영향을 미치는데, 피험자가 깊은 수면 상태에 있을 때 진폭은 감소하고 잠재기는 증가한다.[8, 11] 정확한 MMN 검사를 위해 피험자가 각성 상태를 유지하는 것이 권장된다. MMN 결과에 영향을 주는 자극 요인에는 주파수, 자극 강도, 자극 빈도, 자극 지속 시간, 자극 간 간격 등이 있다. 기본자극과 변이자극 간 주파수 변화에 대한 연구에서는 1000Hz의 기본자극과 1008Hz의 변이자극의 자극과 같은 미세한 차이에서도 MMN이 나타난다는 보고가 있다.[2] 따라서 MMN은 0.5~2%만큼 작은 주파수 변화와 2~3dB 만큼 작은 강도의 변화에서도 발생한다.[12] 다른 변화 요인으로는 자극 강도로서 기본자극과 변이자극 간의 일정한 강도 차이를 가지면서 두 자극의 강도가 작아질 때, MMN 진폭은 감소하고 잠재기는 증가한다.[13] 또한 변이자극의 빈도가 낮을수록 MMN의 진폭은 증가한다. 그러나 낮은 빈도의 변이자극을 사용할 경우, 검사 시간의 증가로 인한 MMN의 발현 및 신뢰성이 감소하므로 기본자극과 변이자극의 제시 빈도가 8:2~9:1일 때 상대적으로 좋은 MMN 결과를 얻을 수 있다.[8]

MMN 파형을 분석하는 방법에는 잠재기, 진폭, 면적 등이 있다. 먼저 잠재기에는 초기 잠재기(onset latency), 정점 잠재기(peak latency), 말기 잠재기(offset latency), 말기 잠재기에서 초기 잠재기를 뺀 파간 잠재기(onset-offset difference latency)가 있다. 이 외에도 최대 음성 정점(negative peak)까지의 정점 진폭(peak amplitude)과 보통 파간 잠재기×정점 진폭의 면적으로 구하게 되는 면적이 있다. 정점 진폭의 경우 잠재기보다 파형의 변화성이 더 커서 MMN의 반응을 분석하는 지표로 많이 사용되지 않는다. MMN의 면적은 파형을 분석하는 데 있어 유용하게 제안되어 오고 있지만,[14] 면적 측정 시 MMN의 초기 잠재기와 말기 잠재기를 결정하는데 어려움이 있으며, 세밀한 MMN 파형보다는 직사각형의 면적을 구하게 되므로 개개인마다 다양하게 나타나는 MMN 파형과의 오차가 발생할 수 있기 때문에 정확한 MMN 파형의 면적을 구하기 힘들다. 이와 같은 방법 이외에 MMN 파형의 분석을 위해 일반적으로 널리 사용되는 방법은 특정 잠재기 동안의 진폭들의 평균값을 이용하는 것이다.[15]

임상적 적용 및 기존 연구 결과

청각 MMN을 임상 실험에 적용하기에 다음과 같은 장점이 존재한다. 첫째, MMN은 반복되는 두 음 간 차이가 쉽게 식별 가능하거나 혹은 간신히 구별할 수 있을 정도의 작은 차이라 할지라도 유발된다. 둘째, MMN은 간단한 순음이나 복잡한 음소들을 구별할 수 있는 능력을 측정하는 객관적인 도구다. 셋째, 주의집중을 하지 않아도 유발되기 때문에 MMN은 측정이 간편하다. 넷째, MMN을 유발하는 데 단기 기억이 관여하기 때문에 소리에 대한 단기 기억을 연구할 수 있다. 다섯째, MMN은 높은 시간 해상도(temporal resolution)를 가지고 있으며, 인지기능에 대한 행동 변인도 함께 측정할 수 있다는 장점을 가진다.[16]

MMN이 실제로 적용되는 분야는, 첫째, 대뇌 피질의 기능 상태를 평가하고, 둘째, 정상인과 청각적 병변이 있는 사람의 감각 · 지각 능력을 측정하며, 셋째, 심각한 정신질환을 가진 사람의 청각 처리 과정 이상을 평가하는 것이다.[17]

MMN은 피험자의 주의나 행동과제를 필요로 하지 않기 때문에 수면 중인 신생아,[18] 뇌졸중 환자,[19] 혼수상태 환자,[20] 지속적인 식물인간 상태인 환자[21]에서도 분명하게 나타난다.[2] 또한 서로 다른 임상 조건과 나이에 따라 비교적 객관적으로 평가될 수 있기 때문에,[22] 조현병이나 난독증, 뇌졸중, 특정 언어손상, 다발성 경화증, 루게릭병, 간질, 자폐와 같은 질병에서 많은 임상적 의미를 가지는 것으로 알려져 있다(〈표 3-1〉 참조).[23-25] 특히 MMN의 이상은 조현병 환자에서 비교적 일관되게 보고되어 왔으며,[15, 26] MMN을 발생시키는 주된 부위는 상측두이랑(superior temporal gyrus) 부위로 추정되고 있다([그림 3-18] 참조).[27, 28]

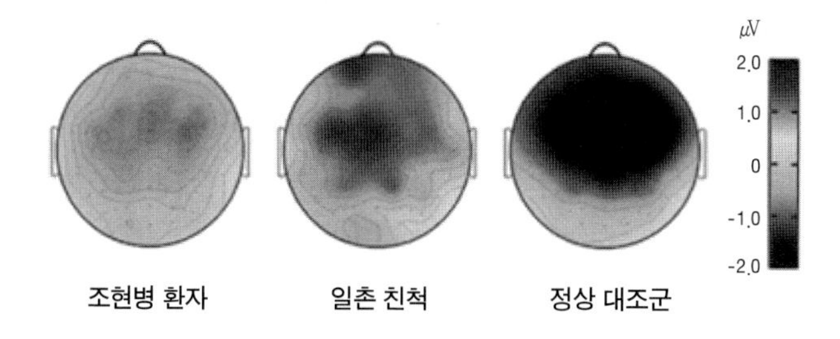

[그림 3-18] MMN의 뇌 지형도[15]

MMN의 주된 발생 부위로 추정되는 상측두이랑은 뇌영상학적인 방법을 통하여 조현병에서 이상 소견이 지속적으로 보고되는 부위로서 조현병의 병인과 관련이 있을 것으로 추정되는 부위다.[29, 30] 또한 조현병에서 초발 환자의 경우 MMN이 정상 범위를 보이지만,[31] 만성 환자는 분명한 MMN 손상을 보인다. 일부 연구에서 만성 조현병 환자의 MMN 손상은 항정신병 약물,[32] 리스페리돈(risperidone),[33] 클로자핀(clozapine)[34] 등에 의한 손상으로는 보이지 않는다고 평가했다. 따라서 병의 진행 과정에서 점차 측두엽의 부피가 감소하면서 MMN의 손상이 나타나는 것으로 추정된다.

‖표 3-1‖ mismatch negativity(MMN)의 임상적 의미

1. 청각 자극 구별 정확성
2. 감각 기억 지속 시간의 감소
3. 비정상적 청각 지각
4. backward masking 증가
5. 지나치게 약하거나 지나치게 강한, 비정상적 자발적 주의 전환
6. 대뇌 피질 손실 및 기타 구조적 변화
7. 병리학적 뇌 흥분/흥분성 상태

8. 인지적 및 기능적 감퇴
9. 의식(consciousness)의 수준
10. 병태의 진행
11. 앞으로의 임상적 상태(예후)
12. 특정 질환에 대한 유전적 소인
13. 시간이나 치료의 효과에 의한 회복/진전

결 론

청각 MMN은 높은 확률의 기본자극과 낮은 확률의 변이자극을 제시한 후 기본자극과 변이자극의 차이를 청각 시스템이 자동적으로 감지하였을 때, 두 파형의 차이로 반응이 나타난다. MMN은 자극의 주파수, 세기, 자극 시간 등의 변화에 의해 다르게 나타나며 자극에 주의집중을 하지 않더라도 유발되는 특징이 있기 때문에, 주의집중과 상관없이 자극의 변화를 감지하는 뇌의 자동적 감각 인식체계와 관련되어 있다고 알려져 있다. MMN은 조현병, 뇌졸중, 루게릭병, 간질 등의 정신질환을 가진 환자들의 청각 처리 과정의 이상을 평가하는 지표로서 임상적으로 활발한 연구가 이루어지고 있다.

참고문헌

1. Näätänen, R., A. Gaillard, W., & Mäntysalo, S. (1978). Early selective–attention effect on evoked potential reinterpreted. *Acta Psychologica, 42*(4), 313–329.
2. Sams, M. et al. (1985). Auditory frequency discrimination and event–related potentials. *Electroencephalography and Clinical Neurophysiology/ Evoked Potentials Section, 62*(6), 437–448.
3. Näätänen, R. (1995). The mismatch negativity: A powerful tool for cognitive neuroscience. *Ear and Hearing, 16*(1), 6–18.
4. Light, G. A., & Swerdlow, N. R. (2015). Future clinical uses of neurophysiological biomarkers to predict and monitor treatment response for schizophrenia. *Annals of the New York Academy of Sciences, 1344*(1), 105–119.
5. Krauel, K. et al. (1999). Is there a mismatch negativity analogue in the olfactory event–related potential? *Journal of Psychophysiology, 13*(1), 49.
6. Pazo–Alvarez, P., Cadaveira, F., & Amenedo, E. (2003). MMN in the visual modality: A review. *Biological Psychology, 63*(3), 199–236.
7. Restuccia, D. et al. (2009). Somatosensory mismatch negativity in healthy children. *Developmental Medicine & Child Neurology, 51*(12), 991–998.
8. Lang, A. et al. (1995). Practical issues in the clinical application of mismatch negativity. *Ear and Hearing, 16*(1), 118–130.
9. Alho, K. (1995). Cerebral generators of mismatch negativity (MMN) and its magnetic counterpart (MMNm) elicited by sound changes. *Ear and Hearing, 16*(1), 38–51.

10. Gené−Cos, N. et al. (1999). Possible roles for mismatch negativity in neuropsychiatry. *Cognitive and Behavioral Neurology, 12*(1), 17−27.

11. Loewy, D. H., Campbell, K. B., & Bastien, C. (1996). The mismatch negativity to frequency deviant stimuli during natural sleep. *Electroencephalography and Clinical Neurophysiology, 98*(6), 493−501.

12. Näätänen, R. et al. (1987). The mismatch negativity to intensity changes in an auditory stimulus sequence. *Electroencephalography and Clinical Neurophysiology. Supplement, 40*, 125.

13. Schröger, E. (1996). The influence of stimulus intensity and inter−stimulus interval on the detection of pitch and loudness changes. *Electroencephalography and Clinical Neurophysiology/Evoked Potentials Section, 100*(6), 517−526.

14. McGee, T., Kraus, N., & Nicol, T. (1997). Is it really a mismatch negativity? An assessment of methods for determining response validity in individual subjects. *Electroencephalography and Clinical Neurophysiology/ Evoked Potentials Section, 104*(4), 359−368.

15. Lee, S. H. et al. (2014). Mismatch negativity is a stronger indicator of functional outcomes than neurocognition or theory of mind in patients with schizophrenia. *Progress in Neuro−Psychopharmacology and Biological Psychiatry, 48*, 213−219.

16. Näätänen, R. (1990). The role of attention in auditory information processing as revealed by event−related potentials and other brain measures of cognitive function. *Behavioral and Brain Sciences, 13*(02), 201−233.

17. Kraus, N. et al. (1995). Central auditory system plasticity associated with speech discrimination training. *Journal of Cognitive Neuroscience, 7*(1), 25−32.

18. Ruusuvirta, T. et al. (2009). Numerical discrimination in newborn infants as revealed by event–related potentials to tone sequences. *European Journal of Neuroscience, 30*(8), 1620–1624.

19. Ilvonen, T. et al. (2004). The processing of speech and non–speech sounds in aphasic patients as reflected by the mismatch negativity (MMN). *Neuroscience Letters, 366*(3), 235–240.

20. Kane, N. M., Butler, S. R., & Simpson, T. (2000). Coma outcome prediction using event–related potentials: P3 and mismatch negativity. *Audiology and Neurotology, 5*(3–4), 186–191.

21. Wijnen, V. et al. (2007). Mismatch negativity predicts recovery from the vegetative state. *Clinical Neurophysiology, 118*(3), 597–605.

22. Näätänen, R., & Michie, T. (1979). Early selective–attention effects on the evoked potential: A critical review and reinterpretation. *Biological Psychology, 8*(2), 81–136.

23. Dolan, R. et al. (1993). Dorsolateral prefrontal cortex dysfunction in the major psychoses; symptom or disease specificity? *Journal of Neurology, Neurosurgery and Psychiatry, 56*(12), 1290–1294.

24. Reite, M. et al. (2009). MEG auditory evoked fields suggest altered structural/functional asymmetry in primary but not secondary auditory cortex in bipolar disorder. *Bipolar Disorders, 11*(4), 371–381.

25. Hugdahl, K., & Calhoun, V. D. (2010). An update on neurocognitive impairment in schizophrenia and depression. *Frontiers in Human Neuroscience, 4*, 4.

26. Javitt, D. C. (2000). Intracortical mechanisms of mismatch negativity dysfunction in schizophrenia. *Audiology and Neurotology, 5*(3–4), 207-215.

27. Scherg, M., Vajsar, J., & Picton, T. W. (1989). A source analysis of the late human auditory evoked potentials. *Journal of Cognitive Neuroscience,*

1(4), 336–355.

28. Youn, T. et al. (2003). Altered hemispheric asymmetry and positive symptoms in schizophrenia: Equivalent current dipole of auditory mismatch negativity. *Schizophrenia Research, 59*(2), 253–260.
29. Aguayo, J. (1990). Auditory hallucinations and smaller superior temporal gyral volume in schizophrenia. The *American Journal of Psychiatry, 147*, 1457–1462.
30. Gur, R. E. et al. (2000). Temporolimbic volume reductions in schizophrenia. *Archives of General Psychiatry*, 57(8), 769–775.
31. Salisbury, D. F. et al. (2002). Mismatch negativity in chronic schizophrenia and first–episode schizophrenia. *Archives of General Psychiatry, 59*(8), 686–694.
32. Umbricht, D. et al. (1998). Effects of clozapine on auditory event–related potentials in schizophrenia. *Biological Psychiatry, 44*(8), 716–725.
33. Umbricht, D. et al. (1999). Effects of risperidone on auditory event–related potentials in schizophrenia. *The International Journal of Neuropsychopharmacology, 2*(04), 299–304.
34. Schall, U. et al. (1999). Auditory event–related potential indices of frontotemporal information processing in schizophrenia syndromes: Valid outcome prediction of clozapine therapy in a three–year follow–up. *The International Journal of Neuropsychopharmacology, 2*(02), 83–93.

3. N170의 정의 및 의미

ERP를 구성하는 여러 가지 하위 성분 중 VPP(vertex positive potential) 및 N170은 얼굴 관련 자극(face-related stimulus)에 특별히 반응하는 성분으로 알려져 있다. 1989년에 Jeffrey에 의해 발견된 VPP는 자극이 제시되고 140~180ms 이후, 뇌의 전두엽 중앙 영역(fronto-central area)에서 유발되는 양전위값으로, 다른 시각 자극보다 사람의 얼굴 자극이 제시될 때 크게 발생하는 것으로 알려져 있다.[1] 하지만 채널 개수에 제약이 있어 후두엽(occipital) 영역의 뇌 활성화를 확인할 수 없었던 초기 연구에서 많이 진행되었을 뿐, 측정 가능한 채널의 개수가 증가하게 됨에 따라 VPP에 대한 연구의 필요성이 감소하였다.[2] 또한 VPP의 경우 코(nose) 기준 전극을 사용할 경우 기준 전극과 VPP가 발생하는 영역에 위치한 전극까지의 거리가 가까워 신호의 크기가 감쇄하는 현상이 나타난다. 이러한 제한점을 보완하고 얼굴 자극에 의한 뇌 활성화를 확인할 수 있는 방법으로, 1996년에 Bentin이 N170 성분을 제안하였다.[3]

Bentin이 제안한 N170 성분은 이전에 밝혀진 VPP 성분과 마찬가지로 얼굴과 관련된 자극에 의해 신호의 진폭이 비교적 크게 유발되는 성분이다. N170 성분은 자극이 제시된 시점 이후 약 130~200ms에서 나타나는 음의 전위값이다. N170은 뇌의 외측 후방 영역(lateral posterior area)인 후두엽 및 측두엽(temporal)에서 크게 발생하므로, 해당 위치에 배치된 전극(예: PO7, P7, PO8 및 P8)에서 N170을 측정하게 된다. 2005년에 Joyce는 귓불(earlobe)이나 꼭지돌기(mastoid) 위치의 기준 전극을 사용하는 것이 보다 명확한 N170을 측정할 수 있다고 보고한 바 있으며,[2] 뇌의 정중앙 위치인 Cz 위치의 기준 전극 또한 많이 사용되고 있다.[4, 5] 신호를 측정한 후 공통 평균 기준(common average reference) 처리를 해 주는 것도 명확한 N170을 측정할 수 있는 한 방법이다.[2] N170은 물체, 풍경 등과 같이 비얼굴 자극(non-face stimulus)이 제시되었을 때보다 얼굴 자극이 제시되었을 때 크게 발생되며, 일반적으로 얼굴의 형태학적 정보(configural information in face)에 관한 정보를 처리할 때 발생된다고 알려져 있다([그림 3-19] 참조). N170의 경우 좌반구보다 우반구에서 짧은 잠재기를 보이며 그 진폭 또한 우반구에서 상대적으로 크다. 또한 신호원 분석(source localization)을 통하여 N170이 발생하는 동안 활성화되는 뇌의 영역을 추정한 결과, 앞서 밝힌 fMRI 연구와 마찬가지로 외측 방추상회(fusiform gyrus) 및 상측두이랑(superior temporal gyrus) 영역이 활성화되는 것을 확인하였다.[2, 6-14]

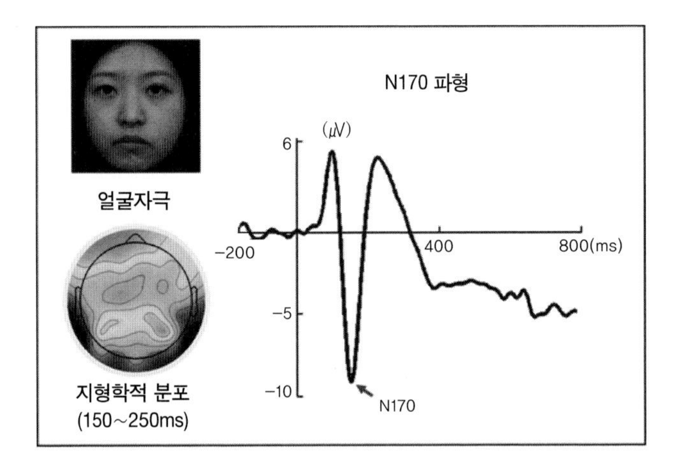

[그림 3-19] 얼굴 자극을 제시하였을 때 두정후부(PO7, PO8) 영역에서 발생하는 N170 파형 및 뇌의 활성화 정도(topographic map)

N170 연구의 의의

얼굴 지각(face perception)은 인간에게 가장 잘 발달된 시각적 지각(visual perception) 능력이다.[15-18] 인간의 얼굴은 성별, 나이, 인종 등과 같이 사회적 상호작용(social interaction)에 중요한 정보를 담고 있는데, 특히 인간의 얼굴 표정(facial expression)은 개개인이 표출할 수 있는 다양한 감정을 인지하고 이해하는 데 중요한 정보를 제공하여 인간의 감정 처리 과정(emotional processing) 연구에 중요한 부분이다.[19-22] 또한 얼굴 표정에 반영된 타인의 감정을 인지하는 과정에 대한 연구는 인간의 사회적 인지(social cognition) 기능에 대한 정보를 제공하여, 인간이 다른 사람과 원만히 교류하고 다양한 사회적 활동을 유지하는 데 도움을 줄 수 있다. 따라서 얼굴의 인지 과정 및 얼굴 표정을 반영하는 정보를 처리하는 과정에 대한 연구는 인간의 감정기능뿐만 아니라 인지기능을 이해하는 데 중요한 역할을 한다. 이에 많은 연구자가 얼굴을 인식하고 얼굴의 표정을 처리하는 데 과정과 관련된 뇌 신경 시스템(neural system)에 대한 연구를 수행해 왔다.[15]

기능자기공명장치 연구를 통하여 얼굴 지각에 관여하는 가장 핵심적인 뇌의 영역이 측 후두엽의 시각피질(occipito-temporal visual cortex)의 좌-우 양쪽 영역임을 밝혀내었다.[23-26] 해당 영역에는 하측 후두 상회(inferior occipital gyrus), 외측 방추 상회(lateral fusiform gyrus) 및 상측두이랑(superior temporal sulcus) 등이 포함되며, 각각의 영역은 얼굴 지각 과정에서 서로 다른 역할을 수행한다. 기능자기공명영상을 이용한 연구는 얼굴의 지각 및 얼굴 표정 처리와 관련된 뇌의 국지적인 영역 확인에 그치므로, 매우 짧은 시간(수 ms) 안에 순차적으로 발생하는 뇌 신경 활성도 변화 양상에 대한 정보를 얻는 데 한계가 있다. ERP 연구를 통해 얻어 낸 N170 성분은 빠른 시간 안에 일어나는 뇌의 정보처리 과정을 설명하기에 적합하다.

N170 성분이 얼굴의 형태 인식뿐만 아니라 얼굴 표정의 감정에 관한 정보처리에 관여하는지 여부는 아직 정확하게 밝혀지지 않았다. 2003년도에 Emier는 다양한 감정(화남, 역겨움, 공포, 행복, 슬픔 그리고 놀람) 표현을 나타내는 얼굴 자극을 제시하였을 때, N170 성분의 크기가 각각의 다른 감정 표현마다 차이가 나지 않는 것을 확인하였다.[14] 즉, N170은 얼굴의 감정 표현보다는 얼굴의 전반적인 구조나 형태를 부호화(structural encoding)하는 데 적합한 성분이라고 주장했다. 반면, N170의 전위값이 각각 다른 얼굴의 감정가와 관련이 있다고 주장하는 연구자들 또한 존재한다. 2007년에 Blau는 N170 전위값은 얼굴 표정에 의해 조절되며, 특히 무표정한 얼굴(neutral face)보다 공포 얼굴(fearful face)에 의해 N170 전위값이 커진다고 주장했다.[8] 2010년에 Lee 또한 행복한 얼굴보다 공포 얼굴에서 N170 전위값이 커지는 것을 확인하였다. 이것은 N170가 감정 처리에 관여한다는 의견을 지지하는 결과다.

N170 연구 결과

조현병

최근 N170 연구를 통하여 조현병(Schizophrenia) 환자들의 얼굴 인지 및 얼굴 표정 처리 기능에 대한 손상을 밝히려는 연구들이 많이 수행되고 있다([그림 3-20] 참조).[4, 5, 27-30] 2006년에 Toshiaki는 조현병 환자 및 정상인을 대상으로 얼굴, 자동차, 손 그림을 제시하여 N170을 유발시켰고, 자동차, 손과 같은 비 얼굴 자극을 제시하였을 때보다 얼굴 자극이 제시되었을 때 조현병 환자의 N170의 전위값이 정상인에 비해 유의미하게 작게 나타나는 것을 확인하였다.[29] Toshiaki가 단순히 얼굴 자극에 의해 유발되는 N170 손상에 대해 연구하였다면, 2007년에 Caharel은 서로 다른 얼굴 표정 처리를 수행할 때의 N170 손상에 대해서 연구하였다. 조현병 환자 및 정상대조군에게 세 가지 정도의 친근함(모르는 사람, 친척, 본인)과 세 가지 종류의 감정(역겨움, 웃음, 중립)이 들어가 있는 얼굴 사진을 제시하였을 때, 조현병 환자들은 모르는 사람(불확실한 정보) 혹은 역겨움과 같이 부정적 감정을 느낄 때 N170 전위값이 유의미하게 감소하는 현상을 보였다.[27] 또한 2013년에 Jung은 중립 얼굴 표정 자극을 제시하였을 때보다 공포 및 행복한 얼굴 표정 자극을 제시하였을 때, 조현병 환자의 N170 전위값이 정상인에 비해 현저히 작게 나타나는 사실을 보고하였다.[4] 결론적으로, 조현병 환자는 얼굴의 형태를 인지하고 표정과 같은 감정 처리를 수행하는 기능이 정상인에 비해 떨어지며, 이는 정상인에 비해 감소된 N170 전위값을 통하여 반증될 수 있다.

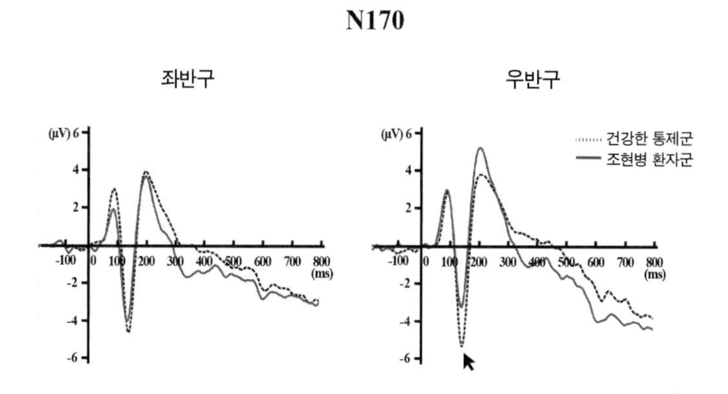

[그림 3-20] 조현병 환자군과 정상대조군의 N170 차이[5]

기타 정신질환

사회불안장애(social anxiety disorder) 혹은 사회공포증(social phobia) 환자는 상대방의 얼굴 표정을 인지하는 데 어려움을 겪는다고 알려져 있으며, 특히 공포나 화와 같은 부정적 감정에 대하여 정상인과 비교하여 과도한 반응을 보이는 것으로 보고되어 있다. 2006년에 Kolassa는 사회불안장애 환자들에게 세 가지 감정을 표현하는 얼굴 자극(화남, 행복, 중립)을 제시하였을 때, 화난 표정이 제시되었을 때의 N170 전위값이 정상인에 비해 유의미하게 증가하는 양상을 보고하였다.[31] 또한 2014년에 Yuan은 사회적으로 불안이 높은 집단과 상대적으로 불안이 낮은 집단을 대상으로 하여 공포 및 중립 표정 자극을 제시하였을 때의 N170의 변화를 확인하였는데, 두 집단 모두 중립 표정에 비해 공포 표정을 제시하였을 때 증가된 N170 전위값을 보였으며, 불안이 높은 집단이 낮은 집단에 비해 N170 전위값이 증가됨을 보였다.[32] 이와 같이 사회불안장애 환자의 손상된 N170은 이들의 얼굴 표정 인지기능의 손상됨을 시사한다.

또한 주요우울장애(major depressive disorder) 환자 역시 얼굴 표정을 인지할 때 정상인과 다른 반응을 보이는 것으로 알려져 있다. 2014년에 Chen과 많은 연구자들이 주요우울장애 환자들에게 행복과 같은 긍정적인 감정 표정 자극이 제시되었을 때 N170 전위값이 정상인에 비해 감소하고 잠재기는 증가되는 양상을 보고하였다.[33-35] 이는 기존 행동 연구를 통하여 밝혀진 주요우울장애 환자의 긍정적 감정 표현에 대한 이상 반응에 비추어 볼 때, 감소된 N170은 이러한 주요우울장애 환자의 특성을 잘 반영하는 것으로 이해된다.

양극성 정서장애(bipolar disorder)는 기분 및 감정을 조절하는 기능이 손상된 질병으로, 특히 얼굴 감정을 인지할 때 어려움을 겪는 것으로 알려져 있다. 2011년에 Degabriele은 행복 및 슬픔 감정을 나타내는 얼굴 자극을 제시하였을 때 양극성 정서장애 환자들의 N170 전위값이 정상인에 비해 감소되는 것을 발견하였다.[36] 또한 외상 후 스트레스 장애(PTSD) 환자 역시 정상인과 다르게 감정을 처리하는 것으로 알려져 있으며, 특히 트라우마와 관련이 있거나 부정적인 자극에 대해서 민감하게 반응하는 것으로 알려져 있다. 2014년 Shu는 PTSD를 겪는 전쟁 참전자들에게 얼굴 자극을 제시하였을 때, 부정적 감정 자극에 의해 N170 전위값이 크게 발생되는 것을 확인하였다.[37] 이와 같이 N170은 다양한 정신질환에서 정상인과 다른 감정 처리 과정을 잘 반영하는 ERP 성분이다.

참고문헌

1. Jeffreys, D. (1989). A face–responsive potential recorded from the human scalp. *Experimental Brain Research, 78*(1), 193–202.
2. Joyce, C., & Rossion, B. (2005). The face–sensitive N170 and VPP components manifest the same brain processes: The effect of reference electrode site. *Clinical Neurophysiology, 116*(11), 2613–2631.
3. Bentin, S. et al. (1996). Electrophysiological studies of face perception in humans. *Journal of Cognitive Neuroscience, 8*(6), 551–565.
4. Jung, H. T. et al. (2012). Reduced source activity of event–related potentials for affective facial pictures in schizophrenia patients. *Schizophrenia Research, 136*(1), 150–159.
5. Lee, S. H. et al. (2010). Event–related potential patterns and gender effects underlying facial affect processing in schizophrenia patients. *Neuroscience Research, 67*(2), 172–180.
6. Batty, M., & Taylor, M. J. (2003). Early processing of the six basic facial emotional expressions. *Cognitive Brain Research, 17*(3), 613–620.
7. Bentin, S., & Deouell, L. Y. (2000). Structural encoding and identification in face processing: ERP evidence for separate mechanisms. *Cognitive Neuropsychology, 17*(1–3), 35–55.
8. Blau, V. C. et al. (2007). The face–specific N170 component is modulated by emotional facial expression. *Behavioral and Brain Functions, 3*(7), 1–13.
9. Caldara, R. et al. (2004). Event–related potentials and time course of the 'otherrace' face classification advantage. *Neuroreport, 15*(5), 905–910.

10. Calder, A. J., & Young, A. W. (2005). Understanding the recognition of facial identity and facial expression. *Nature Reviews Neuroscience, 6*(8), 641–651.

11. Carretié, L., & Iglesias, J. (1995). An ERP study on the specificity of facial expression processing. *International Journal of Psychophysiology, 19*(3), 183–192.

12. Eimer, M. (2000). Effects of face inversion on the structural encoding and recognition of faces: Evidence from event–related brain potentials. *Cognitive Brain Research, 10*(1), 145–158.

13. Eimer, M. (2000). The face-specific N170 component reflects late stages in the structural encoding of faces. *Neuroreport, 11*(10), 2319–2324.

14. Eimer, M., Holmes, A., & McGlone, F. (2003). The role of spatial attention in the processing of facial expression: An ERP study of rapid brain responses to six basic emotions. *Cognitive, Affective, & Behavioral Neuroscience, 3*(2), 97–110.

15. Haxby, J. V., Hoffman, E. A.. & Gobbini, M. I. (2000). The distributed human neural system for face perception. *Trends in Cognitive Sciences, 4*(6), 223–233.

16. Bruce, V., & Young, A. (1998). *In the eye of the beholder: The science of face perception.* Oxford: Oxford University Press.

17. Farah, M. J. et al. (1998). What is 'special' about face perception? *Psychological Review, 105*(3), 482.

18. Young, A. W., Hellawell, D., & Hay, D. C. (1987). Configurational information in face perception. *Perception, 16*(6), 747 759.

19. Ekman, P. (1993). Facial expression, and emotion. *American Psychologist, 48*(4), 384.

20. Fasel, B., & Luettin, J. (2003). Automatic facial expression analysis, a survey. *Pattern Recognition, 36*(1), 259–275.

21. Kanade, T., Cohn, J. F., & Tian. Y. (2000). Comprehensive database for facial expression analysis. Proceedings of the Fourth IEEE International Conference on Automatic Face and Gesture Recognition (FG'00), Grenoble, France, 46–53.

22. Keltner, D. et al. (2003). Facial expression of emotion. In R. J. Davidson, K. R. Scherer, & H. H. Goldsmith (Eds.), *Handbook of affective science* (pp. 415–432). New York: Oxford University Press.

23. Gorno–Tempini, M. L. et al. (2001). Explicit and incidental facial expression processing: An fMRI study. *Neuroimage, 14*(2), 465–473.

24. Kanwisher, N., McDermott, J., & Chun, M. M. (1997). The fusiform face area: A module in human extrastriate cortex specialized for face perception. *The Journal of Neuroscience, 17*(11), 4302–4311.

25. Phillips, M. L. et al. (1998). Investigation of facial recognition memory and happy and sad facial expression perception: An fMRI study. *Psychiatry Research: Neuroimaging, 83*(3), 127–138.

26. Sato, W. et al. (2004). The amygdala processes the emotional significance of facial expressions: An fMRI investigation using the interaction between expression and face direction. *Neuroimage, 22*(2), 1006–1013.

27. Caharel, S. et al. (2007). The effects of familiarity and emotional expression on face processing examined by ERPs in patients with schizophrenia. *Schizophrenia Research, 95*(1), 186–196.

28. Herrmann, M. J., Ellgring, H., & Fallgatter, A. J. (2004). Early–stage face processing dysfunction in patients with schizophrenia. *American Journal of Psychiatry, 161*(5), 915–917.

29. Onitsuka, T. et al. (2006). Functional and structural deficits in brain

regions subserving face perception in schizophrenia. *American Journal of Psychiatry, 163*(3), 455–462.

30. Shin, Y. W. et al. (2008). Dysfunction in configural face processing in patients with schizophrenia. *Schizophrenia Bulletin, 34*(3), 538–543.
31. Kolassa, I. T., & Miltner, W. H. R. (2006). Psychophysiological correlates of face processing in social phobia. *Brain Research, 1118*, 130–141.
32. Yuan, L., Zhou, R. L., & Hu, S. Q. (2014). Cognitive reappraisal of facial expressions, Electrophysiological evidence of social anxiety. *Neuroscience Letters, 577*, 45–50.
33. Chen, J. et al. (2014). Distinct facial processing related negative cognitive bias in first–episode and recurrent major depression: Evidence from the N170 ERP Component. *Plos One, 9*(10), e109176.
34. Campanella, S. et al. (2012). Sex differences on emotional processing are modulated by subclinical levels of alexithymia and depression: A preliminary assessment using event–related potentials. *Psychiatry Research, 197*(1–2), 145–153.
35. Rossignol, M. et al. (2008). Visual processing of emotional expressions in mixed anxious–depressed subclinical state: An event–related potential study on a female sample. *Neurophysiologie Clinique–Clinical Neurophysiology, 38*(5), 267–275.
36. Degabriele, R., Lagopoulos, J., & Malhi, G. (2011). Neural correlates of emotional face processing in bipolar disorder: An event–related potential study. *Journal of Affective Disorders, 133*(1–2), 212–220.
37. Shu, I. W. et al. (2014). Combat veterans with PTSD after mild TBI exhibit greater ERPs from posterior–medial cortical areas while appraising facial features. *Journal of Affective Disorders, 155*, 234–240.

4. P300

P300의 기본 개념

뇌파에서 추출되는 전기생리학적 측정치 중 하나가 사건 관련 전위 P300이다. P300은 자극 제시 후 약 300ms 근처의 잠재기(latency)에서 획득되는 양전위값(amplitude)이다. P300을 획득하는 자극 종류는 청각과 시각이 가장 보편적으로 사용되고 있다.

일반적으로 두 가지 종류의 자극을 제시한다. 즉, 표준자극(standard stimulus)이라고 하는 기본 자극과 피험자가 어떤 과제를 수행해야 하는 표적자극(target stimulus)이다. 피험자는 흔히 표적자극을 확인해야 하는 과제를 부여받는다. 표준자극과 표적자극을 무작위로 섞어 주는 것이다. 이들의 비율은 흔히 표준자극의 빈도를 더 많이(대개 80% 전후) 제시하게 되고 표적자극은 낮은 빈도(대개 20% 전후)를 제시하게 된다. 피험자는 낮은 빈도의 표적자극을 확인해야 한다. 피험자가 표적자극을 파악하게 되면 버튼을 누르라(또는 표적자극을 세라)는 지시를 받게 된다. 정신과학 영역에서는 머릿속으로 자극의 개수를 세는 것보다는 버튼을 눌러 반응시간을 측정하는 것이 도움이 된다. 이 표적자극들에 대해 P300이 형성된다. 이러한 검사 모형을 오드볼(oddball) 과제라고 한다. 이 모형을 사용하면, 자극의 물리적 특성을 변화시키지 않고 단지 이들 간의 관계만을 조작하여 P300 값의 변화를 초래할 수 있다. 즉, 제시된 자극의 물리적 특성의 변화 없이 자극 간 간격(inter-stimulus interval)을 변화시키거나 표적자극의 비율을 변화시켜도 P300의 크기가 변화된다. P300은 제시된 자극 간의 관계와 그 배경에 의해 결정된다. 따라서 P300은 정신생리학(psychophysiology)적 개념을 그 바탕에 두어야 한다.[1]

검사 방법, 자료 획득 그리고 분석

검사 모형은 되도록 쉬운 모형을 우선 만든다. 뚜렷한 P300을 획득할 수 있어야 하고 그 그림을 제시할 수 있어야 한다. 자극 간 간격을 2초, 표적자극 확률을 20%, 자극의 크기는 보통 일반 성인이 표준자극과 표적자극을 쉽게 구분할 수 있는 정도의 자극으로 구성한다. 전체 자극의 개수는 200개 정도, 그중 40개 정도를 표적자극으로 한다. 한 세트의 검사가 대체로 10분 이내에 완료될 수 있게 하여 피험자가 피로하지 않게 진행한다.

완료된 검사 자료는 적절한 편집이 필요하다. P300 형성을 위한 자료의 편집에서 평균화(averaging) 과정에 반응 시간이 적절하며(너무 빠르거나 너무 느린 경우는 제외), 잡파(artifacts)가 섞이지 않고, 눈 움직임이 보정된 30개 이상의 시행(trials)이 포함될 수 있도록 한다. 적어도 15개 이상은 포함되어야 적절한 P300을 얻을 수 있다. P300의 위치 선정은 중앙부 전극 중 Cz 또는 Pz에서 결정하게 된다. 다른 사건 관련 전위들을 동시에 파악하기 위해서는 Cz가 바람직하며, P300 결정을 위해서는 Pz가 적절하다. 전극 위치에 따라 P300 위치는 조금씩 차이가 난다.

대체로 형성된 파형의 형태(morphology)와 지형학적 분포(topographic distribution)에 의해 결정한다. 먼저, 형태에 의한 결정은 Cz에서 하는 것이 도움이 된다. Cz에서는 P300뿐 아니라 다른 ERPs도 다른 전극 위치보다 비교적 뚜렷이 구분할 수 있다. 자극 후 N100이 나타나고 P200–N200 복합체(complex)가 출현하며, 이어서 P300a–P300b 복합체가 나타난다. 이러한 파형의 모습이 나타나야 P300이 결정될 수 있다. P300 획득을 위한 검사 모형에서는 전 단계의 사건 관련 전위들의 측정치(잠재기와 전위값)가 상당히 큰 변동을 보일 수 있지만 그 모습은 분명히 나타나게 된다. 두 종류의 자극을 섞어서 만든 일반적인 오드볼 과제에서는 P300a–

P300b 복합체 중 P300b를 P300으로 결정한다. 이 모형에서 P300a는 두드러지게 나타나지 않는 경향이 있고, 나타나도 둔덕(bump) 형태를 보이게 되어 측정치를 가늠하기 어렵다. 그러나 대부분 P300b는 안정적이고 뚜렷이 나타나게 된다. 이 파형의 위치를 P300으로 결정한다.

다음으로, 지형학적 분포(topographic distribution)에 의한 결정은 사건 관련 전위들의 두피에서의 분포를 고려한다. 중앙부(midline) 전극 위치에서 가장 두드러지고 뚜렷하게 나타나며 좌우로 갈수록 작아진다. 중앙부에서는 Fz 부위로 갈수록 작아지고 Cz나 Pz 부위로 갈수록 두드러진다. 검사 결과는 임상 검사 목적이든 실험 목적이든 항상 그림으로 제시될 수 있어야 한다. 제시된 그림에서 형태와 지형학적 분포를 고려하여 P300 결과를 이해할 수 있다([그림 3-21] 참조).[1-2]

원하는 사건 관련 전위의 위치를 파악하고 그 측정치로서 잠재기와 전위값을 결정할 때 적어도 15개(Fz, Cz, Pz를 중심으로 5개씩) 또는 그 이상의 전극 위치를 활용하는 것이 좋다. 각 전극 위치의 값은 개체 내 변동을 반영하게 되고, 실제의 통계 처리에서 오차항을 줄여 주며, 따라서 통계적 유의성을 합리적으로 강화시켜 줄 것이다. 또한 전체의 지형학적 분포(topography)를 뚜렷이 확인할 수 있다. 일반적으로 사건 관련 전위 자료에 적용되는 대표적 통계 방식은 군내 그리고 군간 반복측정 분산분석(within-and between-repeated measurements ANOVA)이다. 이때 각 측정치를 도표화하여 그림으로 제시하고 통계량을 표로 제시한다.

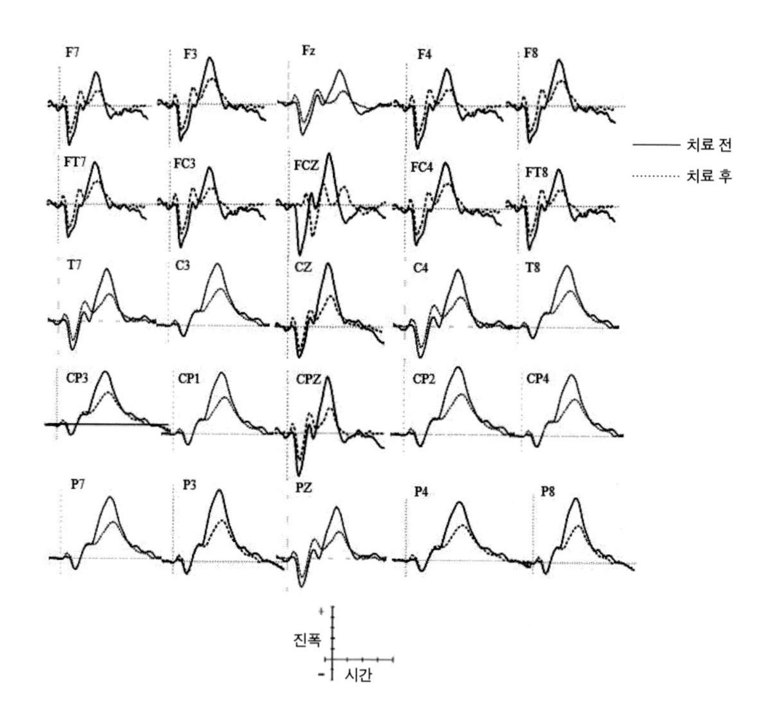

[그림 3-21] 조현병 환자에서의 P300 형태와 분포

조현병 환자에서 약물 치료 전 작은 P300(잠재기는 길고 전위값은 작다.)은 치료 후 증가했다(잠재기는 짧아지고 전위값은 커졌다.). 중앙 부위(Fz, Cz, Pz)에서 전형적인 P300 모습(morphology)을 보이고 있다. N100 → P200/N200 complex → P300a/P300b complex가 두드러진다. P300a는 드러나기는 하지만 둔덕 형태를 보이고 있고 P300b는 뚜렷하다. 이 위치를 P300으로 정한다. 전두부에서 두정엽으로 가면서 점차 커지고 좌우로 갈수록 작아지는 지형학적 분포를 보이고 있다. X축 눈금 한 칸은 500ms, Y축 눈금 한 칸은 5 μV를 나타낸다.

임상 적용과 연구에서의 응용

쉬운 모형 만들기에는 한 가지 자극만을 제시해 실행하는 방법도 있다. 앞에서 언급한 검사 모형에서 표준자극을 묵음(silence) 또는 빈 그림으로 제시하고 피험자에게는 소리가 들리면 또는 스크린에 표적 물체가 보이면 과제 수행할 것을 요구한다. 이러한 방법은 두 가지 자극으로 이루어진 일반적 검사 모형보다는 훨씬 쉬운 것으로 알려져 있다. 한편 능동적 참여 없이 과제 수행을 할 수 있는 수동 검사 모형도 있다. 여기서는 세 가지 자극을 제시하는데, 즉 배경이 되는 표준자극, 과제 수행을 해야 하는 표적자극, 그리고 이들과 아주 상이한 혼란자극(distractor)으로 구성된다. 표준자극 80%, 표적자극 10%, 혼란자극 10% 정도로 구성한다. 피험자에게 어떠한 과제도 부여하지 않는다. 대체로 가만히 앉아 있게 하고 스크린만 바라보게 하는 정도를 요구한다. 혼란자극은 표준자극이나 표적자극에 비해 상대적으로 놀람자극으로 작용하게 되고, 피험자의 뇌를 자극하게 되며, 이때 획득한 파형은 P300a(P3a)라고 한다. 수동 검사 모형은 인지기능이 저하된 환자 등에서 적용하기 쉽다는 장점뿐 아니라 MMN 등 다른 파형에 비해 뚜렷이 나타나 자료 획득이 용이하다는 장점이 있다.[3]

여러 가지 심리 이론을 적재한 검사 모형들이 있다. 대체로 신경심리검사의 방식을 적용하는 것이다. 전통적으로는 검사의 난이도를 조절하는 방식을 택한다. 표준자극과 표적자극의 자극 간 간격을 짧게 하기, 두 자극 간의 강도의 차이를 줄이기, 검사의 수행 시간을 길게 하기 등은 난이도를 높일 수 있다. 난이도가 높아지면 오류의 확률이 커지고 자극 반응 시간이 길어지며 변동량이 커지게 된다. 인지기능의 정도를 이러한 측정치에 대비시켜 검사 결과로서 인지기능의 정도를 가늠하게 한다.

또 다른 검사의 한 분야는 정보처리 과정에 대한 연구다. 생명체는 주위 환경에 적절히 반응하게 되어 있고, 이러한 환경 상황을 자극의 종류로 제시하여 그 반응을 보는 것이다. 우리는 실제 생활에서 무수히 많은 자극 환경에 노출되어 있고, 이러한 자극에 적절히 반응하며 살게 된다. 이때 세 가지 자극 제시 검사 모형을 흔히 사용하게 된다. 정보처리 과정에서는 이것과 저것을 구분하는 과정이고, 이 과정에는 제3의 또 다른 혼란자극(노이즈, 놀람자극 등)이 관여하게 된다. 세 가지 자극의 종류, 확률, 자극 간격, 강도 등을 조절하여 여러 가지 정보처리 과정을 조사할 수 있고, 특히 1초 전후의 시간 영역 대에서의 변화 조사에 유용하다. 이러한 심리적 기제를 고려한 검사 모형에서는 여러 가지 이유로 P300 획득이 쉽지 않다. 자극에 대한 반응 시간의 범위가 넓어지고, 에러의 확률이 커지며 잡파의 개입이 많아진다. 편집 과정 중 평균화의 개수가 줄어들게 되고 파형의 윤곽이 희미해진다. 이론적으로 아무리 그럴듯한 가설을 배경으로 고안된 검사 모형이더라도 제시된 P300 형태와 지형학적 분포가 타당하지 않다면 그 이론 적용이 P300에 적용할 수 없는 이론이거나 아니면 그 이론에 맞게 검사 모형을 다시 고안해야 한다.[4–5]

임상 적용을 위해서는 쉬운 모형이 좋다. 쉬운 모형에서는 검사 난이도에 의한 정상인과 환자 간의 차이가 크지 않고 따라서 인지기능의 차이가 생리학적 측정치에 반영된다고 간주할 수 있다. 난이도가 커지면 환자는 검사 수행이 거의 불가능한 경우가 많이 생겨 바닥 효과(floor effect)를 보일 수 있다. 마치 신경심리검사를 하듯 난이도로서 인지기능을 파악할 목적으로 P300을 적용하는 것은 무리한 시도다. 약물의 치료 효과 등을 파악하기 위한 쉬운 검사 모형은 실제적으로 아주 적절하고 유용할 수 있다. 쉬운 모형에서는 약물에 의한 진정 효과 등의 작용에 의한 영향을 최소한으로 받기 때문에 P300에 반영되는 것은 피험자 고유의 인지기능이 대부분이라고 볼 수 있다. P300은 민감도는 뛰어난 편이나 특이성은 그리 높지 않다. 조현병(정신분열병), 뇌기능장애, 치매 등을 동일한 P300 검사로 구분할 방법이 없다. 이들은 정신과적 면담, 증상 평가, 임상심리검사 등 모두 인지기능이 저하되어 있다고 알려져 있다. 정신생리학적 측면에서 이들은 상당히 이질적인 과정을 거치고 있고, 따라서 이를 측정하는 P300의 방식을 달리할 필요가 있다.

P300은 지난 60년 이상 지속적으로 연구되고 있는 분야다. 방법도 다양해지고 이론 적재성도 다양해지고 있다. 그러나 P300의 기본 원리에 충실하지 않은 연구는 곧 사라진다. P300을 연구하고 임상에 적용하기 위해서는 기본 원칙을 토대로 하여 쉬운 검사 모형으로부터 시작하는 것이 바람직할 것이다.

참고문헌

1. 전양환(2012). 사건관련전위. 김국기 (저), 유발전위: 원리와 임상응용(pp. 145–167). 서울: 신흥메드싸이언스.
2. Park E. J., Han S. I., & Jeon Y. W. (2010). Auditory and visual P300 reflecting cognitive improvement in patients with schizophrenia with quetiapine: A pilot study. *Progress in Neuro–Psychopharmacology & Biological Psychiatry, 34*, 674–680.
3. Jeon Y. W., & Polich J. (2001). P3a from a passive visual paradigm. *Clinical Neurophysiology, 112*, 2202–2208.
4. Jeon Y. W., & Polich J. (2001). P300 asymmetry in schizophrenia: A meta–analysis. *Psychiatry Research, 104*, 61–74.
5. Jeon Y. W., & Polich J. (2003). Meta–analysis of P300 schizophrenia studies: Patients, paradigms and practical implications. *Psychophysiology, 40*, 684–701.

5. 오류 관련 음전위

행동 모니터링(behavioral monitoring) 혹은 오류 모니터링(error-monitoring)은 개인이 자신의 행동을 모니터링하는 능력, 즉 자신의 행동에서 실수를 탐지하여 수정하거나 자신이 원래 의도한 목적에 맞게 행동을 조정하는 능력을 의미한다. 최근 들어 행동 모니터링이 많은 관심을 받고 있는데, 이는 행동 모니터링의 결함이 일상생활을 효율적으로 수행하는 것을 방해할 뿐만 아니라 조현병 등과 같은 정신장애의 생물적 지표(biological marker)로 사용될 수 있다는 것이 밝혀지고 있기 때문이다.

사건 관련 전위(event-related potentials: ERP)는 특정 자극 혹은 반응과 관련되어 일정 시간 나타나는 뇌의 전기적 활동을 의미하며, 우수한 시간해상도(temporal resolution)를 가지고 있어 오류 모니터링을 포함한 인지기능 연구에 널리 사용되고 있다. Falkenstein 등[1]과 Gehring 등[2]이 오류 모니터링과 관련된 EPR 요소(component)를 처음으로 보고하였는데, 즉 오반응과 정반응에 의해 유발되는 ERP에서 차이가 있음을 관찰하였다. 추후 연구들은 오류 모니터링과 관련된 2개의 요소, 즉 오류 관련 음전위(error-related negativity: ERN)와 오류 양전위(error-positivity: Pe)를 일관되게 보고하고 있다. ERN은 오반응 후 약 50~150ms, 전두-중앙(fronto-central) 부위에서 관찰되는 음전위(negative potential)를 띠는 정점(peak)을 의미하는 한편, Pe는 ERN 후, 즉 오반응 후 약 150~450ms, 전두-중앙 부위에서 관찰되는 양전위(positive potential)를 띠는 정점을 의미한다. 이 장에서는 ERN/Pe를 측정하는 실험 방안, ERN/Pe의 근원지(sources)와 ERN/Pe가 반영하는 인지기능(functional significance)에 관해 살펴본다.

ERN/Pe의 측정에 사용되는 실험 방안

ERN을 측정하기 위해 사용되는 과제에서는 신속한 반응이 요구된다. 이에 덧붙여 ERN 연구에서의 오류는 개인이 무엇이 정반응인지를 알고 있지만 신속한 반응을 요구하는 과제 지시로 말미암아 성급하게 반응하여 발생하는 실수(slip)를 의미하는데, 이는 과제를 이해하지 못한 결과로 발생되는 착오(mistake)와 구별된다.[3] 오류 모니터링의 측정에 플랭커 과제(Flanker task), 사이먼 과제(Simon task), 스트룹 과제(Stroop task)와 Go/Nogo 과제 등이 현재 널리 사용되고 있으며, 이러한 과제들은 다양한 버전으로 변형되어 사용되기도 한다.

플랭커 과제[4]

플랭커 과제는 자극으로 일련의 화살표가 제시되며 일치 조건과 불일치 조건으로 구성되는데, 일치 조건은 중앙 화살촉의 방향이 좌우에 위치하는 화살촉과 일치하는 반면(예: 〈〈〈〈〈), 불일치 조건은 중앙 화살촉의 방향이 좌우의 화살촉 방향과 일치하지 않는 경우다(예: 〈〈〉〈〈). 참여자는 중앙 화살촉의 좌우에 제시되어 있는 화살촉은 무시하고 중앙 화살촉의 방향에 초점을 맞추어 반응하는 것이 요구된다.

사이먼 과제[5]

사이먼 과제는 자극 위치와 반응 위치 사이의 연합에 기초하며, 자극 위치와 반응 위치가 동일한 일치 조건과 자극 위치와 반응 위치가 서로 다른 불일치 조건으로 구성된다. 예를 들어, 연구 참여자에게 빨간색 원이 제시되면 왼쪽 버튼을 눌러 반응하는 한편, 파란색 원이 제시되면 오른쪽 버튼을 눌러 반응하는 것을 지시한다. 만약 빨간색 원이 왼쪽 시야(left visual field)에 제시되어 왼쪽 버튼을 누르면, 이는 자극 위치와 반응 위치가 일치하는 일치 조건이고, 빨간색 원이 오른쪽 시야(right visual field)에 제시되면 자극의 위치와 반응 위치가 서로 다르기 때문에 이 경우는 불일치 조건이다.

사이먼 과제는 앞서 기술한 과제보다 훨씬 복잡하게 실시되기도 한다. 예를 들어, [그림 3-22]에 제시된 것과 같이 4개의 자극과 4개의 반응 위치 사이의 연합에 기초한 과제가 사용되기도 한다.

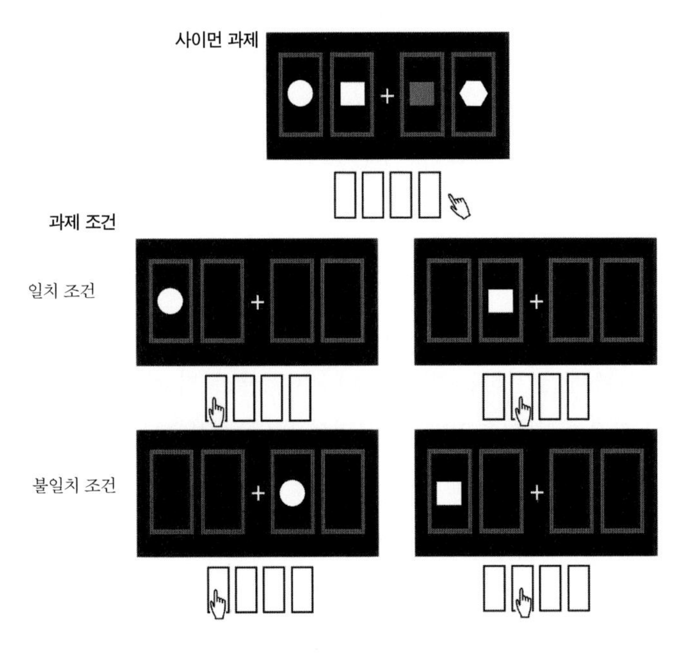

[그림 3-22] 사이먼 과제[6]

스트룹 과제

스트룹 과제에서는 색채를 의미하는 단어가 자극으로 제시된다. 단어를 인쇄한 잉크색이 단어가 의미하는 색채와 동일한 일치 조건(예: 빨강이라는 단어가 빨간색 잉크로 인쇄되어 제시)과 단어가 의미하는 색채와 동일하지 않은 불일치 조건(예: 빨강이라는 단어가 초록색 잉크로 인쇄되어 제시)으로 구성된다. 연구 참여자는 단어가 인쇄된 잉크색에 반응하도록 요구된다.

Go/Nogo 과제

이 과제에서는 한 자극에 대해서는 반응하는 것이 요구되는(Go 조건) 반면, 또 다른 자극에는 반응하지 않는 것, 즉 반응의 억제가 요구된다(Nogo 조건).

이와 같이 ERN의 측정에 사용되는 과제들은 주로 2개의 조건, 즉 일치/불일치 조건과 Go/Nogo 조건으로 구성된다. 정상인을 대상으로 한 연구들은 일치 조건보다 불일치 조건에서 유의하게 더 긴 반응 시간과 더 높은 오류율이 초래되는 것과 오반응에 대한 반응 시간이 정반응에 대한 반응 시간보다 더 짧은 것을 보고한다.[7] 이는 이 과제들에서 관찰되는 오반응이 충동적인 반응, 즉 자극 처리를 미처 끝내지 않은 상태에서 반응하는 경향을 시사하며, 이러한 경향이 과제에서 요구되는 신속한 반응 때문에 초래되는 것으로 여겨지고 있다.

이 과제들을 수행하는 동안 ERP를 측정한 연구들은 연구 참여자들이 오류를 범할 경우 ERN이 나타나는 것을 비교적 일관되게 보고하고 있는데, ERN은 과제에서 사용되는 자극 유형(예: 시각, 청각) 혹은 과제의 난이도와 무관하게 나타난다. ERN은 오반응 후 대략 50~150ms, 전두-중앙 부위(fronto-central site), 즉 FCz 부위에서 가장 큰 진폭을 보이는 한편, Pe는 ERN이 나타난 후, 즉 오반응 후 150~450ms에서 관찰된다. [그림 3-23]은 오반응 후 초래되는 ERN과 Pe를 보여 준다.

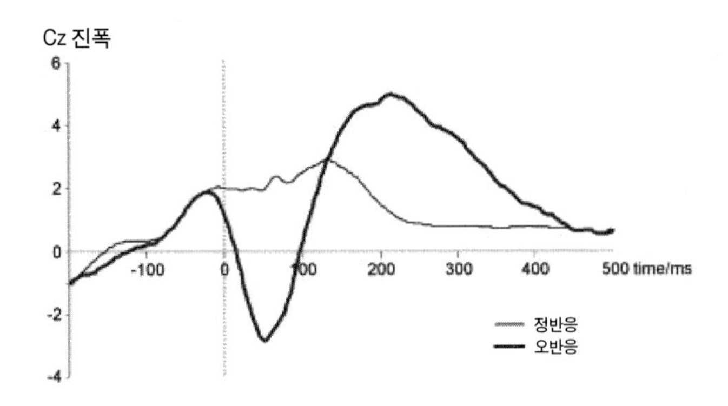

[그림 3-23] ERN과 Pe

오반응 후 50ms 정도에서 관찰되는 음전위인 ERN과 250ms 정도에서 관찰되는 양전위인 Pe[8]

ERN/Pe의 근원지

두피에 부착된 전극을 통해 측정한 ERN과 Pe가 뇌의 어느 부위에서 생성되었는가를 찾는 연구들이 보고되고 있다. Brazdil 등[9]이 두개 내 ERP 기록(intracerebral ERP recording)을 사용한 결과 ERN/Pe가 다양한 영역, 즉 전대상피질, 내측두피질과 전전두피질에서 생성되고, ERN과 Pe가 관찰되는 영역들이 상당히 중복되어 있기 때문에 ERN/Pe가 동일한 근원지를 가진다고 보고하였다. 또 다른 연구[10]는 쌍극자 모델(dipole model)을 사용하여 ERN/Pe의 근원지를 조사한 결과 ERN은 미측(caudal) 전대상피질에서 생성되는 한편, Pe는 문측(rostral) 전대상피질과 상두정피질(superior parietal cortex)에서 생성된다고 보고하였는데, 이는 ERN과 Pe가 인접하지만 다소 다른 영역에서 생성됨을 시사한다. 근원지 국소화 기법(source localization technique)을 사용한 연구[8]에서는 ERN은 내측 전전두피질과 관련되고 Pe는 문측 전대상피질과 관련되어 있음을 보고하고 있다.

선행 연구들을 종합하면 ERN/Pe의 생성이 전대상피질과 관련되어 있음을 알 수 있다. 전대상피질은 행동 억제, 갈등 탐지 및 반응 모니터링 등의 기능을 가지고 있는 것으로 알려져 있으므로,[11] ERN/Pe 근원지에 관한 연구들의 결과는 오반응 후 나타나는 ERN/Pe가 오류 모니터링의 기능을 반영함을 시사한다.

ERN/Pe가 반영하는 인지기능

ERN의 기능

ERN이 어떤 인지기능을 반영하는가를 설명하는 여러 가설이 제안되어 있다.

불일치 이론

ERN을 처음으로 보고한 Falkenstein 등[1]은 정반응보다 오반응 후 더 큰 진폭의 ERN이 나타나는 것에 근거하여 ERN이 오류 탐지 과정을 반영한다고 제안하였다. 추후 정반응 후에도 비록 ERN보다 작은 진폭이지만 음전위를 띠는 정점[이를 정반응 관련 음전위(correct-related negativity: CRN)라고 부른다.]이 나타나는 것을 관찰한 후 ERN이 개인이 실제 행한 반응과 과제에서 요구되는 반응 사이의 불일치(mismatch)를 탐지하는 과정을 반영한다고 제안하였다. 이 이론에 따르면 오반응과 정반응 사이의 불일치 정도와 ERN의 진폭이 서로 상관이 있다고 추측할 수 있다. 실제로 일부 연구[12]들은 정반응과 오반응이 일치하지 않는 정도가 클수록 ENR의 진폭이 증가함을 보고하였고, 일부 연구[13]들은 개인이 실제로 오류를 범하였는가와는 상관없이 자신이 오류를 범했다고 확신할수록 ERN 진폭이 증가함을 관찰하였다.

갈등 모니터링 이론

갈등 모니터링 이론(conflict monitoring theory)은 ERN이 오류 탐지 자체를 반영하는 것이 아니라 갈등 모니터링 과정을 반영한다고 주장한다.[14] 즉, 오반응이 일어나기 전의 반응 선택 과정에서 오반응과 오반응을 수정하려는 반응(error-correcting response) 사이에 갈등이 있게 되고 ERN이 이 과정을 반영한다는 것이다. 이 이론은 ERN의 근원지로 알려져 있는 전대상피질이 반응 선택 과정 동안의 갈등을 탐지하는 역할을 가지고 있다는 것에 근거하고 있다. 뇌영상 연구들이 갈등 모니터링 이론을 지지하는데, 즉 오반응뿐만 아니라 ERN/Pe 과제의 불일치 조건(반응 갈등을 야기하는)에서의 정반응 후에도 전대상피질이 활성화되는 것을 보고하고 있다.[15]

동기 이론

오반응 혹은 오류는 피부전기 반응과 심박률 등과 같은 정신생리적 변화를 동반하는 동기적 혹은 정서적 사건이다.[16] 예를 들어, 정반응보다 오반응 후 ERN 진폭뿐만 아니라 놀람반사(startle reflex)가 증가하고 ERN 진폭이 놀람반사의 정도를 유의하게 예측하는 것으로 보고되고 있다.[17] 이러한 결과는 ERN이 실수의 중요성(significance)과 관련되어 있음을 시사한다. 이에 덧붙여, 일부 연구는 오류에 대한 개인의 정서적 반응이 ERN 진폭에 영향을 미친다고 보고하고 있다.[18]

Pe의 기능

ERN에 비해 Pe의 기능은 훨씬 덜 알려져 있다. 일부 연구자들은 Pe가 정보의 최신화(updating)를 반영하는 P3(혹은 P300)이 지연되어 나타나는 것이라고 주장하고 있다. 즉, Leuthold와 Sommer[19]는 Pe와 P3 사이에 유의한 상관이 있음을 관찰한 결과에 근거하여 Pe가 오류의 인식과 오류가 발생한 맥락을 최신화하는 과정을 반영한다고 주장하였다. 또 다른 연구자들은 Pe가 지연된 P3이 아니고 대신 오류를 의식적으로 인식하는 것과 오류를 수정하려는 동기를 반영한다고 주장한다.[20, 21]

오류 모니터링과 개인차

ERN과 연령

발달 연령에 따라 ERN 진폭이 변화한다.[17] 12세 미만의 아동의 경우 일부 연구[22]에서는 ERN이 관찰되지 않은 반면, 일부 연구[17]는 이 연령층의 아동에서도 ERN이 관찰된다고 보고하고 있다. 사춘기 초기의 청소년(9~14세)이 사춘기 후기의 청소년(14~17세)에 비해 유의하게 낮은 ERN 진폭을 보인다는 것이 보고되고 있다.[23] 이러한 연구들의 결과는 ERN 진폭의 변화가 뇌의 발달 과정, 즉 ERN의 근원지로 알려져 있는 전대상피질을 포함한 내측 전전두엽의 발달 과정을 반영하는 것을 시사한다.[22]

중장년층에 비해 노인에서는 ERN 진폭이 감소되는 것으로 알려져 있다. 노인층에서 관찰되는 ERN 진폭의 감소가 오류를 탐지하는 능력이 감소되기 때문이라는 주장이 있는데,[24] 이 주장은 ERN 진폭의 감소가 복잡한 과제뿐만 아니라 단순한 과제에서도 관찰되는 것을 설명하지 못하는 단점을 가지고 있다. 따라서 노인에서 관찰되는 ERN 진폭 감소에 대한 또 다른 설명은 정상적인 노화 과정에서 일어나는 도파민 기능의 감소 때문이라는 것이다.[25] 이에 덧붙여, 아동에서 관찰되는 ERN 진폭의 감소 역시 성인 초기까지 발달하는 도파민 뉴런이 아직 성숙되지 못하기 때문이라는 주장도 있다.[26]

ERN과 정신병리

불안장애

불안장애 환자가 정상인에 비해 유의하게 증가된 ERN 진폭을 보이는 것이 비교적 일관되게 보고되고 있다.[27-29] 예를 들어, Gehring 등[27]은 강박장애 환자들을 대상으로 스트룹 과제를 사용하여 ERN을 측정한 결과 정상통제군에 비해 강박장애 환자들에서 유의하게 더 큰 ERN 진폭이 관찰되었다. 이에 덧붙여, Weinberg 등[28]은 범불안장애 환자들을 대상으로 플랭커 과제를 사용하여 ERN을 측정한 결과 정상통제군에 비해 유의하게 높은 ERN 진폭을 관찰하였으며, ERN 진폭과 불안 척도의 점수 사이에 유의한 정적 상관을 관찰하였다. 이러한 결과는 불안장애 환자가 가지는 오류에 대한 민감성을 반영한다고 알려져 있다. 이에 덧붙여, 불안에 대한 인지 통제 이론 중 하나인 처리 효율성 이론(processing efficiency theory)으로도 설명될 수 있는데,[30] 즉 불안 수준이 높은 사람은 불안으로 인해 감소된 효율성을 보상하기 위해 인지적 노력(cognitive effort)을 증가시키며, 이러한 인지적 노력의 증가가 ERN 진폭의 증가로 나타나는 것으로 여겨지고 있다.

조현병

조현병 환자가 정상인에 비해 유의하게 낮은 ERN 진폭을 보이는데, 이는 이 환자들이 오류 모니터링의 장애를 가지고 있음을 시사한다.[31, 32] 조현병 환자에서 관찰되는 ERN 진폭의 감소는 전대상피질의 기능 이상 때문에 초래되는 것으로 이해된다. 예를 들어, Alain 등[31]은 오류 모니터링 과제를 수행하는 동안 조현병 환자들에서 전대상피질의 활성화가 감소되는 것을 보고하였다.

결 론

오류 모니터링은 개인이 자신의 행동에서 실수를 탐지하여 수정하거나 자신이 원래 의도한 목적에 맞게 행동을 조정하는 기능을 하며, 오류 모니터링의 정신생리적 지표로 ERN이 유용하게 사용되고 있다. ERN의 측정에는 신속한 반응을 요구하는 과제들이 사용되는데, 대표적인 과제가 플랭커 과제, 사이먼 과제, 스트룹 과제, Go/Nogo 과제 등이다. ERN의 생성지로는 전대상피질을 포함한 내측 전전두 피질로 여겨지고 있다. ERN이 반영하는 인지기능을 설명하는 이론으로는 불일치 이론, 반응 모니터링 이론과 동기 이론이 대표적이다. 오류 모니터링의 정신생리적 지표로서의 ERN 유용성은 정상인과 정신장애 환자군을 대상으로 한 연구들로부터 지지를 받고 있다.

참고문헌

1. Falkenstein, M. et al. (1991). Effects of crossmodal divided attention on late ERP components. II. Error processing in choice reaction tasks. *Electroencephalography and Clinical Neurophysiology, 78*(6), 447–455.
2. Gehring, W. J. et al. (1993). A neural system for error detection and compensation. *Psychological Science, 4*(6), 385–390.
3. Ganushchak, L. Y., & Schiller, N. O. (2006). Effects of time pressure on verbal self–monitoring: An ERP study. *Brain Research, 1125*(1), 104–115.
4. Eriksen, B., & Eriksen, C. (1974). Effects of noise letters upon the identification of a target letter in a nonsearch task. *Perception & Psychophysics, 16*(1), 143–149.
5. Simon, J. R., Sly, E., & Vilapakkam, S. (1981). Effect of compatibility of S–R mapping on reactions toward the stimulus source. *Acta Psychologica (Amst), 47*(1), 63–81.
6. Kim, S. H., Jang, K. M., & Kim, M. S. (2015). Deficits in error–monitoring by college students with schizotypal traits: An event–related potential study. *PLoS One, 10*(3), e0122861.
7. Rabbitt, M. (1966). Errors and error correction in choice–response tasks. *Journal of Experimental Psychology, 71*(2), 264–272.
8. Herrmann, M. J. et al. (2004). Source localization(LORETA) of the error–relatednegativity(ERN/Ne) and positivity (Pe). *Brain Research. Cognitive Brain Research, 20*(2), 294–299.
9. Brazdil, M. et al. (2002). Error processing–evidence from intracerebral ERP recordings. *Experimental Brain Research, 146*(4), 460–466.

10. Van Veen, V., & Carter, C. S. (2002). The timing of action−monitoring processes in the anterior cingulate cortex. *Journal of Cognitive Neuroscience, 14*(4), 593−602.

11. Carriero, L. et al. (2007). Inhibition of wrong responses and conflict resolution: An electroencephalogram study. *Neuroreport, 18*(8), 793−796.

12. Bernstein, S., Scheffers, M. K., & Coles, M. G. (1995). 'Where did I go wrong?' A psychophysiological analysis of error detection. *Journal of Experimental Psychology: Human Perception and Performance, 21*(6), 1312−1322.

13. Scheffers, M. K., & Coles, M. G. (2000). Performance monitoring in a confusing world: Error−related brain activity, judgments of response accuracy, and types of errors. *Journal of Experimental Psychology: Human Perception and Performance, 26*(1), 141−151.

14. Yeung, N., Botvinick, M. M., & Cohen, J. D. (2004). The neural basis of error detection: Conflict monitoring and the error−related negativity. *Psychological Review, 111*(4), 931−959.

15. MacDonald, A. W., Cohen, J. D., Stenger, V. A., & Carter, C. S. (2000). Dissociating the role of the dorsolateral prefrontal and anterior cingulate cortex in cognitive control. *Science, 288*(5472), 1835−1838.

16. Hajcak, G., McDonald, N., & Simons, R. F. (2004). Error−related psychophysiology and negative affect. *Brain and Cognition, 56*(2), 189−197.

17. Hajcak, G., & Foti, D. (2008). Errors are aversive: Defensive motivation and the error−related negativity. *Psychological Science, 19*(2), 103−108.

18. Vidal, F. et al. (2000). Is the 'error negativity' specific to errors? *Biological Psychology, 51*(2−3), 109−128.

19. Leuthold, H., & Sommer, W. (1999). ERP correlates of error processing in spatial S–R compatibility tasks. *Clinical Neurophysiology, 110*(2), 342–357.

20. Hughes, G., & Yeung, N. (2011). Dissociable correlates of response conflict and error awareness in error–related brain activity. *Neuropsychologia, 49*(3), 405–415.

21. Larson, M. J., & Perlstein, W. M. (2009). Awareness of deficits and error processing after traumatic brain injury. *Neuroreport, 20*(16), 1486–1490.

22. Davies, L., Segalowitz, S. J., & Gavin, W. J. (2004). Development of errormonitoringevent–related potentials in adolescents. *Annals of the New York Academy of Sciences, 1021*, 324–328.

23. Ladouceur, C. D., Dahl, R. E., & Carter, C. S. (2004). ERP correlates of action monitoring in adolescence. *Annals of the New York Academy of Sciences, 1021*, 329–336.

24. Band, G. P., & Kok, A. (2000). Age effects on response monitoring in a mental–rotation task. *Biological Psychology, 51*(2–3), 201–221.

25. Nieuwenhuis, S. et al. (2002). A computational account of altered error processing in older age: Dopamine and the error–related negativity. *Cognitive, Affective, & Behavioral Neuroscience, 2*(1), 19–36.

26. Levitt, (2003). Structural and functional maturation of the developing primate brain. *The Journal of Pediatrics, 143*(4 Suppl), S35–S45.

27. Gehring, W. J., Himle, J., & Nisenson, L. G. (2000). Action–monitoring dysfunction in obsessive–compulsive disorder. *Psychological Science, 11*(1), 1–6.

28. Weinberg, A., Olvet, D. M., & Hajcak, G. (2010). Increased error–related brain activity in generalized anxiety disorder. *Biological Psychology, 85*(3), 472–480.

29. Xiao, Z. et al. (2011). Error-related negativity abnormalities in generalized anxiety disorder and obsessive-compulsive disorder. *Progress Neuropsychopharmacol Biological Psychiatry, 35*(1), 265-272.

30. Eysenck, M. W., & Calvo, M. G. (1992). Anxiety and performance: The processing efficiency theory. *Cognition and Emotion, 6*(6), 409-434.

31. Alain, C. et al. (2002). Neurophysiological evidence of error-monitoring deficits in patients with schizophrenia. *Cerebral Cortex, 12*(8), 840-846.

32. Morris, S. E., Yee, C. M., & Nuechterlein, K. H. (2006). Electrophysiological analysis of error monitoring in schizophrenia. *Journal of Abnormal Psychology, 115*(2), 239-250.

특수 뇌파 분석

1. 사건(사상) 관련 비동기화/동기화

서 론

사건 관련 비동기화/동기화는 특정 외부 사건(event)에 의해 유도된 뇌파(electroencephalography: EEG)나 뇌자도(magnetoencephalography: MEG)의 주파수 특징적인 변화 현상을 일컫는다.[1-4] 일반적으로 사건 관련 동기화(event-related synchornization: ERS)는 특정 주파수 대역의 파워가 증가하는 현상, 사건 관련 비동기화(event-related desynchronization: ERD)는 파워가 감소하는 현상을 가리킨다. 이러한 변화는 주어진 사건(예: 외부 자극, 자발적인 움직임, 기억과 같은 내적인 인지 과정 등)이 시작된 시점과 시간적으로 동기화(time-locked)되어 있으나 위상적으로는 동기화되어 있지 않은(phase-unlocked) 신경활동 변화를 나타낸다. 사건과 위상적으로 동기화되어 있지 않으므로 기존의 사건 관련 전위(ERP) 분석에서 사용되는 기법[5]으로 이러한 현상을 관찰할 수 없고, 대신 주파수 분석을 통해서 관찰이 가능하다. 여기서는 사건 관련 비동기화/동기화(ERD/ERS) 현상을 설명하는 신경과학적인 설명으로부터, 뇌파로부터 ERD/ERS를 추출하는 분석 방법과 함께 ERD/ERS가 나타나는 다양한 예시를 요약하여 소개하고자 한다. 최근 ERD/ERS와 다른 뇌영상 신호의 상관관계도 점차 밝혀지면서[6] 앞으로는 ERD/ERS 분석이 뇌파 분석에 있어서 필수적이고 기초적인 도구로 사용될 것이라 전망한다.

ERD/ERS의 발생 원리

지속적으로 진행 중인 뇌파가 어떠한 사건의 발생에 반응하게 될 때 뇌파 중 특정 주파수를 가진 리듬이 변할 수 있다. 예를 들어, 눈을 감게 되면 후두엽 뇌파 중 알파파의 크기가 증가한다는 것은 잘 알려진 사실이다.[7] 이러한 특정 리듬의 변화는 곧 뇌파의 주파수 성분 중 특정 대역의 신호 파워가 증가하거나 감소한다는 것을 의미한다. 특정 주파수 대역의 파워 변화는 해당 뇌파를 발생시키는 대뇌 피질 내의 신경세포 집단(neural populations)에서의 동기화 혹은 비동기화가 원인이 되고 있다고 알려져 있다. 즉, 신경세포 집단 활동의 동기화가 증가되면 해당 리듬의 파워가 증가하고 비동기화가 되면 파워가 감소하는 관계를 형성한다고 여겨지고 있다. 이러한 관계로부터 ERD/S의 명칭이 비롯된다.

ERD/ERS를 유도하는 신경세포 집단 활동에 대해 좀 더 살펴보기 위해서는, 뇌파 발생에 관계하는 신경망의 특성 중 하나인 신경 진동자(neuronal oscillator)의 활동을 변조시키는 요소들을 이해할 필요가 있다.[7, 8] 주요 요소로는 신경세포 자체의 세포막 특성, 시냅스 특성, 신경망 내 연결성, 신경전달물질 체계 등을 들 수 있다. 이러한 요소들은 특정 자극으로 인해 변하게 되고, 따라서 신경망 내 다양한 주파수로 진동하는 신경 진동자들의 상태도 변하면서 ERD/ERS를 생성하게 된다.[7] 특히 끊임없이 발생하는 뇌파 내에는 다양한 주파수 성분이 포함되어 있고 이러한 주파수 성분들은 주로 피질뉴런와 중간뉴런 간의 피드백 회로로 연결된 상호작용의 영향을 받으므로, ERD/ERS는 신경망 내 뉴런들 간의 피드백 회로로 연결된 상호작용의 변화를 나타낸다고 볼 수 있다.[1, 9] 또한 느리게 진동하는 신경 진동자는 비교적 많은 뉴런을 포함하고 빠르게 진동하는 신경 진동자는 적은 뉴런을 포함한다.[8, 10] 따라서 뇌파 리듬의 크기는 동시에 활성화되는 뉴런 수에 비례하는 점에 비추어 볼 때[11] 주파수가 낮은 리듬일수록 일반적으로 더 큰 진폭을 보이게 된다.

뇌파 리듬의 파워 증감과 동기화/비동기화 간의 관계를 대뇌 피질에 형성되는 전류 쌍극자(current dipole)의 측면에서도 생각해 볼 수 있다.[12] 앞에서 언급한 것처럼 대뇌 피질에 수직적 배열 형태로 분포된 피라미드 셀들이 시상(thalamus)이나 다른 대뇌 피질로부터 시냅스 입력을 받으면 전류 쌍극자를 형성하게 된다. 이러한 전류 쌍극자들을 형성하게 하는 시냅스 입력들이 시간적으로 서로 동기화되면 전류 쌍극자들을 동시다발적으로 형성하게 되고, 이들의 합으로 발생하는 뇌파 리듬의 크기는 상대적으로 커진다. 하지만 시냅스 입력들이 서로 비동기화가 되면 전류 쌍극자들은 서로 다른 시간에 형성되어 이들의 합인 뇌파 리듬의 크기는 상대적으로 줄어들게 된다. 따라서 뇌파 리듬의 크기는 관련된 시냅스 입력들의 시간적 동기화와 연관되어 있다고 생각할 수 있다.

끝으로, ERD/ERS의 전문가인 Pfurtscheller와 Lopes da Silva는 다음과 같이 제안하고 있다.[13]

- ERD/ERS 연구 시 반드시 어떤 주파수 대역에 해당하는 현상인지 언급해야 한다.
- ERD 현상을 보고할 때에는 사건 발생 전에 해당 주파수 대역의 파워가 명확하게 컸는지 확인해야 하며, ERS 현상도 마찬가지로 사건 발생 전 해당 주파수 파워가 작았는지 확인해야 한다.

ERD/ERS 분석 방법

ERD/ERS는 사건 전후에 발현하는 특정 주파수 대역의 파워 변화를 의미한다. 따라서 ERD/ERS 분석을 수행할 때는 사건 전 파워값 대비 사건 후의 파워값을 계산하여 변화량으로 나타내는 것이 바람직하다. 이러한 파워값의 증감은 다시 사건 전과 같은 원상태로 돌아오는 데 어느 정도 시간이 걸릴 수도 있으므로 보통 사건 간 시간을 충분히(예: 10초 이상) 두는 것이 좋다.

ERD/ERS를 구하는 과정은 일반적으로 다음과 같다. 첫째, 분석에 적용할 목표 주파수 대역(band)을 정한다. 둘째, 사건의 각 시행(trial)에 해당하는 뇌파 신호마다 목표 주파수 대역을 기준으로 통과 주파수 대역 필터링(bandpass filtering)을 수행한다. 셋째, 필터를 통과한 신호를 제곱하여(squaring) 파워를 구한다. 넷째, 모든 시행의 파워 신호를 매 샘플(sample point)별로 평균을 취한다. 다섯째, 이동평균(moving average) 등의 기법을 이용해 좀 더 매끄러운 신호로 변환한다(smoothing). 이러한 과정을 거치면 목표 주파수 대역 파워의 시간에 따른 변화를 나타낼 수 있다. 그런 다음, 사건 전 파워값과 사건 후 파워값을 정하여 변화량을 계산할 수 있다. 예를 들어, 사건 전 1초 구간의 파워값 평균을 B라고 하고, 사건 후 0.5~1초 구간의 파워값 평균을 E라고 하면, ERD/ERS는 $(E-B)/B \times 100(\%)$로 계산된다.[13] 한 가지 주의할 점은, 세 번째의 제곱하는 과정에서 위상 동기화된 반응과 비동기화된 반응이 모두 제곱되어 파워값에 포함되게 되므로 특히 저주파 대역(예: 1~6Hz)의 위상 비동기화된 ERD/ERS 결과가 위상 동기화된 ERP 값에 의해 영향을 받을 수 있다는 것이다.[14] 예를 들어, ERD가 발생하고 ERP가 증가하는 경우 저주파 ERD는 관찰되지 않을 수 있다. 이러한 문제점을 극복하기 위해 제곱 과정을 거치지 않고 대신 샘플별 분산을 구해서 대처하는 방법도 제안되었다.[14] 최근에는 주파수 대역 파워 계산 기법,[15-17] 시행 간 분산 계산 기법,[14, 18] 자동회귀 모델 기법,[19] 힐버트 변환 기법,[20, 21] 사건유발주파수섭동 기법[22] 등이 ERD/ERS 분석에 사용되고 있다.

ERD/ERS 예시

가장 잘 알려진 ERD/ERS 현상 중 하나는 감각운동리듬(sensorimotor rhythm: SMR)에서 찾아볼 수 있다. 자발적인 움직임이 일어나기 전부터 알파(alpha)와 베타(beta) 대역에서 ERD가 발생한다.[23-25] 이러한 ERD는 처음에는 움직이는 신체 부위 반대측 반구에서 시작하여 움직이는 시점에서 좌우 반구로 퍼지는 경향을 보인다. 움직임이 멈추면 즉각적으로 동일한 영역에서 베타 ERS가 발생한다.[26] 알파 ERD나 베타 ERS는 실제 움직임뿐만 아니라 움직임을 상상하는 과정에서도 관찰된다.[27] 감각운동 영역(sensorimotor area)에서 발생하는 알파나 베타 ERD/ERS는 운동뿐만 아니라 촉각에 대한 반응과도 관련되어 있다. 기계적 촉각이 제시되면 반대측 반구의 감각운동 영역에서 알파 ERD와 베타 ERD가 발생하고, 이어서 베타 ERS가 발생한다.[28-30] 또한 뜨거운 자극이나 레이저를 이용한 통각에 대한 반응으로도 감각운동 영역의 알파 ERD와 베타 ERD가 발생함을 관찰할 수 있다.[31, 32]

지각, 판단, 기억 등 다양한 인지 과정 중에도 뇌 전반적인 영역에 걸쳐 알파 ERD를 관찰할 수 있다.[16, 33-37] 예를 들어, 집중도가 증가할수록 또는 어려운 과제를 수행할수록 알파 ERD가 증가한다.[15, 38] 또한 하위 알파(lower alpha) 리듬의 비동기화 정도, 즉 ERD의 크기는 의미론적 기억 과정과 연관되어 있다. 예를 들어, 의미론적 기억을 저장하는 과제를 더 잘 수행하는 사람일수록 대체로 하위 알파 ERD가 더 크게 나타난다는 연구 보고가 있다.[16, 39] 새로운 정보를 기억하는 경우에는 세타(theta) 밴드에서의 ERS도 기억 인코딩(memory encoding)과 관련되어 있다고 알려져 있다.[40, 41]

고주파 대역인 감마 리듬(gamma rhythm)에서도 시각 정보처리나 운동 과정 중에서 ERS 현상이 관찰된다.[42-44] 알파 ERS와 달리 감마 ERS는 신경활동의 증가를 나타낸다. 이러한 사실은 피질외뇌파(electrocorticography: ECoG) 연구를 통해 확인할 수 있는데, 예를 들어 운동 시의 감각운동 영역의 ECoG을 분석하면 감마 ERS가 알파 ERD나 베타 ERD보다 더욱 면밀하게 운동정보를 표상한다는 것을 알 수 있다.[45]

하나의 사건에 대해 서로 다른 뇌영역에서 ERD와 ERS가 동시에 발생하는 경우도 있다. 예를 들어, 시각 자극에 대해 후두엽 알파 ERD가 발생하는 동시에 감각운동 영역에서는 알파 ERS가 발견된다.[46, 47] 반대로 자발적인 손 운동 시에는 감각운동 영역에서 알파 ERD가 발생하면서 후두엽 알파 ERS도 함께 관찰되기도 한다.[4] 한 연구에서는 오른손 운동 상상 시 좌측 감각운동 영역의 베타 ERD과 우측 감각운동 영역의 베타 ERS를 동시에 관찰하기도 했다.[48] 이러한 ERD/ERS의 병렬적 발현은 아마 시상 구조와 피질로 연결되는 신경망이 어느 한 피질 영역과의 네트워크를 활성화(ERD)시켜 관련 정보를 집중적으로 처리하기 위해 다른 영역을 비활성화(ERS)시키는 기작을 나타내는 것이라고 여겨진다.[49]

ERD/ERS의 임상적 응용

운동 영역에서의 ERD/ERS를 파킨슨병(Parkinson's disease: PD)이나 뇌혈관장애(cerebrovascular disorders) 환자의 증상을 진단하는 데 사용할 수 있다. 예를 들어, 뇌혈관장애가 발생한 뇌 영역의 운동 관련 ERD는 상대적으로 줄어든다. 파킨슨병의 경우는 운동 전 발생하는 ERD가 정상인에 비해 좌우 반구 차이가 덜하고 더 늦게 관찰된다.[17, 50, 51] 또한 운동 후 나타나는 베타 ERS도 파킨슨병 환자의 경우 크기가 감소하고 더 늦게 나타난다.[52, 53] 운동발작이 있는 간질환자의 경우 ERD가 정상인과 다른 패턴을 보이기도 한다.[54, 55] 뇌졸중(stroke) 환자는 운동장애에 따라서 감각운동 영역의 베타 ERD/ERS가 상관관계를 보인다는 연구도 발표되었다.[56-58] 아급성(subacute) 척추외상(spinal cord injury: SCI) 환자의 외상 후 진도 단계와 SMR 알파 및 베타 ERD도 상관관계를 보인다.[58, 59] 뇌성마비(cerebral palsy) 환자의 경우 정상인에 비해 약한 알파 ERD를 나타내며 동시에 뇌 영역 간 연결성도 떨어진다.[60] 후두엽 알파 ERD와 전두엽 세타 ERS를 이용하여 주의력결핍 과잉행동장애(ADHD) 아동에서 저하되는 주의력 유지와 기억 인코딩 기능에 대한 신경학적 지표를 찾을 수 있다.[61] 특수언어장애(specific language impairment: SLI) 환자군의 경우 델타, 세타, 알파 등 저주파 대역의 ERD가 상대적으로 저하되며 언어 처리 과정에서의 장애를 보인다.[62] 조현병 환자군에서는 두정엽과 후두엽의 베타 ERD 및 운동 영역의 베타 ERD가 정상군에 비해 상대적으로 저하되는 현상이 발견된다.[63, 64] 시간적 기대 과제(temporal expectancy task) 과정에서 경도인지장애(mild cognitive impairment: MCI) 환자군의 전두엽 세타 ERS가 유사 고연령 정상인군에 비해 줄어드는 현상은 인지장애로 인한 주의 기능 저하를 나타낸다.[65] 수면 중 이갈기 증상을 보이는 환자군은 정상인에 비해 주먹을 쥐거나 씹는 동작을 할 때 감각운동 영역에서 더 큰 ERD가 발생하는 것을 볼 수 있다.[66]

이와 같이 ERD/ERS의 특징적 차이를 이용하여 다양한 신경질환을 진단하는 도구로서의 활용 가능성이 높으며, 향후 심화된 ERD/ERS 분석 기법이 지속적으로 개발된다면 더욱 정확한 진단 도구로서 개발될 수 있을 것으로 예상된다.

참고문헌

1. Pfurtscheller, G., & Lopes da Silva, F. H. (1999). Event-related EEG/MEG synchronization and desynchronization: Basic principles. *Clinical Neurophysiology*, 757-760.
2. Pfurtscheller, G. (1977). Graphical display and statistical evaluation of event-related desynchronization(ERD). *Electroencephalography and Clinical Neurophysiology*, 757-760.
3. Pfurtscheller, G., & Aranibar, A. (1977). Event-related cortical desynchronization detected by power measurements of scalp EEG. *Electroencephalography and Clinical Neurophysiology, 42*(6), 817-826.
4. Pfurtscheller, G. (1992). Event-related synchronization(Ers)-An electrophysiological correlate of cortical areas at rest. *Electroencephalography and Clinical Neurophysiology, 83*(1), 62-69.
5. Savers, B. M., Beagley, H. A., & Henshall, W. R. (1974). The mechanism of auditory evoked EEG responses. *Nature*, 481-483.
6. Jancke, L., Lutz, K., & Koeneke, S. (2006). Converging evidence of ERD/ERS and BOLD responses in motor control research. *Event-Related Dynamics of Brain Oscillations, 159*, 261-271.
7. da Silva, F. L. (1991). Neural mechanisms underlying brain waves- from neural membranes to networks. *Electroencephalography and Clinical Neurophysiology, 79*(2), 81-93.
8. Singer, W. (1993). Synchronization of cortical activity and its putative role in information-processing and learning. *Annual Review of Physiology, 55*, 349-374.

9. Boly, M. et al. (2012). Connectivity changes underlying EEG changes during propofol–induced loss of consciousness. *Journal of Neuroscience*, 7082–7090.

10. Lopes da Silva, F. H. et al. (1976). Models of neuronal populations: The basic mechanisms of rhythmicity. *Progress in Brain Research, 45*, 281–308.

11. Elul, R. (1971). The genesis of the EEG. *International Review of Neurobiology, 15*, 227–272.

12. Kirschstein, T., & Kohling, R. (2009). What is the source of the EEG? *Clinical EEG Neuroscience*, 146–149.

13. Pfurtscheller, G., & Lopes da Silva, F. H. (1999). Event–related desynchronization and related oscillatory phenomena of the brain, in Handbook of electroencephalography and clinical neurophysiology. Amsterdam: Elsevier.

14. Kalcher, J., & Pfurtscheller, G. (1995). Discrimination between phase–locked and non–phase–locked event–related EEG activity. *Electroencephalography and Clinical Neurophysiology, 94*(5), 381–384.

15. Boiten, F., Sergeant, J., & Geuze, R. (1992). Event–related desynchronization–the effects of energetic and computational demands. *Electroencephalography and Clinical Neurophysiology, 82*(4), 302–309.

16. Sterman, M. B., Kaiser, D. A., & Veigel, B. (1996). Spectral analysis of event–related EEG responses during short–term memory performance. *Brain Topography, 9*(1), 21–30.

17. Magnani, G. et al. (1998). Event–related desynchronization to contingent negative variation and self–paced movement paradigms in Parkinson's disease. *Movement Disorders, 13*(4), 653–660.

18. Klimesch, W. et al. (1998). A method for the calculation of induced band power: Implications for the significance of brain oscillations. *Evoked Potentials–Electroencephalography and Clinical Neurophysiology, 108*(2), 123–130.

19. Florian, G., & Pfurtscheller, G. (1995). Dynamic spectral–analysis of event–related EEG data. *Electroencephalography and Clinical Neurophysiology, 95*(5), 393–396.

20. Burgess, A. P., & Gruzelier, J. H. (1996). The reliability of event–related desynchronisation: A generalisability study analysis. *International Journal of Psychophysiology, 23*(3), 163–169.

21. Clochon, et al. (1996). A new method for quantifying EEG event–related desynchronization: Amplitude envelope analysis. *Electroencephalography and Clinical Neurophysiology, 98*(2), 126–129.

22. Makeig, S. (1993). Auditory event–related dynamics of the EEG spectrum and effects of exposure to tones. *Electroencephalography and Clinical Neurophysiology*, 283–293.

23. Pfurtsheller, G., & Aranibar, A. (1979). Event–related desynchronization detected by power measurements of scalp EEG. *Electroencephalography and Clinical Neurophysiology*, 817–826.

24. Stancak, A. Jr., & Pfurtsheller, G. (1996). Event–related desynchronization of central beta rhythms in brisk and slow self–paced finger movements of dominant and nondominant hand. *Cognitive Brain Research*, 171–184.

25. Leocani, L. et al. (1997). Event–related coherence and event–related desynchronization/synchronization in the 10 Hz and 20 Hz EEG during self–paced movements. *Evoked Potentials–Electroencephalography and Clinical Neurophysiology, 104*(3), 199–206.

26. Pfurtscheller, G., Stancak, A., & Neuper, C. (1996). Post-movement beta synchronization. A correlate of an idling motor area? *Electroencephalography and Clinical Neurophysiology, 98*(4), 281-293.

27. Edlinger, G. et al. (1998). High-resolution ERD: Cortical imaging of event-related desynchronization during motor imagery. Proceedings of the 20th Annual International Conference of the Ieee Engineering in Medicine and Biology Society, Vol 20, Pts 1-6, 20, 2128-2130.

28. Stancak, A. (2006). Cortical oscillatory changes occurring during somatosensory and thermal stimulation. *Event-Related Dynamics of Brain Oscillations, 159*, 237-252.

29. Pfurtscheller, G., Krausz, G., & Neuper, C. (2001). Mechanical stimulation of the fingertip can induce bursts of beta oscillations in sensorimotor areas. *Journal of Clinical Neurophysiology, 18*(6), 559-564.

30. Gaetz, W., & Cheyne, D. (2006). Localization of sensorimotor cortical rhythms induced by tactile stimulation using spatially filtered MEG. *Neuroimage, 30*(3), 899-908.

31. Ohara, S. et al. (2004). Attention to a painful cutaneous laser stimulus modulates electrocorticographic event-related desynchronization in humans. *Clinical Neurophysiology, 115*(7), 1641-1652.

32. Raij, T. T. et al. (2004). Modulation of motor-cortex oscillatory activity by painful A delta- and C-fiber stimuli. *Neuroimage, 23*(2), 569-573.

33. Aftanas, L. I. et al. (1996). Pre-and post-stimulus processes in affective task and event-related desynchronization(ERD): Do they discriminate anxiety coping styles? *International Journal of Psychophysiology, 24*(3), 197-212.

34. Klimesch, W. (1996). Memory processes, brain oscillations and EEG synchronization. *International Journal of Psychophysiology, 24*(1-2),

61–100.

35. Klimesch, W., Pfurtscheller, G., & Schimke, H. (1993). Pre–and post–stimulus processes in category judgement tasks as measured by event–related desynchronization(ERD). *Journal of Psychopsysiology, 6*(3), 185–203.

36. Klimesch, W. et al. (1997). Event–related desynchronization in the alpha band and the processing of semantic information. *Cognitive Brain Research, 6*(2), 83–94.

37. Vanwinsum, W., Sergeant, J., & Geuze, R. (1984). The functional–significance of event–related desynchronization of alpha–rhythm in attentional and activating tasks. *Electroencephalography and Clinical Neurophysiology, 58*(6), 519–524.

38. Dujardin, K. et al. (1993). Evaluation of event–related desynchronization (ERD) during a recognition task–effect of attention. *Electroencephalography and Clinical Neurophysiology, 86*(5), 353–356.

39. Klimesch, W. et al. (1996). Event–related desynchronization (ERD) and the Dm effect: Does alpha desynchronization during encoding predict later recall performance? *International Journal of Psychophysiology, 24*(1–2), 47–60.

40. Klimesch, W. et al. (1996). Theta band power in the human scalp EEG and the encoding of new information. *Neuroreport, 7*(7), 1235–1240.

41. Klimesch, W., Schimke, H., & Schwaiger, J. (1994). Episodic and semantic memory–An analysis in the EEG theta–band and alpha–band. *Electroencephalography and Clinical Neurophysiology, 91*(6), 428–441.

42. Gray, C. M. et al. (1989). Oscillatory responses in cat visual–cortex exhibit Inter–columnar synchronization which reflects global stimulus properties. *Nature, 338*(6213), 334–337.

43. Murthy, V. N., & Fetz, E. E. (1992). Coherent 25–Hz to 35–Hz oscillations in the sensorimotor cortex of awake behaving monkeys. *Proceedings of the National Academy of Sciences of the United States of America, 89*(12), 5670–5674.

44. Pfurtscheller, G., Neuper, C. & Kalcher, J. (1993). 40–Hz oscillations during motor behavior in man. *Neuroscience Letters, 164*(1–2), 179–182.

45. Crone, N. E. et al. (1998). Functional mapping of human sensorimotor cortex with electrocorticographic spectral analysis–I. Alpha and beta event–related desynchronization. *Brain, 121*, 2271–2299.

46. Brechet, R., & Lecasble, R. (1965). Reactivity of mu rhythm to flicker. *Electroencephalography and Clinical Neurophysiology, 18*(7), 721–722.

47. Koshino, Y., & Niedermeyer, E. (1975). Enhancement of rolandic mu–rhythm by pattern vision. *Electroencephalography and Clinical Neurophysiology, 38*(5), 535–538.

48. Pfurtscheller, G., & Neuper, C. (1997). Motor imagery activates primary sensorimotor area in humans. *Neuroscience Letters, 239*(2–3), 65–68.

49. Suffczynski, P., Pijn, P. J. M., Pfurtscheller, G., & Lopes da Silva, F. H. (1999). Event–related dynamics of alpha band rhythms: A neuronal network model of focal ERD/surround ERS. In G. Pfurtscheller, & F. H. Lopes da Silva (Eds.), *Event–related desynchronization: Handbook of electroencephalography and clinical neurophysiology, Vol. 6.* (pp. 67–85). Amsterdam: Elsevier.

50. Defebvre, L. et al. (1996). Movement related desynchronisation pattern preceding voluntary movement in untreated Parkinson's disease. *Journal of Neurology Neurosurgery and Psychiatry, 60*(3), 307–312.

51. Praamstra, P., & Pope, (2007). Slow brain potential and oscillatory EEG manifestations of impaired temporal preparation in Parkinson's disease.

Journal of Neurophysiology, 98(5), 2848–2857.

52. Gulyas, S. et al. (2006). Post–movement beta synchronisation after saccades in controls and in patients with Parkinson's disease. *European Journal of Neurology, 13*, 210.
53. Heida, T. et al. (2014). Event–related mu–rhythm desynchronization during movement observation is impaired in Parkinson's disease. *Clinical Neurophysiology, 125*(9), 1819–1825.
54. Derambure, et al. (1997). Abnormal cortical activation during planning of voluntary movement in patients with epilepsy with focal motor seizures: Event–related desynchronization study of electroencephalographic mu rhythm. *Epilepsia, 38*(6), 655–662.
55. Yanagisawa, T. et al. (2009). Movement induces suppression of interictal spikes in sensorimotor neocortical epilepsy. *Epilepsy Research, 87*(1), 12–17.
56. Adam, R., Isabella, S., & Chan, J. L. (2015). Insight into motor control and motor impairment from stroke and beta oscillations. *Journal of Neurophysiology, 114*(6), 3033–3035.
57. Li, M. et al. (2014). Neurophysiological substrates of stroke patients with motor imagery–based brain–computer interface training. *International Journal of Neuroscience, 124*(6), 403–415.
58. Gourab, K., & Schmit, B. D. (2010). Changes in movement–related beta–band EEG signals in human spinal cord injury. *Clinical Neurophysiology, 121*(12), 2017–2023.
59. Lopez Larraz, E. et al. (2015). Evolution of EEG motor rhythms after spinal cord injury: A longitudinal study. *Plos One, 10*(7).
60. Daly, I. et al. (2014). Exploration of the neural correlates of cerebral palsy for sensorimotor BCI control. *Frontiers in Neuroengineering, 7*, 20.

61. Lenartowicz, A. et al. (2014). Electroencephalography correlates of spatial working memory deficits in attention-deficit/hyperactivity disorder: Vigilance, encoding, and maintenance. *Journal of Neuroscience, 34*(4), 1171-1182.

62. Bishop, D. V., Hardiman, M. J., & Barry, J. G. (2010). Lower-frequency eventrelated desynchronization: A signature of late mismatch responses to sounds, which is reduced or absent in children with specific language impairment. *Journal of Neuroscience, 30*(46), 15578-15584.

63. Dias, E. C. et al. (2013). Abnormal task modulation of oscillatory neural activity in schizophrenia. *Frontiers in Psychology, 4*, 540.

64. Singh, F., Pineda, J., & Cadenhead, K. S. (2011). Association of impaired EEG mu wave suppression, negative symptoms and social functioning in biological motion processing in first episode of psychosis. *Schizophrenia Research, 130*(1-3), 182-186.

65. Caravaglios, G. et al. (2013). Theta responses are abnormal in mild cognitive impairment, evidence from analysis of theta event-related synchronization during a temporal expectancy task. *Journal of Neural Transmission (Vienna), 120*(7), 1093-1107.

66. Kervancioglu, B. B. et al. (2012). Sensorimotor cortical activation in patients with sleep bruxism. *Journal of Sleep Research, 21*(5), 507-514.

2. 단일 채널 선형/비선형 뇌파 분석

서 론

피질 뇌파는 인간의 인지, 정서 또는 자발적인 정신기능에 관련된 피질 내 뉴런들의 발화가 동시다발적으로 발생함에 따라 부근 활성 위치들로부터 획득할 수 있는 미세한 전기 신호다.[1-3] 뉴런 집단으로부터 다양한 진동 주파수가 뇌파에 포함될 수 있으며, 이에 따라 EEG 신호의 진폭과 주파수가 조절될 수 있다.[2] 지금까지 주로 알려진 뇌 기능 관련 정량적 EEG 신호의 특성 정보는 0.1~30Hz에서 관찰되어 왔으며,[3-5] 측정장비의 발달에 따라 30Hz 이상의 고주파 대역의 뇌파에서도 다양한 뇌 기능 정보가 발견되고 있다.[6-10] 이러한 특성을 바탕으로 EEG는 오랫동안 다양한 임상적 연구를 위해 사용되어 왔으며,[11-13] 특히 육안검사를 통한 진단의 목적으로 적극 활용되어 왔다.[14] 하지만 뉴런 집단의 지속적인 발화로 인해 연속적인 상태 변화가 이루어지는 뇌파를 정밀한 분석 절차 없이 관찰하다 보면 중요한 정보를 놓칠 가능성이 있다. 따라서 뇌파를 분석하기 위한 다양한 수리, 통계적 신호 처리 및 분석 기법들이 개발되어 왔으며, 이를 기반으로 뇌와 컴퓨터를 연계한 뇌-컴퓨터 접속(brain-computer interface)과 같은 기술 발전이 가속화되었다.[15-18] 여기서는 뇌파 분석을 위한 방법론을 신호적 특성과 분석 모델의 구성에 따라 선형 분석(linear analysis)과 비선형 분석(non-linear analysis)으로 분류하여 설명하고자 한다. 선형 분석은 EEG의 시간-주파수 분포 특성을 통해 시간에 따른 주파수 대역당 신호 파워 변화량을 직접적으로 파악할 수 있는 방법으로, 주로 선형 시스템에 기반을 둔 방법들이다.[19] 여기서 언급할 예정인 스펙트럼 분석 또한 선형 시불변(linear time-invariant: LTI) 시스템에 기반한 것이며, 데이터의 선형성(linearity)을 가정함으로써 수행될 수 있는 방법이다. 여기서는 이러한 두 방법론들에 포함되는 대표적인 분석 방법을 개념 위주로 살펴보고자 한다.

푸리에 분석

보편적으로 신호는 연속 신호와 이산 신호로 분류되며, 다르게는 아날로그 신호와 디지털 신호로 나뉜다. 연속적 특성을 띠는 생체 신호, 특히 EEG 신호는 시간에 따라 진동수와 진폭이 수시로 변하며, 이를 컴퓨터 기반에서 분석하기 위해 샘플링(sampling) 및 양자화(quantization) 과정을 거침으로써 디지털 이산 신호로 변환한다. 즉, EEG 신호는 시간 또는 주파수 도메인(time or frequency domain)상에서 다양한 특징적 형태로 표현될 수 있기 때문에 뇌의 기능적 신호 성분에 따라 구분하여 분석할 필요가 있다.[20] 푸리에 분석(Fourier analysis)은 여러 주파수 성분들이 포함되어 있는 시간 도메인 신호를 주파수 성분들로 분해하여 다양한 대역 구간의 실효 진폭 크기를 관찰할 수 있는 가장 기본적인 방법이다. 단지 육안으로 시계열(time series) 신호를 통해 주파수별 특징을 파악하기란 쉽지 않으므로 푸리에 변환(Fourier transform) 과정을 통해 진동수별 진폭, 즉 주파수별 실효 진폭 크기로 변환하여 관찰할 수 있다. 수학적으로 설명하자면, 주기신호 $x[n]$에 대한 이산 푸리에 변환은 다음과 같이 정의된다.[19, 21, 22]

$$X(e^{j\omega}) = F\{x[n]\} = \sum_{n=0}^{N-1} x[n]e^{-j\omega n} \tag{1}$$

복소수를 기하학적 관점으로 표현한 복소평면(complex plane) 또는 z–평면이라 불리는 공간 개념에 따라 각주파수(angular frequency) $\omega = 2\pi f$는 주파수 f만큼의 2π 주기의 회전 수를 나타내며, 이를 N개의 길이만큼의 샘플링 주파수 범위로 재구성한다. 이와 반대로 주파수 성분을 시계열 신호로 변환하기 위해서는 역 푸리에 변환(inverse Fourier transform)을 이용하며, 식은 다음과 같다.[19]

$$x[n] = F^{-1}\{X(e^{j\omega})\} = \frac{1}{2\pi}\int_{-\pi}^{\pi} X(e^{j\omega})e^{j\omega n}dw \tag{2}$$

푸리에 변환의 주요한 성질은 각 주파수에 대해 주기성(periodicity)을 띠며, 복소수 형태의 결과로 나오는 주파수 응답은 입력 이산 신호에 대해 켤레 대칭적인 대칭성(symmetry)을 보인다. 결국 각 주파수의 반주기($\omega \in [0, \pi]$)만 고려하면 되는데, 실제 샘플링 주파수 f_s에 대해 절반인 $f_s/2$만큼의 주파수를 나이퀴스트 주파수(nyquist frequency)라고 한다. 결론적으로, 모든 실수에 대해 선형성(linearity)을 가지는 푸리에 분석법은 가장 널리 쉽게 사용되며, 이를 기반으로 스펙트럼 분석 및 시간–주파수 분석 등을 위한 주파수 분석 방법의 초석이 되어 왔다.

윈도우 함수

EEG 신호는 다양한 요인으로 인해 시간에 따라 끊임없이 변한다. 푸리에 분석은 변화하는 뇌파로부터 주파수 분석을 가능케 해 주는 아주 유용한 방법이지만, 시간에 따른 주파수 변화를 관찰하기 위해서는 푸리에 변환을 적용하기 위한 적정 시간의 신호 길이가 필요하다. 여기서 신호 길이를 지정하는 것을 윈도우(window)라고 하며, 균일한 윈도우를 정해진 중첩 구간만큼 이동(shift)시키며 푸리에 분석을 수행한다.[19, 23] 이때 이동하는 윈도우[특히, 직사각 윈도우(boxcar window)[24]]의 신호는 중첩분석(overlapping analysis)이 동반될 경우 이전 윈도우의 신호와 연속적이지 못하는 문제가 발생한다. 이는 급격한 변화(sharp variation)를 가진 신호로 인한 오차를 야기하며, 결국 푸리에 변환 후 극단적인 진폭 및 파워 변화량을 반영한다. 이러한 문제를 방지하기 위해 이전 윈도우와 현재 윈도우의 연속성 유지를 가능하게 하는 해밍 윈도우(hamming window)[25] 또는 해닝 윈도우(hanning window)[26] 등의 변환함수 모델이 사용되고 있다. 대표적으로 사용되는 윈도우 함수들은 다음과 같다.

직사각 윈도우 $$f_{rec}[n] = \begin{cases} 1, & |n| < N \\ 0, & otherwise \end{cases} \quad (3)$$

해밍 윈도우 $$f_{ham}[n] = 0.54 - 0.46\cos\left(\frac{2\pi n}{N-1}\right) \quad (4)$$

해닝 윈도우 $$f_{han}[n] = 0.5\left\{1 - \cos\left(\frac{2\pi n}{N-1}\right)\right\} \quad (5)$$

웰치 윈도우 $$f_{welch}[n] = 1 - \left(\frac{n - \frac{N-1}{2}}{\frac{N-1}{2}}\right)^2 \quad (6)$$

이러한 윈도우 함수들은 각 신호의 작은 기복(ripple) 전압 특성에 따라 선택적으로 적용될 수 있으며, 이를 통해 시간에 따른 신호의 연속 주파수 분석이 가능하다. 또한 주파수의 파워 스펙트럼 분석 및 시간-주파수 분석 방법 등과 같은 선형 분석 방법들에 유용하게 사용된다.

파워 스펙트럼 분석

신호 주파수의 스펙트럼 특성은 식 (1)에 의해 쉽게 얻을 수 있다. 하지만 EEG 신호 자체는 매우 복잡한 신호로 다양한 주파수 성분들이 각기 다른 진폭 크기로 분포하고 있다. 따라서 각 주파수 대역별 고유 진동 특성의 절대 진폭(또는 전압)만으로 실효치를 단정지을 수 없으므로, 주파수 대역별 파워를 계산하는 것이 필요할 때가 있다. 이를 파워 스펙트럼 분석(power spectral analysis) 또는 파워 스펙트럼 밀도(power spectral density: PSD)라고 불린다. PSD는 다음 식과 같이 정의된다.[19, 27]

$$PSD\{x[n]\} = \sum_{m=1-N}^{N-1} R_{xx}[m]e^{-j\omega m} \tag{7}$$

$$R_{xx}[m] = \frac{1}{N}\sum_{n=0}^{N-|m|-1} x[n]x[n+m] \tag{8}$$

이는 신호의 시간에 따른 자기상관함수 $R_{xx}[m]$에 대해 푸리에 변환을 수행한 것과 같으며, 이산 푸리에 변환을 이용하면 다음과 같이 간략하게 정리할 수 있다.

$$PSD\{x[n]\} = \frac{1}{N}|X(e^{j\omega})| \tag{9}$$

한편, 이와 같은 이산 푸리에 변환을 이용한 PSD는 주기도(periodogram)라고 알려지며, 이는 고속 푸리에 변환(fast Fourier transform: FFT)으로 쉽게 계산될 수 있다. 주기도의 평균은 N을 늘릴수록 실제 PSD에 수렴하는 특징을 갖는다. 하지만 편차는 N을 늘린다 해도 0으로 감소하지 않으므로 편의추정량(biased estimator)이 된다. 이러한 파워 스펙트럼을 평균 주기도라고 부르며, 이에 기반한 가장 유명한 방법으로 웰치스 방법이 있다.[19, 28] 이는 윈도우를 시간에 따라 중첩 이동함과 동시에 윈도우별로 주파수 분석을 수행하는 방법으로, EEG 신호와 같은 비정상(non-stationary) 신호의 파워 스펙트럼 분석을 수행할 때 널리 쓰인다.

자기회기 모델[Auto-regressive(AR) model]

지금까지 설명한 신호의 현상적 정보를 거의 요구하지 않고도 주파수 스펙트럼 분석을 충분히 할 수 있는 푸리에 분석은, 고전적인 방법임에도 매우 매력적인 방법이다. 그런데 간혹 시간에 따른 주파수 파워의 변화량을 즉시 파악할 필요가 있기 때문에 시계열 분석이 불가피한 경우가 많다. 이러한 방법 중 파라미터 기반의 스펙트럼 분석법이 있는데, 대표적으로 AR 모델을 들 수 있다.[19, 29] 파라미터 기반의 스펙트럼 방법들은 시간 도메인 분석에 기반하더라도 신호의 주파수 특성과 스펙트럼 추론 개념이 접목되며 긴 신호 데이터의 짧은 구간을 조각별로 다룰 수 있다는 장점이 있다. 단일 EEG 채널의 신호를 위한 AR 모델은 다음과 같이 정의된다.[19]

$$y[n] = -\sum_{i=1}^{p} \alpha_i y[n-1] + \varepsilon[n] \tag{10}$$

계수 α는 이전 출력신호의 선형모델 파라미터로 현재 입력신호와의 비교를 위해 사용되며, 그 값에 따라 스펙트럼 추정 양상이 달라진다. 즉, 출력신호는 입력신호와 이전 출력신호에 종속적인 특징을 갖기 때문에 이와 같이 예측된 모델 파라미터는 이전 출력신호와 입력신호에 의해 조절되며, 결과적으로 신호의 파워 스펙트럼은 생성된 선형 모델을 기반으로 연속적으로 추정될 수 있다. 이러한 AR 모델은 실시간 주파수 스펙트럼 분석을 위해 널리 사용되는 방법 중 하나로, 모델 차수 p에 의해 시스템 처리 속도가 좌우되기도 한다.

단시간 푸리에 변환

시간과 주파수 간의 상관관계는 신호에 포함된 주파수 파워 스펙트럼의 시간에 따른 변화량과 연관된다. EEG 신호는 내부 또는 외부의 자극 및 자발적인 상태 조절에 따라 집단뉴런의 응답이 수시로 변하기 때문에 특히 시간에 따른 성분 분석을 고려해야 한다. 푸리에 분석 방법 및 파워 스펙트럼 밀도 등은 특정 시간 구간의 주파수 성분들을 분해하여 관찰하는 정도에 지나지 않으나, 윈도우 함수를 이용해 적정 시간 간격으로 이동시켜 가며 이를 분석하면, 시간에 따른 주파수 파워 변화량을 파악할 수 있다. 가장 널리 쓰이는 시간–주파수 분석 방법 중 하나는 바로 단시간 푸리에 변환(short–time Fourier transform: STFT)이며, 가장 직관적인 분석 방법이다.[30–32] STFT 분석 방법은 [그림 3–24]와 같이 윈도우 사이즈 W만큼의 신호를 푸리에 변환을 통해 N개의 주파수에 대한 주파수 스펙트럼을 구하고, 이를 균일한 시간 해상도로 나타낼 수 있다. 즉, 특정 시간대의 특정 주파수 대역에 대한 파워의 변화를 관찰하고자 할 때 매우 유용하게 사용될 수 있는 방법이다.[19] 또한 다른 시간–주파수 분석 방법에 비해 비교적 빠른 분석 속도를 기대할 수도 있다.

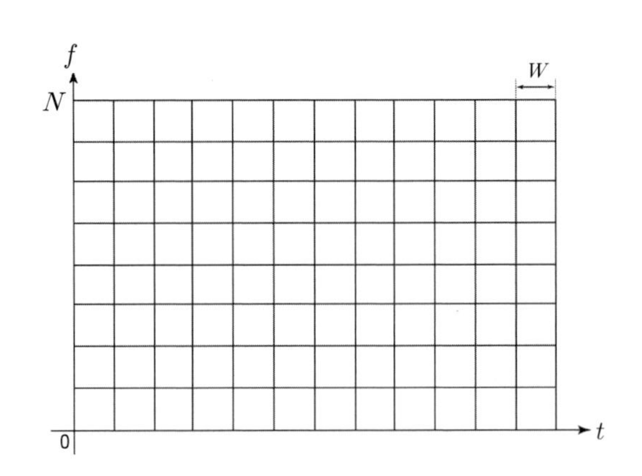

[그림 3-24] 단시간 푸리에 변환 분석 분해능

그러나 단일 윈도우 크기를 사용하므로 주파수의 초당 진동수를 고려하지 않아 비교적 느린 저주파 대역 신호에 대한 분석이 어려울 수 있다. 빠른 신호는 초당 여러 사이클을 형성하므로 성분 검출에 대한 신뢰성이 높을 수 있으나, 느린 신호의 경우 초당 사이클이 낮아서 신뢰성이 현저히 떨어질 수 있기 때문이다. 그래도 각 주파수별 파워에 대한 가시적 평가에는 유용하여 여전히 많이 사용되는 분석 방법 중 하나다.[33]

웨이블릿 변환

STFT는 이전에서 언급한 바와 같이 시간 분석 해상도가 유동적이지 못하여 다양한 주파수 스펙트럼을 분석하는 데 제한이 있다. 특히 윈도우 길이는 보통 STFT 수행 전에 미리 고정시키기 때문에 스펙트럼 표현의 다양성에 대해 융통성이 다소 부족할 수 있다. 즉, 시간 윈도우의 길이가 길수록 주파수 해상도는 향상될 수 있으나 시간 해상도는 약화된다. 이러한 시간-주파수 위치화 한계를 개선하기 위해 Grossmann과 Morlet은 웨이블릿 변환(Wavelet transform) 분석을 도입했다.[34, 35] 웨이블릿 변환은 [그림 3-25]와 같이 빠르거나 느린 주파수를 특징적으로 분석하기 위해 넓고 좁은 윈도우를 통합적으로 사용한다.

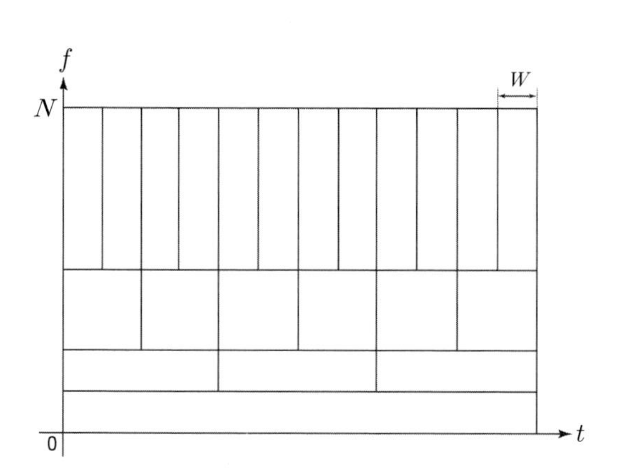

[그림 3-25] 웨이블릿 시간–주파수 분석 분해능

이를 통해 모든 주파수 범위에 대해 최적의 시간-주파수 분해 분석을 가능하게 한다. 웨이블릿 변환 분석은 다양한 탐측(probing) 함수들이 사용되는데, 이러한 함수들은 기본적이고 유일 함수인 모웨이블릿(mother wavelet)으로부터 비롯된다. 흔히 많이 쓰이는 웨이블릿 함수는 Morlet 웨이블릿과 Mexican hat 웨이블릿 등이 있으며, 다음과 같이 정의된다.[19, 35, 36]

Morlet 웨이블릿: $$\Psi_{Mr}[t] = e^{(-t^2/2)\cos(5t)} \tag{11}$$

Mexican hat 웨이블릿: $$\Psi_{Mh}[t] = \left(\frac{2}{\sqrt{3}}\pi^{-0.25}\right)(1-t^2)e^{(-t^2/2)} \tag{12}$$

이러한 웨이블릿 함수는 신호 $x[t]$의 분석 조건에 따라 선택적으로 사용될 수 있으며, 이를 바탕으로 한 연속 웨이블릿 변환(continuous wavelet transform)은 다음 식과 같이 정의된다.

$$W\{x[t];\alpha,\ \beta\} = \frac{1}{\sqrt{|\alpha|}}\int_{-\infty}^{\infty} x[t]\Psi^{*}_{\alpha,\ \beta}\left(\frac{t-\beta}{\alpha}\right)dt \tag{13}$$

이때 α와 β는 각각 스케일과 시간적 변환 파라미터에 해당하며, $\alpha > 1$일 경우 시간 t에 따라 늘어나고, $0 < \alpha < 1$일 경우 수축한다. 웨이블릿 계수(wavelet coefficient) W는 웨이블릿 팽창 변환과 신호 x와의 상관관계 또는 유사성을 나타내며, 이를 통해 EEG 신호의 시간-주파수 상관관계를 묘사할 수 있다.

비선형 뇌파 분석

자연에서 발생하고 관찰할 수 있는 모든 물리량은 비선형적인 특징을 가지고 있다. 단일 원인에 대한 단일 결과값을 가지는 선형 시스템과는 달리, 비선형적 시스템의 특징은 하나의 입력이 예측하기 어려운 다양한 결과를 생성한다. 기존의 선형적 분석 기법을 벗어나 뇌파를 비선형 동특성(nonlinear dynamic)을 가지는 하나의 비선형 시계열 신호로 이해하고, 이에 적합한 비선형 분석법으로 해석하고자 하는 다양한 시도가 있어 왔다. 여기서는 비선형 동특성 시스템과 단일 뇌파 시계열 신호의 비선형 분석법에 초점을 맞추어 이에 대한 주요 개념과 뇌파 분석 연구 사례를 살펴보고자 한다.

동특성 시스템(dynamic system)이란 초기 상태가 주어졌을 때 이 시스템이 어떻게 변화하는지를 결정하는 하나의 모델을 의미한다.[37] 이러한 동특성 시스템은 상태(state)와 동특성(dynamics)으로 나누어 이해할 수 있는데, 시스템의 상태란 특정 시간에 이 시스템이 어떠한 상태에 놓여 있는지를 여러 가지 변수를 통해 결정짓는 것을 의미한다. 결과적으로 시스템의 상태는 m 차원의 공간(space) 위에 하나의 점(point) 또는 벡터(vector)로 표현되며, 이러한 공간을 시스템의 상태 공간(state space) 혹은 위상 공간(phase space)이라고 한다. 시스템의 동특성이란 이러한 상태가 시간에 따라 어떻게 변화하는지를 정의한 특정한 법칙 혹은 수식 집합을 의미한다. 시스템의 동특성적인 진화 형태는 상태 공간에서의 시간에 따른 연속적인 상태 변화를 의미하며, 이를 선으로 연결한 것을 시스템의 궤적(trajectory)이라 한다.

결정론적(deterministic) 동특성 시스템의 주요 특성을 이해하기 위한 예로 끌개(attractor)에 대한 개념을 들 수 있는데, 만약 우리가 특정한 시스템을 오랜 시간 동안 바라본다면 시스템의 상태가 전체 상태 공간에서 어떠한 부분 공간(subspace)으로 수렴하는 경우를 관찰할 수 있다. 이러한 부분 공간의 기하학적인 실체(object)를 시스템의 끌개라고 한다. 이런 끌개의 상태 공간 내에서의 기하학적인 정보는 시스템 동특성에 대한 중요한 정보를 제공하며, 동시에 그 시스템의 고유 특성을 나타낸다. 그래서 그동안 고유의 끌개 속성 혹은 시스템의 동특성을 객관적으로 정의하고자 하는 여러 가지 정량적 표현이 개발되어 왔다. 그중 하나가 끌개의 차원(dimension)이다. 이는 시스템의 자유도(degree of freedom) 혹은 동특성의 복잡성(complexity)을 나타내는 값으로 이해할 수 있으며, 그 특성에 따라 하나의 점을 가지는 점끌개는 0차원, 특정한 궤도와 제한적 주기(limit cycle)를 가지는 끌개는 1차원, 몸통(torus) 끌개는 주기적 진동수에 따라서 임의의 정수 차원을 가진다. 또한 이상(strange) 끌개는 비정수형인 프랙탈 차원(fractal dimension)을 가진다. 이러한 차원들은 끌개의 정적(static) 상태 변수에 해당하므로, 시간에 따른 변화 형태를 표현하지는 않는다.

반면, 랴푸노프 지수(Lyapunov exponents)나 엔트로피(entropy)는 끌개의 복잡성에 대한 동특성을 정량적으로 표현하는 데 활용되고 있다. 랴푸노프 지수는 끌개의 인근 궤적이 지수적으로 증가하는지(양의 지수) 혹은 감소하는지(음의 지수)를 나타낸다. 엔트로피는 이 랴푸노프 지수와 밀접한 관계를 가지면서 시간에 따른 정보의 손실률을 의미하며, 양의 랴푸노프 지수의 합과 동일한 값을 가진다.

시간 임베딩

단일 뇌파에 대한 비선형 시계열 분석을 위해서 가장 먼저 해야 할 작업은 단일 시계열 관측치들로부터 기저 시스템(underlying system)의 상태 공간으로 재구성하는 것이다. 주로 시간 임베딩(time embedding) 작업을 통해서 시계열 데이터를 상태 공간 벡터로 변환시키는데, 이러한 작업을 시간 임베딩이라고 한다. 즉, 임의의 시계열 신호 $\{S_i\}$, i=1, 2, ⋯를 가정한다면, 다음과 같이 $S_i = (s_i,\ s_{i+t},\ \ldots\ s_{i+(m-1)t})$, $S_i \in R^m$, m차원 공간으로 임베딩할 수 있다. 이때 t는 인덱스 지연(index lag), τ_s는 시간 샘플링 시간(sampling time)을 의미하며, $\tau_d = t\tau_s$는 지연 시간(delay time)을 나타낸다. 결국 시간 임베딩은 기본적으로 2개의 파라미터, 즉 지연(t)과 임베딩 차원(m)으로 정의될 수 있으며, 임의의 시계열 신호에서 이에 해당되는 적절한 파라미터들을 찾는 것이 중요한 문제가 된다. 대체로 지연(t)은 시계열 데이터의 가장 짧은 변화(가장 높은 주파수 요소)에 해당하는 값으로 지정하며, 임베딩 차원(m)은 시스템 고유의 차원(d)보다 반드시 2배 이상 큰 값을 가져야 한다($m > 2d+1$).

상관 차원

시계열 신호에서 끌개의 차원(d)을 정확히 추정하고자 하는 문제는 과거부터 현재까지 시계열 연구에서 큰 관심 분야 중 하나다. 예를 들어, 이상 끌개(strange attractor)는 프랙탈 차원(fractal dimension)을 가지며, 이는 끌개 복합성의 측정치를 의미한다. 상관 차원(ν)은 끌개 차원(d)의 하나의 추정치로 사용되며, 상태 공간에서의 기하학적인 자기동질성(self-similarity)에 대한 정량적 표현이다. 상관 차원(correlation dimension) 계산은 다음의 식과 같이 연속된 임베딩 차원(m)에 대해서 상태 공간에서의 임의의 반지름(ε)에 대한 상관 적분 $C(m, \varepsilon)$을 계산한다.

$$C(m, \varepsilon) = \frac{2}{N(N-1)} \sum_{i=1}^{N} \sum_{j=i+1}^{N} \Theta(\varepsilon - \| S_i - S_j \|) \tag{14}$$

여기서 Θ는 헤비사이드 스텝(heaviside step) 함수를 의미하며, 만약에 $x \leq 0$이면 $\Theta(x) = 0$을, $x > 0$이면 $\Theta(x) = 1$을 나타내므로, 이 값은 단순히 상대 공간상에서 (S_i, S_j) 간의 거리가 ε보다 작은 경우의 수들을 모두 합한 값을 의미한다. 하지만 식 (14)에는 근접거리뿐만 아니라 원치 않은 근접시간으로 인해 발생되는 오류가 포함되어 있기에 이를 보정하기 위해서 최소 근접시간 $t_{\min}$에 대해서 $|i-j| < n_{\min}$, $t_{\min} = n_{\min} \Delta t$인 경우를 무시하는 조건식을 적용하여 다음과 같이 정리한다.

$$C(m, \varepsilon) = \frac{2}{(N-n_{\min})(N-n_{\min}-1)} \sum_{i=1}^{N} \sum_{j=i+1+n_{\min}}^{n} \Theta(\varepsilon - \| S_i - S_j \|) \tag{15}$$

이후 무한한 데이터량과 작은 값에 대한 극한값을 고려해 본다면, C가 멱법칙(power law)과 같은 형태, $C(m, \varepsilon) \propto \varepsilon^D$를 가질 것이라 예상할 수 있다. 그러므로 상관 차원(v)은 다음과 같이 정의할 수 있다.

$$d(m,\ \varepsilon) = \frac{\partial \ln C(m,\ \varepsilon)}{\partial \ln \varepsilon},\ \ v = \lim_{\varepsilon \to 0} \lim_{N \to \infty} d(m,\ \varepsilon) \tag{16}$$

랴푸노프 지수

랴푸노프 지수는 비선형 시스템에서 유사한 초기 조건(initial condition)에서 발생한 궤적들이 얼마나 지수적으로 빨리 발산(divergence) 혹은 수렴(convergence)되는지를 정량화한 지수로서, 끌개의 혼돈성(chaoticity)을 표현하며 이상(strange) 끌개의 속성을 반영한다. 이는 상태 공간 내 끌개의 국소 아이겐 방향들(eigen-directions)의 팽창(expansion)과 축소(folding)에 대한 평균비를 의미하며, 최대 랴푸노프 지수값($L_{\max}$)이 양수이면 팽창률이 축소률보다 더 크다는 것을 의미한다. 이를 구하는 방법은 시간 지연(τ)과 m차원으로 임베딩된 상태 벡터 $S(t) = [S(t), S(t-\tau), \ldots, S(t-(m-1)\tau)]$가 주어질 때 최대 랴푸노프 지수($L_{\max}$)는 다음과 같은 식으로 정의된다.

$$L_{\max} = \frac{1}{N_a \Delta t} \sum_{i=1}^{N_a} \log_2 \frac{|\delta S_{ij}(\Delta t)|}{|\delta S_{ij}(0)|}, \tag{17}$$

$$\delta S_{ij}(0) = S(t_i) - S(t_j),\ \delta S_{ij}(\Delta t) = S(t_i + \Delta t) - S(t_j + \Delta t)$$

이때 $S(t_i)$는 기준이 되는 초기 상태 벡터를, 그리고 $S(t_j)$는 $S(t_i)$와 근접한 상태 벡터를 의미한다. $\delta S_{i,j}(0)$는 $S(t_j)$간 $S(t_i)$의 거리 변위를 나타내며, $\delta S_{i,j}(\Delta t)$는 Δt가 지난 후의 이 둘 간의 변화값을 나타낸다. 어떠한 비선형 시스템이 최대 랴푸노프 지수가 0보다 작은 값을 가진다면 이는 안정적인 고정점(stable fixed point)을 가지는 경우라 할 수 있고, 0값을 가지면 고정 한계 회전(stable limit cycle), 0보다 크고 무한대보다 작으면 혼돈(chaos), 무한대이면 잡음이라고 할 수 있다.

비선형 분석 기법 응용

앞서 살펴본 상관 차원과 최대 랴푸노프 지수는 그동안 수많은 뇌파 연구에 폭넓게 활용되어 왔다. 첫째, 수면 상태 뇌파 연구 분야에서 더 깊은 수면 상태는 더 낮은 뇌파 복잡성을 보여 주며, 이는 더 낮은 상관 차원과 더 낮은 최대 랴푸노프 지수로 관찰됨이 보고되었다. 선형 분석법과 비교한 연구에서는 선형 분석법에 해당하는 주파수 분석은 수면 2단계와 서파 수면(slow wave sleep) 단계는 잘 구별하는 반면에, 비선형 방법은 수면 1단계와 수면 2단계를 더 잘 구별한다는 것을 보였다. 이는 수면 2단계에서 비선형적인 현상이 강하게 보이고 있음을 의미한다.[38]

둘째, 비선형 뇌파 분석법은 의식 단계 변화 연구 분야에도 활용되고 있다. 1.5세부터 61세까지 총 14명의 환자를 대상으로 한 실험을 통해 각성(awake) 상태보다 졸림(drowsiness) 상태에서 더 높은 차원을 유지하고 있음을 확인한 연구가 있었으며,[39] 마취 상태에서 세보프루렌(sevoflurane) 농도와 상관 차원값이 높은 상관관계를 이룬다는 연구가 발표되기도 하였다.[40] 또한 마취로 인한 의식 변화 단계에서 근사(approximate) 엔트로피나 섀논 엔트로피와 같은 다양한 형태의 엔트로피 값이 의미 있는 변화 양상을 보인다는 연구도 보고되었다.[41, 42]

셋째, 간질 질환 연구에도 비선형 뇌파 기법은 중요하게 사용되고 있다. 간질 발작은 병리학적으로 복잡성 손실(loss of complexity)로 인해 발생되기 때문에 이때는 정상 의식 상태보다 최대 랴푸노프 지수의 감소가 관찰된다.[43] 이러한 연구 배경을 바탕으로 다양한 비선형 뇌파 분석법을 이용해 간질 발작 검출 시스템 개발이 가능함을 보이는 연구도 발표

되었다.[44]

마지막으로 심리 상태(mental state)와 신경정신질환(psychological disease)에 관한 연구 분야에서도 비선형 뇌파 분석법은 폭넓게 활용되고 있다. 많은 연구를 통해 조현병 환자군에서 낮은 상관 차원과 낮은 최대 랴푸노프 지수로서 낮은 복잡성이 보고되었다.[45-47]

참고문헌

1. Kirschstein, T., & Köhling, R. (2009). What is the source of the EEG? *Clinical EEG and Neuroscience*, 146–149.
2. Olejniczak, (2006). Neurophysiologic basis of EEG. *Journal of Clinical Neurophysiology*, 186–189.
3. Klimesch, W. (1999). EEG alpha and theta oscillations reflect cognitive and memory performance: A review and analysis. *Brain Research Reviews, 29*(2–3), 169–195.
4. Monto, S. et al. (2008). Very slow EEG fluctuations predict the dynamics of stimulus detection and oscillation amplitudes in humans. *Journal of Neuroscience, 28*(33), 8268–8272.
5. Pfurtscheller, G., Stancak, A., & Neuper, C. (1996). Event–related synchronization (ERS) in the alpha band–An electrophysiological correlate of cortical idling: A review. *International Journal of Psychophysiology, 24*(1–2), 39–46.
6. Steriade, M., Amzica, F., & Contreras, D. (1996). Synchronization of fast (30–40Hz) spontaneous cortical rhythms during brain activation. *Journal of Neuroscience, 16*(1), 392–417.
7. Lin, Y. F. et al. (2015). EEG gamma–band activity during audiovisual speech comprehension in different noise environments. *Cognitive Neurodynamics, 9*(4), 389–398.
8. Loza, C. A. et al. (2014). Classification of Hand Movement Direction based on EEG High–Gamma Activity. 2014 36th Annual International Conference of the Ieee Engineering in Medicine and Biology Society (Embc), 6509–6512.

9. Dumenko, V. N., & Kozlov, M. K. (2012). Dynamics of the gamma-band power of induced EEG responses to facial stimuli with increased visual working memory load. *Zhurnal Vysshei Nervnoi Deyatelnosti Imeni I P Pavlova, 62*(1), 20-32.

10. Fitzgibbon, S. et al. (2004). Cognitive tasks augment gamma EEG power. *Clinical Neurophysiology, 115*(8), 1802-1809.

11. Hughes, J. R. (1996). A review of the usefulness of the standard EEG in psychiatry. *Clinical Electroencephalography, 27*(1), 35-39.

12. Smith, S. J. M. (2005). EEG in the diagnosis, classification, and management of patients with epilepsy. *Journal of Neurology Neurosurgery and Psychiatry, 76*, 2-7.

13. Yagneswaran, S., Baker, M., & Petrosian, A. (2002). Power frequency and wavelet characteristics in differentiating between normal and Alzheimer EEG. Second Joint Embs-Bmes Conference 2002, Vols 1-3, Conference Proceedings, 2002, 46-47.

14. Duffy, F. H. et al. (1979). Long-term effects of an organophosphate upon the human electroencephalogram. *Toxicology and Applied Pharmacology, 47*(1), 161-176.

15. Pardey, J., Roberts, S., & Tarassenko, L. (1996). A review of parametric modelling techniques for EEG analysis. *Medical Engineering & Physics, 18*(1), 2-11.

16. Bashashati, A. et al. (2007). A survey of signal processing algorithms in braincomputer interfaces based on electrical brainsignals. *Journal of Neural Engineering, 4*(2), R32-R57.

17. Wolpaw, J. R. et al. (2000). Brain-computer interface technology: A review of the first international meeting. *IEEE Transactions on Rehabilitation Engineering, 8*(2), 164-173.

18. Krusienski, D. J., & Wolpaw, J. R. (2009). Brain computer interface research at the Wadsworth Center: Developments in noninvasive communication and control. *Brain Machine Interfaces for Space Applications: Enhancing Astronaut Capabilities, 86*, 147–157.
19. Tong, S., & Thankor, N. V. (2009). Quantitative EEG analysis methods and clinical applications. *Engineering in Medicine & Biology*.
20. Oken, B. S., & Chiappa, K. H. (1988). Short–term variability in EEG frequency–analysis. *Electroencephalography and Clinical Neurophysiology, 69*(3), 191–198.
21. Grass, E. R. (1975). Use of Fourier–transform in EEG 1938–1946. *Electroencephalography and Clinical Neurophysiology, 39*(1), 102.
22. Bostem, F. (1977). Quantification of EEG using Fourier–transform. *Electroencephalography and Clinical Neurophysiology, 42*(6), 859.
23. Allen, J. B. (1977). Short–term spectral analysis, synthesis, and modification by discrete Fourier–transform. IEEE Transactions on *Acoustics Speech and Signal Processing, 25*(3), 235–238.
24. Weisstein, E. W. (2015). Boxcar function. MathWorld–A Wolfram Web Resource. [Online]. Available: http://mathworld.wolfram.com/BoxcarFunction.html.
25. Enochson, L. D., & Otnes, R. K. (1968). Programming and analysis for digital time series data (No. SVM–3). MEASUREMENT ANALYSIS CORP LOS ANGELES CALIF.
26. Blackman, R. B., & Tukey, J. W. (1958). The measurement of power spectra from the point of view of communications engineering. 2. *Bell System Technical Journal, 37*(2), 485–569.
27. Cryer, J. D., & Chan, K. S. (2008). Introduction to spectral analysis. In *Time series analysis* (pp. 319–350). New York: Springer.

28. Welch, D. (1967). The use of fast Fourier transform for the estimation of power spectra: A method based on time averaging over short. IEEE Transactions on *Audio Electroacoustics*, 70-73.

29. Bos, R., de Waele, S., & Broersen, M. T. (2002). Autoregressive spectral estimation by application of the Burg algorithm to irregularly sampled data. IEEE Transactions on *Instrumentation and Measurement, 51*(6), 1289–1294.

30. Almeida, L. B. (1994). The fractional Fourier–transform and time–frequency representations. IEEE Transactions on *Signal Processing, 42*(11), 3084–3091.

31. Richards, M. A. (1982). Helium speech enhancement using the short–time Fourier–transform. IEEE Transactions on *Acoustics Speech and Signal Processing, 30*(6), 841–853.

32. Youn, D. H., & Kim, J. G. (1985). Short–time Fourier–transform using a bank of low–pass filters. IEEE Transactions on *Acoustics Speech and Signal Processing, 33*(1), 182–185.

33. Samiee, K., Kovacs, P., & Gabbouj, M. (2015). Epileptic seizure classification of EEG time–series using rational discrete short–time Fourier transform. IEEE Transactions on *Biomedical Engineering, 62*(2), 541–552.

34. Frick, P., Grossmann, A., & Tchamitchian, (1998). Wavelet analysis of signals with gaps. *Journal of Mathematical Physics, 39*(8), 4091–4107.

35. Grossmann, A. et al. (1987). Detection of abrupt changes in sound signals with the help of Wavelet transforms. *Advances in Electronics and Electron Physics*, 289–306.

36. Cheng, Y. S., & Liang, T. C. (1994). Rotational invariant pattern–recognition using a composite circular harmonic and 2d isotropic

Mexican–hat Wavelet filter. *Optics Communications, 112*(1–2), 9–15.

37. Stam, C. J. (2005). Nonlinear dynamical analysis of EEG and MEG: Review of an emerging field. *Clinical Neurophysiology, 116*(10), 2266–2301.
38. Fell, J. et al. (1996). Discrimination of sleep stages: A comparison between spectral and nonlinear EEG measures. *Electroencephalography and Clinical Neurophysiology, 98*(5), 401–410.
39. Matousek, M. et al. (1995). Global dimensional complexity of the EEG in healthy–volunteers. *Neuropsychobiology, 31*(1), 47–52.
40. Widman, G. et al. (2000). Quantification of depth of anesthesia by nonlinear time series analysis of brain electrical activity. *Physical Review, 62*(4), 4898–4903.
41. Bruhn, J., Bouillon, T. W., & Shafer, S. L. (2001). Onset of propofol–induced burst suppression may be correctly detected as deepening of anaesthesia by approximate entropy but not by bispectral index. *British Journal of Anaesthesia, 87*(3), 505–507.
42. Bruhn, J. et al. (2001). Shannon entropy applied to the measurement of the electroencephalographic effects of desflurane. *Anesthesiology, 95*(1), 30–35.
43. Iasemidis, L. D. et al. (1990). Phase space topography and the Lyapunov exponent of electrocorticograms in partial seizures. *Brain Topography, 2*(3), 187–201.
44. Le Van Quyen, M. et al. (2001). Anticipation of epileptic seizures from standard EEG recordings. *Lancet, 357*(9251), 183–188.
45. Kotini, A., & Anninos, (2002). Detection of non–linearity in schizophrenic patients using magnetoencephalography. *Brain Topography, 15*(2), 107–113.

46. Lee, Y. J. et al. (2001). Detection of non-linearity in the EEG of schizophrenic patients. *Clinical Neurophysiology, 112*(7), 1288–1294.

47. Rockstroh, B. et al. (1997). Dynamical aspects of the EEG in different psychopathological states in an interview situation: A pilot study. *Schizophrenia Research, 28*(1), 77–85.

3. 다중 채널 선형/비선형 뇌파 분석

서 론

뇌파는 시간에 따라 변화하는 전기적인 전위차를 기록한 시계열(time series) 데이터이며, 뇌파 특성을 연구함으로써 우리는 두뇌라는 신경생리학적 시스템에 대한 정보를 얻을 수 있다. 이때, 만약 단일 채널로 측정한 뇌파 혹은 여러 위치에서 측정한 뇌파일지라도 단일 채널 개별의 성질에 관심이 있다면 단일 채널 분석법의 적용으로 뇌파 특성 연구가 충분하지만, 다중 채널로 동시 측정된 뇌파[다중 채널 뇌파(multichannel EEG)]를 통해 신호 상호 간의 관계를 알아보고자 할 경우엔 다중 채널 분석법을 적용하여야 한다. 여기서는 뇌파 특성 분석을 위해 주로 시간 축과 주파수 축에서의 선형 뇌파 분석법들이 주로 사용되어 왔기 때문에 다중 채널 선형 뇌파 분석 방법을 먼저 살펴보고, 뉴런 활동의 비선형성을 고려하여 관심을 받게 된 다중 채널 비선형 뇌파 분석 방법을 살펴보고자 한다.

다중 채널 선형 뇌파 분석

단일 채널 선형 분석이 시간 축과 주파수 축에서 가능한 것처럼 다중 채널 선형 뇌파 분석 또한 시간 축과 주파수 축에서 가능하다. 다중 채널 분석은 두 채널 사이의 관계만을 고려하는 이변량(bivariate) 분석과 3개 이상의 채널 사이의 관계를 고려하는 다변량(multivariate) 분석이 가능하다. 다중 채널 선형 뇌파 분석법으로 소개할 상호 상관 함수(cross-correlation function)와 코히어런스(coherence)는 이변량 분석 방법이며, 부분 코히어런스(partial coherence)와 부분 방향성 코히어런스(partial directed coherence)는 다변량 분석에 포함된다.

상호 상관 함수

대표적인 시간 축에서의 다중 채널 선형 뇌파 분석의 지표는 상호 상관 함수(cross-correlation function)이다. 상호 상관 함수는 두 시계열 데이터 X와 Y 사이의 선형 상관성을 두 신호 간의 지연 시간(delay time)의 함수로 나타낸 것이다. 만약 지연 시간이 0이라면 두 시계열 데이터 X와 Y 사이의 상관성을 방향성 없이 나타낼 수 있고, 이는 잘 알려진 Pearson's 상호 상관 계수에 해당하며, 선형 상호 상관 계수로 주로 이용된다. 만약 지연 시간이 0이 아니면 방향성을 나타낼 수 있어서 X와 Y 사이의 인과 관계를 반영할 수 있다.

만약 $x(t)$와 $y(t)$가 정상 분포(평균 = 0, 표준편차 = 1)를 가지는 시계열 데이터라고 하면, 이 두 시계열 사이의 상호 상관 함수는 다음과 같다.

$$C_{xy}(t) = \frac{1}{N-t} \sum_{i=1}^{N-t} x(i+t)y(i) \tag{18}$$

여기서 N은 분석에 사용된 데이터의 총 개수이고, t는 두 시계열 데이터 사이의 지연 시간에 해당한다. $C_{xy}(t)$는 -1에서 +1 사이 범위에 존재하며, -1은 완전하게 역(inverse)의 방향으로 상관이 있는 경우이고, +1은 완전하게 동일한(direct) 방향의 상관이 있는 경우다. $C_{xy} < 0$인 경우는 두 신호가 방향은 반대이지만 비슷한 절댓값을 가진다는 의미이며, $C_{xy}(t) > 0$인 경우는 두 신호가 같은 방향으로 비슷한 절댓값을 가진다는 의미로 해석 가능하다.

뇌파 신호에 대한 상호 상관 분석은 1950년대에 소개되어 적용되기 시작하였고,[1, 2] 주파수 축 분석이 활발하게 적용되기 이전까지 주로 뇌파 신호 분석에 사용되어 왔다.

코히어런스

대표적인 주파수 축에서의 다중 채널 선형 뇌파 분석의 지표는 코히어런스다. 코히어런스는 코히어런스 스펙트럼, 크기 제곱 코히어런스(magnitude squared coherence)와 동일한 의미로 사용된다.[3] 코히어런스는 두 시계열 데이터 X와 Y 사이의 상호 스펙트럼 밀도(cross-spectrum) 함수에 해당하며, 이러한 스펙트럼은 고속 푸리에 변환(FFT)에 의해 주로 계산된다.[4] 스펙트럼 분석을 위해서는 보통 M개의 일정한 길이의 데이터를 포함한 작은 구간인 에포크(epoch)로 나누고, 각 구간의 평균으로 계산하게 되며, 코히어런스[$Coh_{cy}(f)$]는 다음 식과 같이 계산한다.

$$Coh^2{}_{xy}(f) = \frac{|< S_{xy}(f) >|^2}{|< S_{xx}(f) >||< S_{yy}(f) >|} \tag{19}$$

여기서 f는 주파수, $S_{xy}(f)$는 X와 Y 사이의 상호 스펙트럼, $S_{xx}(f)$와 $S_{yy}(f)$는 X, Y 각각의 스펙트럼, $\langle \cdot \rangle$는 M개 구간 평균을 나타낸다. 코히어런스 값은 0에서 1 사이에 존재한다. 만약 코히어런스가 0이라면 주어진 주파수에서 두 신호는 선형적으로 독립인 것을 의미하며, 코히어런스가 1이라면 주어진 주파수에서 두 신호는 최대로 상관되어 있음을 의미한다. 신뢰 한계(confidence limit)는 α를 신뢰 확률(confidence probability)이라고 하면(5%라면, 0.05) $(1-\alpha)^{1/(M-1)}$으로 계산 가능하다.[5, 6] 뇌파의 코히어런스를 추정할 때 고려해야 할 요인 중 하나는 볼륨 전도(volume conduction)다. 뇌파는 기본적으로 볼륨 전도를 측정하는 방법이므로 전극의 위치에 따라 거짓 의존성(spurious dependence)이 나올 수 있다. 예를 들어, Cz 채널을 공통 기준 전극으로 하여 측정한 뇌파의 코히어런스를 계산하면 Cz 자체가 뇌전극이므로 실제 존재하지 않는 전극 간 상관관계를 보일 수도 있다. 이는 또한 거리가 가까울수록 크고,

멀수록 작게 나올 수 있다. 이러한 볼륨 전도의 약점을 극복하고자 코히어런스의 허수 부분(imaginary part)을 이용하는 방법이 사용되기도 한다.[7]

또한 뇌파의 코히어런스를 다룰 때 고려해야 할 것은 코히어런스는 위상과 진폭 관계 모두에 민감하다는 사실이다. 따라서 진폭과 위상의 상대적인 중요도는 반영하기 어렵고,[8] 위상 간의 관계만을 조사하려면 다른 지표를 사용해야만 한다.

뇌파 신호에 대한 코히어런스 분석은 1960년대 후반에 소개되어 적용되기 시작하였고,[9-12] 현재까지도 대표적인 다중 채널 뇌파의 주파수 축 분석 방법으로 사용되고 있다.

부분 코히어런스

부분 코히어런스는 이변량 분석에서 두 변량에 영향을 주는 제3의 변량을 함께 고려한 코히어런스다. 만약 제3의 변량을 Z라고 한다면, 부분 코히어런스, $PCoh_{xy|z}(f)$는 다음과 같이 계산한다.

$$PCoh^2{}_{xy|z}(f) = \frac{|< S_{xy|z}(f) >|^2}{|< S_{xx|z}(f) >||< S_{yy|z}(f) >|} \tag{20}$$

여기서 〈 · 〉는 코히어런스와 마찬가지로 M개 구간 평균을 나타낸다. 만약 제3의 신호인 Z가 다른 2개의 신호 X, Y 사이의 선형 관계에 연관이 있는 신호라면, $PCoh_{xy|z}(f)$는 이변량 코히어런스 $Coh_{xy}(f)$보다 작을 것이다.

부분 방향성 코히어런스

두 시계열 데이터의 인과관계를 살펴보는 것은 뇌신경생리학적인 관점에서 매우 유용한 정보를 준다. 주파수 관점에서 두 신호의 인과관계를 살펴볼 수 있도록 소개된 방법이 부분 방향성 코히어런스(partial directed coherence: PDC)다.[13, 14] 이 방법은 다변량 자기회귀(multivariate autoregressive: MAR) 과정으로 신호를 모델링한다. m차원의 신호(동시 측정된 m개의 신호, $X_1, X_2, \cdots X_m$)에 대해 오더 p를 가진 MAR 과정은 다음과 같이 표현된다.

$$\begin{pmatrix} x_1(k) \\ x_2(k) \\ \vdots \\ x_m(k) \end{pmatrix} = \sum_{r=1}^{p} A_r \begin{pmatrix} x_1(k-r) \\ x_2(k-r) \\ \vdots \\ x_m(k-r) \end{pmatrix} + \begin{pmatrix} \varepsilon_1(k) \\ \varepsilon_2(k) \\ \vdots \\ \varepsilon_m(k) \end{pmatrix} \qquad (21)$$

여기서 $\varepsilon_1(k), \varepsilon_2(k), \ldots \varepsilon_m(k)$는 가우시안 백색 잡음(Gaussian white noise)을 나타내며, $A_1, A_2, \ldots A_p$는 $m \times m$ 계수 행렬(coefficient matrix)이다. 시간축은 다음과 같이 파워 스펙트럼 밀도 행렬을 계산함으로써 주파수 축으로 변환 가능하다.

$$S(f) = H(f) \sum H^H(f) \qquad (22)$$

여기서 $(\cdot)^H$는 에르미트 변환(Hermitian transform)을 나타내며, H는 전달 함수(transfer function)다. 전달 함수는 $H(f) = \overline{A}^{-1}(f) = [I - A(f)]^{-1}$로 표현되는 함수다[$A(f)$는 계수들의 푸리에 변환임]. 이제 $\overline{A}(f) = [\overline{a_1}(f)\overline{a_2}(f) \ldots \overline{a_m}(f)]$이고, $\overline{a}_{ij}(f)$를 $\overline{A}(f)$의 i, j번째 성분이라고 한다면, 신호 j에서 신호 i로의 PDC 값은 다음과 같다.

$$PDC_{ij}(f) = \frac{\bar{a}_{ij}(f)}{\sqrt{\bar{a}_j^H(f)\bar{a}_j(f)}} \tag{23}$$

PDC_{ij}는 j의 다른 신호들과의 모든 연결(connections)과 비교하였을 때, j로부터 i로의 상대적인 연결 세기(relative coupling strength)를 나타내는 지표다. 따라서 $PDC_{ij}(f)$는 $0 \le |PDC_{ij}(f)|^2 \le 1$ 범위에 존재하며, $\sum_{i=1}^{m}|PDC_{ij}(f)|^2 = 1$, $(1 \le j \le m)$의 성질을 만족한다.

뇌파 연구에서 PDC 분석은 만성 식물 상태(chronic vegetative state)의 환자의 비정상적인 대뇌 정보 흐름 연구,[15] 체성감각자극에 대한 기능적 체성감각 네트워크 정보 흐름 연구,[16] 파킨슨병 환자의 뇌-뇌(cortico-cortical) 간, 뇌-근육(cortico-muscular) 간 상호작용 효과 평가 모델 개발 등의 연구[17] 등에 적용되어 왔다.

다중 채널 비선형 뇌파 분석

다중 채널 비선형 뇌파 분석이 신경생리학에 적용된 것은 정보이론(information theory)의 발전[18, 19]과 카오스 시스템(chaotic system) 사이의 동기화(synchronization) 연구의 발전[20, 21]에 기인한다고 할 수 있다. 예를 들면, 시스템 사이의 기능적 의존성 정도의 지표에 해당하는 일반화된 동기화(generalized synchronization: GS)[22] 또는 시스템 사이의 위상 관계를 나타내는 지표에 해당하는 위상 동기화(PS) 지표[23] 등이 있다. Babloyantz 등[24]이 뇌파의 카오스적인(chaotic) 구조에 대해 발표한 이후 뇌파가 카오스 신호인지 아닌지에 관한 관심이 있었다. 현재는 뇌파가 카오스 신호는 아니라는 의견이 주로 받아들여지지만[25] 여전히 선형 분석만으로 얻을 수 없는 비선형적인 특성 연구를 위해 뇌파에도 비선형 분석이 적용되고 있으며, 다채널 뇌파에서는 비선형 상호 의존도(nonlinear interdependence) 특성 연구를 위해 적용되기도 한다. 일반적으로 비선형 분석에서는 위상 공간 재현 등을 위해 일정한 크기 이상의 데이터를 필요로 하는 등 조건이 존재한다. 따라서 비선형 뇌파 분석을 적용하기 이전에 데이터를 면밀히 살펴보고 알맞은 방법을 적용해야만 한다.

위상 동기화

두 개의 커플링된 비선형 진동자(oscillator)는 그 둘 사이의 진폭이 연관되어 있지 않더라도 동기화가 가능하다는 사실이 잘 알려져 있고, 이를 위상 동기화(phase synchronization: PS)라고 한다.[21] 이는 다음과 같이 표현되는 위상 결속(phase locking) 조건이 만족된다는 것을 의미한다.

$$\varphi_{n,m}(t) = |n\varphi_x(t) - m\varphi_y(t)| \leq \text{상수} \tag{24}$$

여기서 $\varphi_x(t)$와 $\varphi_y(t)$는 시간 t일 때, 각 신호 x, y의 위상에 해당한다. 일반적인 신호는 잡음을 포함한 경우가 많기 때문에 주기적인 상대위상($\varphi'_{n,m}(t) = \varphi_x(t) \mathrm{mod} 2\pi$)으로 분석하게 된다. 따라서 신경생리 신호에 적용할 경우에 위상 결속 조건은 통계적인 의미로 받아들여야 한다.[26] 위상 동기화 분석을 위한 특정 신호의 위상 정보 추출은 힐버트(Hilbert) 변환이나 웨이블릿 변환 등의 방법을 통해 할 수 있다.[3] Tass 등[27]은 파킨슨병 환자의 근육 움직임과 뇌자도(MEG) 신호 사이의 관계를 위상 동기화 지표를 사용해 규명하고자 하였고, 이 연구를 통해 말초적인 근육의 떨림(tremor) 신호 리듬이 대뇌 운동 영역과 비정상적으로 동기화되어 있음을 밝혔다. 시각 인지 과정 중 뇌파의 감마 주파수 영역에서의 원거리 위상 동기화 현상,[28] 상상(imagery)하는 중 저주파수 대역의 위상 동기화,[29, 30] 운동 과제 수행 중의 감마 대역 주파수 위상 동기화[31] 등의 연구에 위상 동기화 분석법이 적용되었다. 또한 파킨슨병[27]을 비롯하여 불면증,[32] 뇌전증[33] 등의 질환을 가진 환자군의 뇌파 특성을 연구하는 데에도 위상 동기화 분석법이 적용되어 각 질환별 뇌파 특성 연구 및 향후 임상 적용을 위한 기초 연구가 발표되기도 하였다.

비선형 상호 의존도

뇌전위의 시간에 따른 함수로 측정한 뇌파 데이터를 가지고 비선형 동특성(nonlinear dynamics) 분석을 하기 위해서는 신호를 발생시킨 시스템의 위상 공간 내에 신호를 재구성하여야 한다. 'Takens' embedding theorem'[34]을 이용하고, 특정한 시간 간격(lag)을 두고 데이터를 샘플링하여 위상 공간 내에 한 점으로 표시하며, 이를 시간 지연 임베딩(time delay embedding)이라고 부른다([그림 3-26] 참조). 임베딩할 위상 공간의 차원과 시간 간격은 다양한 접근법에 의해 결정이 가능하다. 간단하게 [그림 3-26]과 같이 한 신호를 3차원 위상 공간 내에 임베딩한다고 하자. 그러면 일정한 시간 간격을 두고 세 점을 샘플링하면(A) 3차원 위상 공간 내에 한 점으로 표현 가능하게 된다(B). 이러한 과정을 모든 데이터에 대해 반복해서 진행하여 3차원 위상 공간 내에 위치시키면 특정한 모양으로 위상 공간을 채우게 된다(C).

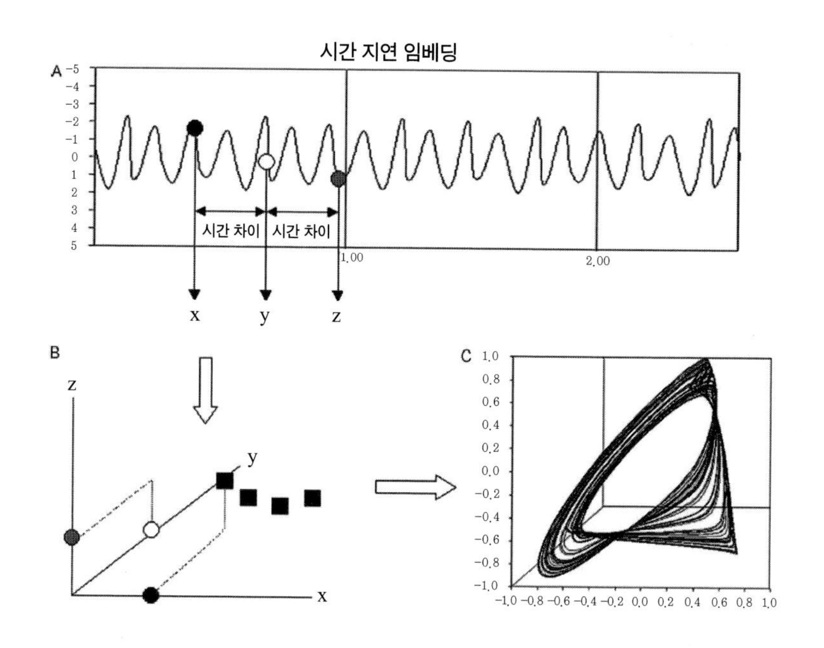

[그림 3-26] 시간 지연 임베딩과 위상 공간 형성 과정[35]

임베딩이 성공적으로 되면 이후에 비선형 동력학적인 지표들, 예를 들어, 상관 차원(correlation dimension), 랴푸노프 지수, 엔트로피 등의 지표들을 추정하여 시스템의 특성을 살펴볼 수 있다. 시간 간격과 임베딩 공간의 차원 결정 등에 관한 좀 더 자세한 설명은 Takens,[34] Babloyantz,[36] Albano와 Rapp,[37] Rosenstein 등[38]의 이전 연구를 참조하면 된다.

2개의 시스템 X, Y로부터 측정한 신호를 $x_n = (x_n, \ldots\ x_{n-(M-1)\tau})$와 $y_n = (y_n, \ldots\ y_{n-(M-1)\tau})$와 같이 임베딩한다고 가정해 보자. 이때, $n = 1, \ldots\ N$(전체 데이터 수), m은 임베딩 차원, τ는 지연 시간이다. 그리고 x_n과 y_n의 k의 가장 가까운 이웃점들(nearest neighbors)을 $r_{n,j}$와 $s_{n,j}(j=1, \ldots\ k)$라고 표시해 보자. 이제, x_n에 있어서 x_n의 k 이웃점들에 대한 제곱된 평균 유클리디안 거리(the squared mean Euclidean distance)

는 다음과 같이 정의된다.

$$R_n^{(k)}(X) = \frac{1}{k}\sum_{j=1}^{k}(x_n - x_{r_{n,j}})^2 \tag{25}$$

또한 x_n에 있어서 y_n의 k 이웃점들에 대한, 즉 Y 조건하의 제곱된 평균 유클리디안 거리는 식 (25)로부터 다음과 같이 정의 가능하다.

$$R_n^{(k)}(X|Y) = \frac{1}{k}\sum_{j=1}^{k}(x_n - x_{s_{n,j}})^2 \tag{26}$$

만약 2개의 시스템 X, Y가 독립이라면 $R_n^{(k)}(X|Y)R_n^{(k)}(X) \gg R_n^{(k)}(X)$일 것이고, 반대로 2개의 시스템 X, Y가 강하게 연관된 시스템이라면 $R_n^{(k)}(X|Y)R_n^{(k)}(X) \approx R_n^{(k)}(X) < R(X)$일 것이다.

비선형 상호 의존도(nonlinear interdependence)는 다음과 같이 정의한다.[39]

$$S^{(k)}(X|Y) = \frac{1}{N}\sum_{n=1}^{N}\frac{R_n^{(k)}(X)}{R_n^{(k)}(X|Y)} \tag{27}$$

비선형 상호 의존도는 0과 1 사이에 존재하는 값으로 표현되고, 1에 가까운 값일수록 비선형 상호 의존도가 크게 상관되어 있음을 의미하며, 1인 경우에는 동일한 시스템으로 해석한다. 비선형 상호 의존도는 표현을 다음과 같이 달리하여 정의할 수도 있다.[40]

$$H^{(k)}(X \mid Y) = \frac{1}{N}\sum_{n=1}^{N} \log \frac{R_n(X)}{R_n^{(k)}(X \mid Y)} \qquad (28)$$

이때 $R_n(X)$는 x_n으로부터 모든 벡터의 평균 거리를 나타낸다. [그림 3-27]과 같이 커플링이 강한 경우는 그렇지 않은 경우에 비해 큰 값을 가지게 된다.

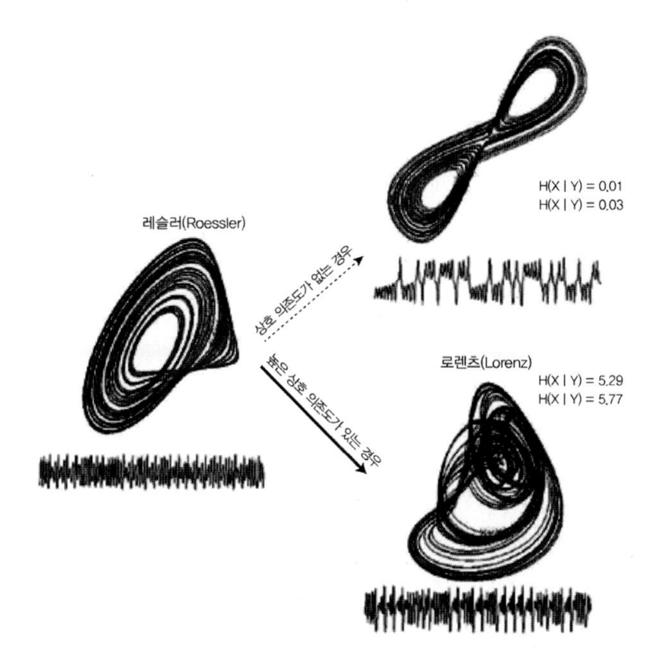

[그림 3-27] 비선형 상호 의존도 분석에 의해 구분한 비선형 커플링이 강한 경우와 그렇지 않은 경우의 예시[41]

특히 $H(X \mid Y) \neq H(Y \mid X)$ 성질을 가지고 있기 때문에, 구동-반응(drive-response) 관계 분석에도 사용 가능한 장점이 있다. 만약 두 시스템 X, Y 중 X가 Y를 구동시키는 역할을 한다면, 즉 $X \rightarrow Y$라면

$H(X|Y) > H(Y|X)$가 된다. 반드시 서로게이트 검사(surrogate test)를 통해 잡음 수준 등 결과에 영향을 주는 요소를 배제한 후 결과를 해석해야만 두 시스템 X, Y 사이의 구동-반응 관계의 추적이 가능하다.[40]

비선형 상호 의존성 분석은 뇌파 연구에 적용되어 휴지기(resting state) 상태에서 알파파의 파워 스펙트럼과 비선형 상호 의존성이 연관되어 있음이 발표되었고,[42] 단기 기억 과제 수행 중 다양한 주파수 대역에서의 비선형 상호 의존성 특성[43] 등에 관한 연구가 수행되기도 하였다.

정보 이론에 근거한 다중 채널 뇌파 분석

정보 이론은 Shannon과 Weaver[44]가 발표한 엔트로피를 기본 개념으로 하여 출발하며, 이는 확률 분포 내에 저장된 정보의 양을 이용하는 방법이다. 여기서는 대표적인 정보 이론에 근거한 다중 채널 뇌파 분석인 상호 정보량 분석(mutual information analysis)을 살펴보기로 한다.

상호 정보량 분석

상호 정보량 분석은 다른 신호의 결과물만 알고 있는 상황에서 한 신호로부터 얼마만큼의 추가 정보를 얻을 수 있는지를 나타낸다. 즉, 공유하고 있는 정보의 양이 얼마인지를 나타내 주는 지표라고 할 수 있다. 2개의 시계열 신호 $X(t)$와 $Y(t)$ $(t=1,\ldots\ T)$를 생각해 보자. 각 신호는 특정한 확률 밀도 함수 내에서 발생하는 변수라고 할 수 있고, 이때 확률 분포는 $p(X(t),n) \equiv p(X(t))$ with $n=1,\cdots$ bin과 같이 표현 가능하다. 'bin'은 추정된 확률 밀도 함수의 샘플링 공간 개수라고 하자. 상호 정보량은 다음과 같은 식으로 계산한다.

$$MI = MI_{XY} = MI_{YX} = MI(X(t), Y(t)) = \sum_n p(X(t), Y(t)) \log \frac{p(X(t), Y(t))}{p(X(t)), p(Y(t))} \quad (29)$$

여기서 $p(X(t)), p(Y(t))$는 $X(t)$와 $Y(t)$의 각각의 확률 밀도 함수, $p(X(t)), (Y(t))$는 $X(t)$와 $Y(t)$ 사이의 결합 확률 밀도 함수다. 만약 $X(t)$와 $Y(t)$가 독립이면 $p(X(t)), (Y(t)) = p(X(t))p(Y(t))$가 되므로 상호 정보량은 0이 되며, $X(t)$와 $Y(t)$가 독립이 아니면 상호 정보량은 양의 값을 갖게 된다. 만약 로그의 밑(logarithm with base)을 2로 한다면 최대 상호 정보량은 4비트(bit)가 된다.

상호 정보량은 앞선 식에서 나타낸 것처럼($MI_{XY} = MI_{YX}$), 대칭 지표(symmetric measure)이기 때문에 방향성을 나타내지는 않는다. 하지만 시간 지연 항목을 도입하여 시간 지연 상호 정보량(time-delayed mutual information: TDMI)을 계산하면 방향성을 나타낼 수 있게 되어 정보량 흐름의 지표가 된다.[45-49] 시간 지연 상호 정보량은 다음과 같은 식으로 나타낸다.

$$TDMI_{XY} = MI(X(t), Y(t+\tau)) = -\sum_n p(X(t), Y(t)) \log \frac{p(X(t), Y(t+\tau))}{p(X(t)), p(Y(t+\tau))} \quad (30)$$

$$TDMI_{YX} = MI(Y(t), X(t+\tau)) = -\sum_n p(Y(t), X(t+\tau)) \log \frac{p(Y(t), X(t+\tau))}{p(Y(t)), p(X(t+\tau))} \quad (31)$$

시간 지연 상호 정보량은 상호 정보량의 시간의 함수로서 두 시계열 신호 사이의 정보 전달(information transmission) 혹은 상호 연결(mutual coupling) 정도를 나타내는 척도가 되며, 선형과 비선형 의존성을 모두 포함하고 있는 특징이 있다.[49]

만약 $X(t)$와 $Y(t)$의 확률 밀도 함수가 평균이 0이고, 분산이 σ_X^2, σ_Y^2, 즉 $p(X)=\frac{1}{\sqrt{2\pi\sigma^2}}\exp(-x^2/2\sigma^2)$인 가우시안 분포(Gaussian distribution)를 따른다면, 선형의존성 상호 정보량(linearized time−delayed mutual information: LTDMI)으로 식의 변형이 가능하다.

$$LTDMI_{XY}=LTDMI(X(t),Y(t+\tau))=-\frac{1}{2}log(1-\rho^2_{X(t)Y(t+\tau)}) \quad (32)$$

$$LTDMI_{YX}=LTDMI(Y(t),X(t+\tau))=-\frac{1}{2}log(1-\rho^2_{Y(t)X(t+\tau)}) \quad (33)$$

여기서 $\rho_{X(t)Y(t+\tau)}$과 $\rho_{Y(t)X(t+\tau)}$는 상호 상관 계수다. 만약 시간 지연 항목이 없다면 대칭 선형 의존성 상호 정보량이 된다.

상호 정보량 분석은 뇌전증의 발작 예측 인자로 제안되기도 하였고,[18] 정신분열병 환자의 비정상적인 반구간(inter−hemispheric) 또는 반구 내(intra−hemispheric) 상호 정보량 연구,[48] 알츠하이머병 환자의 비정상적인 상호 정보량 연구,[45] 손 움직임 과제 수행 동안의 뇌−근육 간 상호 정보량 연구[47] 등 정상인과 질환군의 뇌파 특성 연구에 다양하게 적용되고 있다.

참고문헌

1. Brazier, M. A., & Barlow, J. S. (1956). Some applications of correlation analysis to clinical problems in electroencephalography. *Electroencephalography and Clinical Neurophysiology, 8*(2), 325–331.
2. Brazier, M. A., & Casby, J. U. (1952). Cross–correlation and autocorrelation studies of electroencephalographic potentials. *Electroencephalography and Clinical Neurophysiology, 4*(2), 201–211.
3. Pereda, E., Quiroga, R. Q., & Bhattacharya, J. (2005). Nonlinear multivariate analysis of neurophysiological signals. *Progress in Neurobiology, 77*(1–2), 1–37.
4. Cooley, J. W., & Tukey, J. W. (1965). An algorithm for machine calculation of complex Fourier series. *Mathematics of Computation, 19*, 297–301.
5. Brillnger, D. R. (1975). *Time series– data analysis and theory.* New York: Holt, Rinehart & Winston.
6. Rosenberg, J. R. et al. (1989). The Fourier approach to the identification of functional coupling between neuronal spike trains. *Progress in Biophysics & Molecular Biology, 53*(1), 1–31.
7. Nolte, G. et al. (2004). Identifying true brain interaction from EEG data using the imaginary part of coherency. *Clinical Neurophysiology, 115*(10), 2292–2307.
8. Varela, F. et al. (2001). The brainweb: Phase synchronization and large–scale integration *Nature Reviews Neuroscience, 2*(4), 229–239.
9. Adey, W. R. et al. (1967). The cooperative behavior of neuronal populations during sleep and mental tasks. *Electroencephalography and Clinical Neurophysiology, 23*(1), 88.

10. Brazier, M. A. (1968). Studies of the EEG activity of limbic structures in man. *Electroencephalography and Clinical Neurophysiology, 25*(4), 309–318.

11. Walter, D. O., & Adey, W. R. 1963. Spectral analysis of electroencephalograms recorded during learning in the cat, before and after subthalamic lesions. *Experimental Neurology, 7*, 481–501.

12. Walter, D. O. et al. (1966). Comprehensive spectral analysis of human EEG generators in posterior cerebral regions. *Electroencephalography and Clinical Neurophysiology, 20*(3), 224–237.

13. Baccala, L. A., & Sameshima, K. (2001). Partial directed coherence: A new concept in neural structure determination. *Biological Cybernetics, 84*(6), 463–474.

14. Sameshima, K., & Baccala, L. A. (1999). Using partial directed coherence to describe neuronal ensemble interactions. *Journal of Neuroscience Methods, 94*(1), 93–103.

15. Varotto, G. et al. (2014). Altered resting state effective connectivity in longstanding vegetative state patients: An EEG study. *Clinical Neurophysiology, 125*(1), 63–68.

16. Porcaro, C. et al. (2013). Multiple frequency functional connectivity in the hand somatosensory network: An EEG study. *Clinical Neurophysiology, 124*(6), 1216–1224.

17. Chiang, J., Wang, Z. J. & McKeown, M. J. (2012). A multiblock PLS model of cortico–cortical and corticomuscular interactions in Parkinson's disease. *Neuroimage, 63*(3), 1498–1509.

18. Kraskov, A., Stogbauer, H. & Grassberger, (2004). Estimating mutual information. *Physical Review E–Statistical, Nonlinear, and Soft Matter Physics, 69*(6 Pt 2), 066138.

19. Schreiber, T. (2000). Measuring information transfer. *Physical Review Letters, 85*(2), 461–464.

20. Boccaletti, S., Pecora, L. M., & Pelaez, A. (2001). Unifying framework for synchronization of coupled dynamical systems. *Physical Review E–Statistical, Nonlinear, and Soft Matter Physics, 63*(6 Pt 2), 066219.

21. Pikovsky, A., Rosenblum, M. G., & Kurths, J. (2001). *Synchronization: A Universal Concept in Nonlinear Science*. Cambridge: Cambridge University Press.

22. Rulkov, N. F. et al. (1995). Generalized synchronization of chaos in directionally coupled chaotic systems. *Physical Review. E, Statistical Physics, Plasmas, Fluids, and Related Interdisciplinary Topics, 51*(2), 980–994.

23. Rosenblum, M. G., Pikovsky, A. S., & Kurths, J. (1996). Phase synchronization of chaotic oscillators. *Physical Review Letters, 76*(11), 1804–1807.

24. Babloyantz, A., Salazar, J. M., & Nicolis, C. (1985). Evidence of chaotic dynamics of brain activity during the sleep cycle. *Physics Letters A, 111*(3), 152–156.

25. Lehnertz, K. et al. (2000). *Chaos in brain?* Singapore: World Scientific.

26. Rosenblum, M. G. et al. (2001). Phase synchronization: From theory to data analysis. In F. Moss, & S. Gielen (eds.), *Handbook of biological physics, Vol. 4: Neuro–informatics and neural modelling* (pp. 279–321). Amsterdam: Elsevier Science.

27. Tass, et al. (1998). Detection of n:m phase locking from noisy data: Application to magnetoencephalography. *Physical Review Letters, 81*(15), 3291–3294.

28. Rodriguez, E. et al. (1999). Perception's shadow: Long–distance

synchronization of human brain activity. *Nature, 397*(6718), 430–433.

29. Bhattacharya, J. & Petsche, H. (2002). Shadows of artistry: Cortical synchrony during perception and imagery of visual art. *Brain Research. Cognitive Brain Research, 13*(2), 179–186.
30. Bhattacharya, J. & Petsche, H. (2005). Drawing on mind's canvas: Differences in cortical integration patterns between artists and non-artists. *Human Brain Mapping, 26*(1), 1–14.
31. Tass, A. et al. (2003). Synchronization tomography: A method for three dimensional localization of phase synchronized neuronal populations in the human brain using magnetoencephalography. *Physical Review Letters, 90*(8).
32. Bhattacharya, J. (2001). Reduced degree of long-range phase synchrony in pathological human brain. *Acta Neurobiologiae Experimentalis (Wars), 61*(4), 309–318.
33. Kreuz, T. et al. (2004). Measure profile surrogates: a method to validate the performance of epileptic seizure prediction algorithms. *Physical Review E-Statistical, Nonlinear, and Soft Matter Physics, 69*(6 Pt 1), 061915.
34. Takens, F. (1980). Detecting strange attractors in turbulence. In D. A. Rand, & L. S. Young (Eds.), *Dynamical systems and turbulence.* Springer-Verlag: Warwick.
35. Stam, C. J. (2005). Nonlinear dynamical analysis of EEG and MEG: Review of an emerging field. *Clinical Neurophysiology, 116*(10), 2266–2301.
36. Babloyantz, A. (1989). Estimation of correlation dimensions from single and multichannel recordings: A critical view. In E. Basar, & T. H. Bullock (eds.), *Brain dynamics–progress and perspectives* (pp.

122–130). Berlin: Springer Verlag.

37. Albano, A. M., & Rapp, E. (1993). On the reliability of dynamical measures of EEG signals. In Proceedings of the second annual conference on Nonlinear dynamical analysis of the EEG. B. H. Jansen and M. E. Brandt, Editors. World Scientific: Singapore.
38. Rosenstein, M. T., Collins, J. J., & De Luca, C. J. (1994). Reconstruction expansion as a geometry–based framework for choosing proper delay times. *Physica D–Nonlinear Phenomena, 73*(1–2), 82–98.
39. Arnhold, J. et al. (1999). A robust method for detecting interdependences: Application to intracranially recorded EEG. *Physica D–Nonlinear Phenomena, 134*(4), 419–430.
40. Quiroga, R. Q., Arnhold, J., & Grassberger, (2000). Learning driver–response relationships from synchronization patterns. *Physical Review E, 61*(5), 5142–5148.
41. Quiroga, R. Q. et al. (2002). Performance of different synchronization measures in real data: A case study on electroencephalographic signals. *Physical Review E, 65*(4).
42. Breakspear, M., & Terry, J. R. (2002). Topographic organization of nonlinear interdependence in multichannel human EEG. *Neuroimage, 16*(3), 822–835.
43. Stam, C. J., van Walsum A. M. V., & Micheloyannis, S. (2002). Variability of EEG synchronization during a working memory task in healthy subjects. *International Journal of Psychophysiology, 46*(1), 53–66.
44. Shannon, C. E., & Weaver, W. (1949). *The mathematical theory of information.* Illinois: University Press, Urbana.
45. Jeong, J., Gore, J. C., & Peterson, B. S. (2001). Mutual information analysis of the EEG in patients with Alzheimer's disease. *Clinical*

Neurophysiology, 112(5), 827–835.

46. Jin, S. H. et al. (2006). Differences in brain information transmission between gifted and normal children during scientific hypothesis generation. *Brain and Cognition, 62*(3), 191–197.

47. Jin, S. H., Lin, P., & Hallett, M. (2010). Linear and nonlinear information flow based on time–delayed mutual information method and its application to corticomuscular interaction. *Clinical Neurophysiology, 121*(3), 392–401.

48. Na, S. H., Jin, S. H., & Kim, S. Y. (2006). The effects of total sleep deprivation on brain functional organization: Mutual information analysis of waking human EEG. *International Journal of Psychophysiology, 62*(2), 238–242.

49. Nichols, J. M., Seaver, M., & Trickey, S. T. (2006). A method for detecting damage–induced nonlinearities in structures using information theory. *Journal of Sound and Vibration, 297*(1–2), 1–16.

4. 신호원 영상법 및 로레타

서 론

뇌파 신호원 영상법(EEG source imaging) 혹은 뇌파 신호원 국지화(EEG source localization)는 측정된 다채널 뇌파 신호에 수학적인 알고리즘을 적용하여 특정 뇌파 신호를 발생시키는 뇌 신호원의 위치와 크기를 추정하는 방법론을 통칭한다. 뇌파 신호원 영상법은 양전자방출단층촬영(PET), 기능자기공명영상(fMRI) 등 다른 뇌영상 방법에 비해 시간 분해능이 우수하기 때문에 뇌 활동의 시간적인 변화를 추정하는 데 효과적이다. 또한 뇌의 물질 대사 및 혈역학적 변화가 아닌 신경세포의 전기적인 발화를 직접적으로 추정할 수 있다는 점에서 그 가치를 인정받고 있다.

뇌파로부터 신호원 영상을 획득하기 위해서는 정문제(forward problem)와 역문제(inverse problem)라는 두 가지 수학적인 문제를 해결해야 한다. 정문제는 뇌의 전기적인 활동(뇌파 신호원)을 모델링하고, 적절한 머리 모델과 지배방정식을 이용하여 뇌 신호원의 활동과 두피 표면의 뇌파 측정치 간의 관계를 추정하는 과정이다. 다시 말해, 정문제는 뇌에 임의의 신호원이 생성되었다고 가정하였을 경우, 해당 신호원이 두피 표면에 발생시키는 전기장(electric field)을 계산하는 문제다. 역문제는 정문제에서 얻어진 신호원과 외부 측정치 간의 관계를 이용하여, 역으로 실제 측정된 신호로부터 뇌 내부 신호원을 추정하는 과정이다.

여기서는 신호원 영상법을 이해하기 위해 필요한 기초적인 배경지식을 설명하고, 기존 연구에서 많이 사용되어 온 신호원 영상법인 저해상전자단층분석, 즉 로레타(low resolution electromagnetic tomography: LORETA) 방법에 대해 간략히 소개하고자 한다.

뇌 신호원 모델

정문제를 풀기 위해서는 앞서 언급한 바와 같이 뇌 신호원에 대한 수학적 가정이 필요하다. 신호원 모델링에 가장 보편적으로 사용되는 방법은 신호원을 등가 전류 쌍극자(equivalent current dipole: ECD)로 가정하는 것이다.[1-3] 전류 쌍극자는 한 점에서 특정 크기와 방향 성분을 가지는 벡터 물리량을 의미하는데, 신호원 영상법에서는 전류 쌍극자가 일정 영역에 있는 신경세포들의 전기적인 활동을 대표한다고 가정한다.[4] 이러한 가정은 ① 뇌파가 특정 영역에서 특정한 방향으로 뻗어 있는 다수 신경세포의 시냅스 후기 전위의 합을 반영한다는 사실, 그리고 ② 뇌전도의 공간 분해능이 동시에 활성화되는 인접 신호원을 구분할 수 있을 만큼 좋지 않다는 사실에서 출발한다.

머리 모델

신호원 영상법에서 사용되는 머리 모델은 크게 단순 머리 모델(simple head model)과 실제적 머리 모델(realistic head model)로 구분된다. 간단한 머리 모델은 머리를 하나 혹은 여러 개의 층을 가지는 구(sphere) 형태로 가정하며, 실제적 머리 모델은 실제적인 뇌의 해부학적인 구조를 반영한다.

가장 간단한 머리 모델은 사람의 머리를 균일한 전기전도도(electrical conductivity)를 가지는 하나의 구로 가정하는 것이다.[5] 하지만 머리를 구로 가정할 경우 실제 머리 모양과 다를 뿐만 아니라 전극의 실제 부착 위치도 달라지게 되며, 두개골의 낮은 전기전도도가 고려되지 않기 때문에 큰 오차를 유발할 수 있다. 이후에는 두개골의 낮은 전기전도도를 고려하기 위해 머리를 다중 동심구(concentric sphere)로 가정하는 방법이 제안되기도 했으며,[6, 7] 각 구의 비등방적(anisotropy)인 전기전도도를 고려하는 방법도 연구됐지만,[8, 9] 이러한 방법들은 정확한 신호원 영상을 위해서는 적합하지 않다. 따라서 보다 정확한 정문제 해석을 위해 실제 머리의 해부학적인 정보를 고려하는 방법들이 개발되었다.

머리의 해부학적인 정보를 고려하여 정문제를 풀이하는 대표적인 해석 방법으로는 경계요소법(BEM),[10] 유한요소법(FEM),[11] 유한차분법(FDM) 등이 있으며, 이 중에서 경계요소법과 유한요소법이 가장 많이 사용되고 있다. 이들 방법은 MRI 영상으로부터 실제 머리의 해부학적인 구조를 추출하고 모델링한 뒤 이를 이용하여 정문제 해석을 수행한다.

경계요소법의 경우 머리를 3~4층의 서로 다른 전기전도도를 가지는 균질한 영역들의 조합으로 가정하되 각 영역 사이의 경계면만을 추출하여 계산에 사용한다. 일반적으로 다수의 표면 삼각형 요소로 구성된 두피면, 두개골 외측면과 내측면으로 나뉜 3층 모델을 사용한다. 각 경계면들은 정확한 신호원 추정을 위해 개개인의 영상자료를 사용해서 생성하는 것이 일반적이지만, 개개인의 영상 자료 획득에 소요되는 비용적인 측면을 고려하여 몬트리올 신경학 연구소(Montréal Neurological Institute: MNI; www.mni.mcgill.ca) 등에서 제공하는 표준 머리 모델을 사용하거나 피험자의 머리 크기에 맞게 표준 모델을 비례 축소(scaling)하기도 한다.

유한요소법은 각 층을 비교적 균질한 작은 사면체로 분할하고 각 사면체를 구성하는 절점(node)에서의 전위를 계산하는 방법이다. 앞서 소개한 방법들에서는 경계와 경계 사이에서는 매질이 균일한 전기전도도를 갖는다고 가정했지만, 실제로는 백질이나 두개골 영역의 전기전도도는 방향에 따라 다른 값을 가지는 이방성(anisotropy)을 가지고 있다.[12, 13] 유한요소법은 각 층이 가지는 전기전도도의 이방성을 고려할 수 있어 가장 이상적인 해석 결과를 도출할 수 있다.[14] 하지만 실제로는 전기전도도의 비등방성을 정확히 추정하기가 어려우며, 모델링 및 분석 과정에서 계산 비용이 크게 증가되는 단점이 있다.

이러한 머리 모델들은 각각의 장단점을 갖고 있다. 단순 머리 모델을 이용할 경우 해부학적인 정보 없이 빠르게 신호원을 추정할 수 있다는 장점이 있지만 정확도가 상대적으로 매우 떨어진다. 실제적 머리 모델을 사용하는 경우에는 정확도가 높은 대신에 개개인의 해부학적 정보가 필요하며 계산 시간과 계산량이 증가하는 단점이 있다. 따라서 분석하고자 하는 데이터와 요구되는 정확도를 고려하여 적절한 머리 모델을 선택적으로 활용할 필요가 있다.

정문제

뇌파 정문제는 머리 모델이 결정되었을 때, 신호원에 의해 임의의 점에서 측정되는 전위를 수학적으로 계산하는 것을 의미한다. 신호원에 의해 발생하는 전기장은 크게 옴의 법칙($V = IR$)과 연속방정식($\nabla \bullet J_{tot} = 0$)에 의해 결정이 되나 자세한 수학적인 유도는 다양한 종설 논문에 소개가 되어 있어[15, 16] 여기서는 생략한다. 머리 모델을 구형 혹은 동심구형 모델로 선택하였을 경우에는 각 층에서 전기전도도가 일정하며 모양이 대칭적이기 때문에 신호원에 의해 발생되는 전기장을 간단한 해석법(analytical method)을 이용해서 구할 수 있다. 하지만 실제적 머리 모델을 이용하는 경우는 머리 모양이 불규칙적이며 서로 다른 전기전도도를 가지는 매질 사이의 왜곡과 굴절을 분석해야 하기 때문에 수치해석법(numerical methods)을 이용하여 정문제 해석을 수행한다.[15]

역문제

역문제는 기본적으로 유한개의 측정치를 이용해서 머리 내부의 다수 신호원을 역으로 추정하는 방법이다.[16] 하지만 신호원들이 가질 수 있는 다양한 분포에 비해 우리는 유한한 개수의 채널로부터 측정된 제한된

양의 데이터만을 갖고 있기 때문에 일반적으로 역문제는 유일해가 없는 불충분한(underdetermined) 문제가 된다.[17] 하지만 몇 가지 생리학적 가정이나 제약조건을 부여하면 해당 조건하에서 최적의 특수해(particular solution)를 찾는 것이 가능하다.

역문제 해석 방법은 전류원의 분포를 어떻게 가정하느냐에 따라 크게 등가 쌍극자 모델(equivalent dipole model)과 분산 전류원 모델(distributed source model)로 나눌 수 있다. 등가 쌍극자 모델[17]은 가장 간단하면서 오래된 방법으로 전류 쌍극자의 위치와 방향을 최적화 알고리즘을 이용하여 구하는 방법이다. 이 방법을 적용하기 위해서는 먼저 머리 내에 있는 전류 쌍극자(신호원)의 개수를 가정한 후, 임의의 크기와 방향을 가지는 쌍극자들을 머리 내부 임의의 위치에 배치한다. 해당 쌍극자들에 의해 발생하는 각 전극 채널의 전위를 정문제 해석을 이용하여 계산하면 실제 측정치와 오차가 발생하는데, 이 오차를 최소화하는 쌍극자의 위치와 방향을 최적화 알고리즘을 이용해서 결정한다. 이때 사용되는 최적화 방법에는 다운힐 심플렉스 탐색법(downhill simplex search),[18] 유전 알고리즘(genetic algorithm)[19] 등이 있다. 등가 쌍극자 모델을 사용할 때에는 뇌 내 신호원이 몇 개인지 사전에 알 수 있는 방법이 없다는 점, 최적화 과정에서 실제 신호원의 위치가 아닌 국소최적점(local minimum)에 수렴할 수도 있다는 점, 추정된 신호원이 전류원이 존재하지 않는 해부학적 위치에 수렴할 수 있다는 점 등을 유념해야 한다.

분산 전류원 모델[20]은 수많은 전류 쌍극자를 대뇌 피질 표면 등 지정된 위치에 미리 균일하게 분산시킨 다음 쌍극자의 크기와 방향을 추정하는 방법을 의미한다. 등가 쌍극자 모델과 비교할 때, 이 방법은 신호원의 개수나 위치에 대한 사전정보가 필요 없고 해부학적인 정보를 활용하기 때문에 생리학적으로 더 타당하다고 할 수 있다.

분산 전류원 모델을 이용하여 신호원을 추정할 경우, 신호원과 전극에서의 측정치 사이의 관계는 다음과 같은 선형적인 관계로 단순화할 수 있다.

$$x = As + n \tag{34}$$

이때 x는 특정 시점에서 전극에서 측정되는 전위값, s는 신호원의 전위값, n은 잡음벡터를 나타낸다. 행렬 A는 리드필드 행렬(leadfield matrix)로서 정문제를 통해 계산된 (가상) 측정치와 신호원 사이의 관계를 나타낸다. 즉, 리드필드 행렬은 각각의 신호원이 각 전극 위치에서 측정되는 전위에 얼마나 영향을 주는지를 상대적으로 나타내는 일종의 민감도(sensitivity) 행렬이라고 할 수 있다.

리드필드 행렬을 계산한 뒤, 잡음이 없는 상황($n=0$)을 가정하면, 우리가 측정 뇌파 신호인 x를 알고 있으므로, 식 (34)의 양변에 리드필드 행렬을 이용하여 계산한 역연산자(inverse operator)를 곱해 줌으로써 신호원 벡터 s를 계산할 수 있다. 역연산자를 구하는 방법은 매우 다양하며, 각 방법마다 다른 특징을 가지는 신호원 분포를 계산하게 된다. 현재까지 L1 norm, L2 norm, Lp norm, FOCUSS, LORETA, LAURA 등 수많은 뇌파 신호원 영상 알고리즘이 개발되었다.[21] 또한 CURRY, BESA, MNE, SPM, BrainStorm 등 다수의 상용 및 공개 신호원 영상 소프트웨어가 출시되었다.

로레타

로레타(LORETA)는 Pascual-Marqui에 의해 제안된, 분산전류원 모델을 기반으로 한 역문제 해석법 중 하나로 리드필드 정규화(lead field normalization)에 라플라시안 연산자(laplacian operator)를 적용하여 신호원의 깊이를 보정하고 잡음에 의한 영향을 감소시키는 방법이다.[22] 로레타 방법은 특정 위치의 신호원이 인접한 신호원과는 방향이나 강도가 유사한 활성도를 보일 것이라는 가정에서 출발한다. 이 방법은 수치해석적으로 신호원의 분포가 '최대 평탄화(maximum smoothness)'되는 해를 찾는데, 이로 인해서 추정된 신호원의 분포가 다른 신호원 영상 방법에 비해 매우 퍼져 있는 것처럼 나타난다. 로레타의 발표 이후, 2002년과 2007년에 각각 라플라시안 연산자를 사용하지 않고 정규화된 신호원 활성 정도를 추정하는 표준 로레타(standardized LORETA)[23]와 신호원의 깊이와 전류밀도를 더욱 잘 추정하는 정밀 로레타(exact LORETA)[24]가 발표되었다. 현재 해당 방법은 다양한 뇌 질환의 기전 연구에 활발히 적용되고 있으며,[25, 26] 누구나 인터넷(http://www.uzh.ch/keyinst/loreta.htm)에서 다운로드해서 사용할 수 있다.

공개된 로레타 프로그램은 몬트리올 신경학 연구소에서 공개된 표준 머리 모델을 사용하기 때문에 개개인의 해부학적 영상 이미지를 보유하지 않은 연구자들에게 유용한 신호원 영상 도구로 활용되고 있다. 소프트웨어에서 제공하는 머리 모델은 MNI152 탬플릿을 이용하며, 신경세포의 분포를 감안하여 대뇌 회백질만을 총 6,239개의 복셀(voxel)로 나누어 신호원 위치를 제한하였다. 소프트웨어가 윈도우 GUI 기반으로 개발되어 있기 때문에 초보자도 쉽게 신호원 영상을 얻을 수 있으며, 두 군 사이의 신호원 영상을 통계적으로 분석하는 기능도 잘 갖춰져 있다.

결 론

신호원 영상법은 뇌파 신호를 이용하여 비침습적으로 뇌의 활성도와 활성 부위를 추정할 수 있는 매우 유용한 연구 방법이다. 컴퓨팅 환경이 향상됨에 따라 확산텐서영상(diffusion tensor imaging)으로부터 이방성적인 전기전도도 정보를 획득하거나[27] 뇌파와 MEG 혹은 뇌파와 fMRI를 동시에 측정하여 각 영상법을 결합하는 멀티모달 신경영상(multi-modal neuroimaging)[28] 기술을 도입하는 시도가 지속적으로 이루어지고 있다. 뇌파를 이용한 신호원 영상법은 신경세포의 전기적 활동을 직접적으로 추정할 수 있으며 우수한 시간 분해능을 가지고 있어, 뇌파 연구에 필수적인 도구가 되고 있다.

참고문헌

1. Baillet, S. M., Mosher, J. C., & Leahy, R. M. (2001). Electromagnetic brain mapping. *Signal Processing Magazine, IEEE.* 14–30.
2. Tripp, J. H. (1983). Physical concepts and mathematical models. In S. J. Williamson, G. L. Romani, L. Kaufman, & I. Modena (eds.), *Biomagnetism: An interdisciplinary approach* (pp. 101–139). Springer US.
3. de Munck, J. C., van Dijk, B. W., & Spekreijse, H. (1988). Mathematical dipoles are adequate to describe realistic generators of human brain activity. IEEE Transactions on *Biomedical Engineering, 35*(11), 960–966.
4. Nunez, P. L., & Srinivasan, R. (2005). *New York, electrical fields of the brain: The neurophysics of EEG.* New York: Oxford University Press.
5. Frank, E. (1952). Electric potential produced by two point current sources in a homogeneous conduction sphere. *Journal of Applied Physics, 23*(11), 1125–1128.
6. Ary, J. P., Klein, S.A., & Fender, D.H. (1981). Location of sources of evoked scalp potentials: Corrections for skull and scalp thicknesses. IEEE Transactions on *Biomedical Engineering, BME–28*(6), 447–452.
7. de Munck, J. C., & Peters, M. J. (1993). A fast method to compute the potential in the multisphere model. IEEE Transactions on *Biomedical Engineering, 40*(11), 1166–1174.
8. de Munck, J. C. (1988). The potential distribution in a layered anisotropic spheroidal volume conductor. *Journal of Applied Physics, 64*(2), 464–470.
9. Geselowitz, D. B. (1967). On bioelectric potentials in an inhomogeneous volume conductor. *Biophysical Journal, 7*(1), 1–11.

10. Sarvas, J. (1987). Basic mathematical and electromagnetic concepts of the biomagnetic inverse problem. *Physics in Medicine and Biology, 32*(1), 11–22.

11. Yan, Y., Nunez, L., & Hart, R. T. (1991). Finite–element model of the human head: Scalp potentials due to dipole sources. *Medical and Biological Engineering and Computing, 29*(5), 475–481.

12. Haueisen, J. et al. (2002). The influence of brain tissue anisotropy on human EEG and MEG. *Neuroimage, 15*(1), 159–166.

13. Rush, S., & Driscoll, D. (1968). Current distribution in the brain from surface electrodes. *Anesthesia & Analgesia, 47*(6), 717–723.

14. Marin, G. et al. (1998). Influence of skull anisotropy for the forward and inverse problem in EEG: Simulation studies using FEM on realistic head models. *Human Brain Mapping, 6*(4), 250–269.

15. Hallez, H. et al. (2007). Review on solving the forward problem in EEG source analysis. *Journal of NeuroEngineering and Rehabilitation, 4*(1), 46.

16. Mosher, J. C., Leahy, R. M., & Lewis, S. (1999). EEG and MEG: Forward solutions for inverse methods. IEEE Transactions on *Biomedical Engineering, 46*(3), 245–259.

17. Uutela, K., Hamalainen, M., & Salmelin, R. (1998). Global optimization in the localization of neuromagnetic sources. IEEE Transactions on *Biomedical Engineering, 45*(6), 716–723.

18. Huang, M. et al. (1998). Multi–start downhill simplex method for spatiotemporal source localization in magnetoencephalography. *Evoked Potentials–Electroencephalography and Clinical Neurophysiology, 108*(1), 32–44.

19. McNay, D. et al. (1996). Multiple source localization using genetic

algorithms. *Journal of Neuroscience Methods, 64*(2), 163–172.

20. Michel, C. M. et al. (2004). EEG source imaging. *Clinical Neurophysiology, 115*(10), 2195–2222.
21. Grech, R. et al. (2008). Review on solving the inverse problem in EEG source analysis. *Journal of Neuroengineering and Rehabilitation, 5.*
22. Pascualmarqui, R. D., Michel, C. M., & Lehmann, D. (1994). Low–resolution electromagnetic tomography–A new method for localizing electrical–activity in the brain. *International Journal of Psychophysiology, 18*(1), 49–65.
23. Pascual–Marqui, R. D. (2002). Standardized low–resolution brain electromagnetic tomography (sLORETA): Technical details. *Methods and Findings in Experimental and Clinical Pharmacology, 24*, 5–12.
24. Pascual–Marqui, R. D. (2007). Discrete, 3D distributed, linear imaging methods of electric neuronal activity. Part 1: Exact, zero error localization. ArXive–prints, 0710, 3341.
25. Cho, J. H. et al. (2011). Evaluation of algorithms for intracranial EEG (iEEG) source imaging of extended sources: Feasibility of using iEEG source imaging for localizing epileptogenic zones in secondary generalized epilepsy. *Brain Topography, 24*(2), 91–104.
26. Lantz, G. et al. (1997). Extracranial localization of intracranial interictal epileptiform activity using LORETA (low resolution electromagnetic tomography). *Electroencephalography and Clinical Neurophysiology, 102*(5), 414–422.
27. Güllmar, D., Haueisen, J., & Reichenbach, J. R. (2010). Influence of anisotropic electrical conductivity in white matter tissue on the EEG/MEG forward and inverse solution. A high–resolution whole head simulation study. *Neuroimage, 51*(1), 145–163.

28. Im, C. H. et al. (2006). Functional cortical source imaging from simultaneously recorded ERP and fMRI. *Journal of Neuroscience Methods, 157*(1), 118–123.

5. 느린피질전위

서 론

느린피질전위(slow cortical potential: SCP)는 뇌파(EEG) 혹은 뇌자도(MEG)가 300ms에서 수 초 동안 양극 혹은 음극으로 분극화(polarization)되는 현상을 가리킨다.[1] EEG에서의 SCP 크기는 보통 수 μV 범위이나 특정 질병과 연관된 경우(예: 간질) 100 μV 이상의 값을 갖기도 한다. 자발적 운동 전 발생하는 음극성 SCP(negative SCP)는 특별히 방향파(orienting wave) 혹은 준비 전위(readiness potential, 독일어로는 Bereitschaftspotential)[2]로 불리기도 한다. 또한 이러한 음극성 SCP가 연속된 사건 사이에 발생하면서 예측이나 의도와 관련된 경우 'Contingent Negative Variation(CNV)'로 불린다.[3, 4]

뇌파에서 발현되는 음극성 SCP는 피층(cortical layer) 상단에 위치한 피질 세포 설단 수상돌기(apical dendrite) 주위에 발생하는 동기화되고 느린 흥분성 시냅스 후 전위(excitatory postsynaptic potential)에 의한 EEG 변화로 생각할 수 있다.[5] 동기화되고 느린 흥분성 시냅스 후 전위는 주로 시상에서부터 전달되는 뉴런들의 동기화된 발화 활동(firing activity)에 의한 것으로 알려져 있다.[6] 반면, 양극성 SCP(positive SCP)를 발생시키는 경우는 두 가지로 예상할 수 있다. 첫째, 보다 깊은 피층에서의 흥분성 시냅스에 의해 표면 피층에서 상대적으로 발생하는 양극화에 의한 것이고, 둘째, 표면 피층에 억제성 시냅스 후 전위에 의한 것일 수 있다. 특히 활발한 인지기능이 일어나지 않을 때, 시상으로부터의 입력이 줄어들면서 피질–선조–시상 음성 피드백(cortico–striatal–thalamic negative feedback)이 발생함에 따라 느린 양극성 SCP가 발현되는 것으로 이해되고 있다.[7]

SCP는 피질 신경망(cortical networks)의 활성화 혹은 비활성화에 대한 역치(threshold)를 조절하는 기능을 나타낸다고 볼 수 있다. 음극성 SCP는 국부적 대뇌 피질 영역에서의 동기화된 흥분성 시냅스를 반영하므로 피질 뉴런들의 활성도 역치가 낮아지고 신경망이 활성화되는 상태를 나타낸다고 할 수 있다. 그리고 양극성 SCP는 반대로 피질 뉴런들의 활성도 역치가 높아지면서 대뇌피질 활동의 감소 상태를 반영하고 이와 관련된 인지기능이 비활성화되는 상태를 나타낸다.[7] 이렇듯 역치를 통한 대뇌 신경망 조절 기능이 SCP를 통해 나타날 수 있으며, 다양한 지각, 주의, 운동, 고등인지 기능을 준비하기 위한 과정을 반영한다고 볼 수 있다.[8] 예를 들어, 음극성 SCP가 나타나고 있을 때 인지 반응이나 지각, 문제해결 등의 과제를 수행하면 더 우수한 결과를 낸다고 보고되고 있다.[7]

SCP 분석 방법

특정 전극에서 기록되는 뇌파 신호는 잡음 제거, 필터링 등의 전처리 과정을 거친 후 진폭 크기를 계산하게 된다. 진폭은 주로 특정 구간, 즉 시간 윈도우(time window) 내 크기(amplitude)의 평균값을 취하게 된다. 그리고 필요에 따라 과제 수행 전 베이스라인(baseline)에서의 크기 평균값으로부터의 변화량을 계산하여 SCP를 구하기도 한다.[9] 이러한 시간 윈도우는 단일 혹은 복수 개로 구성해서 사용할 수도 있다. 예를 들어, 베이스라인은 과제 시작 전 0.5초 윈도우의 뇌파 크기 평균값으로 정하고, SCP 변화를 관찰할 윈도우는 과제 시작 후 0.25~0.5초, 1.0~1.5초, 1.5~2.0초와 같이 다수로 지정하여 각각의 평균 크기 값을 구하고, 베이스라인과의 차이를 통해 SCP의 변화량을 윈도우별로 측정할 수 있다.

SCP 분석 방법의 예시로 운동 의도와 관련된 SCP인 운동 관련 피질 전위(Movement-related cortical potential: MRCP) 분석을 살펴보기로 한다.[10] MRCP는 운동에 대한 준비 과정과 수행 과정 중에 나타나는 피질 신경활동을 나타낸다고 알려져 있으며, 실제 운동뿐만 아니라 운동 상상 시에도 관찰된다.[11–13] 우선 피험자들은 시각/청각 신호(cue)가 주어지면 상지 운동을 상상한다. 이때 매 과제 시행 시점 전후 2초씩의 구간에서의 뇌파를 추출한다. 시작 전 2.0~1.8초 구간의 뇌파 신호를 베이스라인으로 설정하고 이때의 뇌파 크기 평균값을 나머지 구간 신호에서 빼준다(baseline correction). 그런 다음 매 시행에 대한 뇌파 데이터에 대해 두 가지 특성값을 추출하는데, 즉 음극값(peak negativity: PN)과 양극성 반등률(rebound rate: RR)이다. 이를 위해 먼저 400ms 크기의 윈도우를 이용한 이동평균(moving average: MA)을 통해 신호를 원만하게 만든다(smoothing). 다음으로는 −1.0부터 2.0초 구간에서의 최소값을 구해 PN으로 설정한다. 이때 PN이 발생한 시각을 T 라고 놓는다. RR은 식 (35)를 이용해 구한다.

$$RR = \frac{MRCP(t+T) - MRCP(T)}{t} \tag{35}$$

여기서 t는 PN 발생 시점으로부터 RR을 구하기 위해 정해 놓은 시간 구간을 가리키며, 예를 들어 1초 정도로 정할 수 있다. 이와 같이 구한 PN과 RR 값을 이용해 운동 상상 의도를 뇌파로부터 검출하는 모델을 개발할 수 있다.[14, 15]

SCP의 자가 조절

앞서 기술된 SCP의 대뇌 신경망 조절 기능에 대한 검증으로 사람들이 스스로 SCP를 조절하는 실험을 수행해 볼 수 있다. 이때 스스로 조절하는 SCP는 독립변수로, 이에 따라 변하는 심리/행동 지표는 종속변수로 취급할 수 있다. 이 실험에서 피험자는 2~10초 동안 본인의 SCP의 크기(즉, 궁극적으로는 극성)를 조절하게 된다. SCP의 크기는 실제 뇌파 신호로 나타날 수도 있지만 다른 시각적 표식(symbol)으로 나타낼 수도 있다. 중요한 점은 피험자 스스로 조절하는 SCP에 대한 피드백이 실시간 제공되어야 한다는 것이다. 매 시행마다 정해진 목표 극성, 즉 음극성 혹은 양극성의 SCP를 주어진 시간에 유지하는 과제를 반복적으로 수행하며 SCP 조절 훈련을 진행한다. 훈련 후에는 다양한 인지, 지각, 운동 과제 등을 수행하며 과제 수행능력의 향상도를 관찰한다. 예를 들면, 감각운동 영역의 음극성 SCP 발생을 자가 조절하는 훈련을 마친 후 촉각 정보 구별 과제 수행능력이 증가한다는 결과를 보였다.[16] 또한 좌반구 운동 영역의 음극성 SCP 조절 훈련을 마친 후에 무의식적인 오른손 사용 빈도가 증가함을 보이기도 했다.[17]

이러한 SCP 자가 조절 훈련은 정상적인 인지 기능뿐만 아니라 신경질환에도 도움이 된다.[18, 19] 약물 난치성(drug-refractory) 간질 환자가 장기간 SCP 극성 조절하는 훈련을 받은 후 양극성 SCP를 발생시키는 훈련을 수행하면 약 50%의 발작(seizure) 감소 효과를 보인다는 연구가 있었다. 또한 SCP 극성의 자가 조절이 가능해진다는 것은 이진 통신이 가능해진다는 것을 의미한다. 예를 들어, 양극성 SCP는 0, 음극성 SCP는 1로 할당하면 사람이 자신의 SCP 극성을 조절하여 0 또는 1의 이진 정보를 뇌 신호만으로 전달할 수 있게 된다. 이러한 아이디어를 바탕으로 사지마비환자의 의사를 뇌파만으로 전달하는 뇌-컴퓨터 인터페이스를 개발할 수 있는데, 특히 SCP를 기반으로 하는 기술을 Thought-Translation Device(TTD)라고 부르기도 했다.[20, 21] 이러한 인터페이스를 바탕으로 사지마비환자는 적어도 '예/아니오'의 의사를 전달할 수 있고, 더 나아가서는 알파벳과 연결하는 사용자 인터페이스를 이용해 언어적 표현을 할 수도 있다. 하지만 느린 전위를 이용하므로 1비트의 의사를 전달하는 데 수 초 이상의 시간이 걸린다는 단점이 있다. 최근에는 SCP 자가 조절 훈련을 반사회적 인격장애 환자에게 적용하여 공격성이 감소하고 억제 능력이 향상된다는 연구 결과도 보고되고 있다.[22]

참고문헌

1. Birbaumer, N. (1999). Slow cortical potentials: Plasticity, operant control, and behavioral effects. *Neuroscientist, 5*(2), 74–78.
2. Kornhuber, H. H., & Deecke, L. (1990). Readiness for movement–the bereitschaftspotential story. *Current Contents/Clinical Medicine, 33*(4), 14.
3. Walter, W. G., Cooper, R., Aldridge, V. J., McCallum, W. C., & Winter, A. L. (1964). Contingent negative variation: An electric sign of sensorimotor association and expectancy in the human brain. *Nature, 203*, 380-384.
4. Weinberg, H. (1972). The contingent negative variation: Its relation to feedback and expectant attention. *Neuropsychologia, 10*(3), 299–306.
5. Mitzdorf, U. (1985). Current source–density method and application in cat cerebral cortex: Investigation of evoked potentials and EEG phenomena. *Physiological Reviews, 65*(1), 37–100.
6. Guillery, R. W., Feig, S. L., & Lozsadi, D. A. (1998). Paying attention to the thalamic reticular nucleus. *Trends in Neurosciences, 21*(1), 28–32.
7. Rockstroh, B., Elbert, T., Canavan, A., & Lutzenberger, W. (1989). *Slow brain potentials and behavior* (2nd ed.). Urban & Schwarzenberg.
8. Birbaumer, N. et al. (1990). Slow potentials of the cerebral–cortex and behavior. *Physiological Reviews, 70*(1), 1–41.
9. Kotchoubey, B. et al. (1997). A new method for self–regulation of slow cortical potentials in a timed paradigm. *Applied Psychophysiology and Biofeedback, 22*(2), 77–93.
10. Gu, Y. et al. (2013). Comparison of movement related cortical potential in healthy people and amyotrophic lateral sclerosis patients. *Frontiers in Neuroscience, 7*.

11. Shibasaki, H., & Hallett, M. (2006). What is the Bereitschaftspotential? *Clinical Neurophysiology, 117*, 2341–2356.

12. Jahanshahi, M., & Hallett, M. (2003). *The Bereitshaftspotential: Movement related cortical potentials*. Kluwer Academic/Plenum Publishers.

13. Slobounov, S. M., Ray, W. J., & Simon, R. F. (1998). Movement–related potentials accompanying unilateral finger movements with special reference to rate of force development. *Psychophysiology, 35*(5), 537–548.

14. Niazi, I. K. et al. (2013). Detection of movement–related cortical potentials based on subject–independent training. *Medical & Biological Engineering & Computing, 51*(5), 507–512.

15. Niazi, I. K. et al. (2011). Detection of movement intention from single–trial movement–related cortical potentials. *Journal of Neural Engineering, 8*(6), 066009.

16. Birbaumer, N. et al. (1992). Area–specific self–regulation of slow cortical potentials on the sagittal midline and its effects on behavior. *Electroencephalography and Clinical Neurophysiology, 84*(4), 353–361.

17. Birbaumer, N. et al. (1988). Slow brain potentials, imagery and hemispheric–differences. *International Journal of Neuroscience, 39*(1–2), 101–116.

18. Rockstroh, B. et al. (1993). Cortical self–regulation in patients with epilepsies. *Epilepsy Research, 14*(1), 63–72.

19. Kotchoubey, B., Blankenhorn, V., Froscher, W., Strehl, U., & Birbaumer, N. (1997). Stability of cortical self–regulation in epilepsy patients. *Neuroreport, 8*(8), 1867–1870.

20. Birbaumer, N. et al. (2000). The thought translation device (TTD) for completely paralyzed patients. IEEE Transactions on *Rehabilitation*

Engineering, 8(2), 190−193.

21. Kubler, A. et al. (2001). Brain−computer communication: Unlocking the locked in. *Psychological Bulletin, 127*(3), 358−375.
22. Konicar, L., Veit, R., Eisenbarth, H., Barth, B., Tonin, P., Strehl, U., & Birbaumer, N. (2015). Brain self−regulation in criminal psychopaths. *Scientific Reports, 5*.

6. 세타 – 감마 동조현상

서 론

역사적으로 보면 뇌파는 1970년대부터 디지털 뇌파가 보급되면서 한 번의 큰 변화를 맞이하였다.[1] 바로 정량뇌파(QEEG) 기술의 도입이다. 정량뇌파 기술은 간단히 말해 컴퓨터를 이용, 디지털로 측정한 뇌파를 가공하여 스펙트럼(spectrum)화하는 것을 말하는데, 이 과정을 거치면 뇌파가 특정 주파수의 양으로 변환되어 나타난다.[2-4] 예를 들어, 아날로그 뇌파에서는 파형을 눈으로 보고 알파파가 있다는 것을 알 수 있었다면 디지털 정량뇌파에서는 알파파의 양이 어느 정도 있는지 수치화된 알파파의 양을 알 수 있게 되는 것이다. 이러한 정량뇌파는 특히 정신과 영역에서 매우 중요한데 그만큼 정량뇌파가 미세한 뇌파의 변화를 감지할 수 있는 능력을 가지고 있기 때문이다. 신경과적 질환보다 정신과 질환이 뇌의 구조적 이상을 크게 동반하지 않기 때문에 눈에 보일 만큼의 큰 뇌파상의 변화보다는 더 미세한 뇌파의 변화로 뇌기능 이상이 나타나게 되기 때문이라 추측된다.[5, 6] 이러한 장점 때문에 정량뇌파 도입 후 정신질환에서 나타나는 정량뇌파의 이상을 보고하는 연구는 매우 크게 증가하였다. 조현병(정신분열병)[7, 8]을 비롯하여 기분장애,[9-11] 불안장애,[12] 중독장애[13]는 물론이고 소아청소년 정신장애[14-16]까지 다양한 정량뇌파의 이상과 임상적으로 유용한 소견을 결과로 보고하고 있다.[5]

하지만 정량뇌파의 보급이 20년 이상 지난 현재의 정신의학적 이용 상황을 보면, 연구를 통하여 알려진 정량뇌파의 임상적 유용성에 비하여 실제 정량뇌파를 임상에 활용하는 경우는 매우 드문 것이 현실이다.[5] 정신과 진단기준이 증상 위주의 범주형 분류 특징을 가지고 있으며, 정량뇌파를 보는 것이 장시간의 훈련과 경험을 요하기 때문이기도 하지만 그것보다 더 중요한 문제는 정량뇌파가 가지는 한계점 때문이기도 하다.[5] 또한 질환별 정량뇌파 이상이 비특이적이고 약하여 불분명하고 서로 중복되는 경우가 많기 때문에 정량뇌파 단독 소견을 가지고 질환을 감별하고 유추하기 어렵기 때문이기도 하다.[5] 이러한 정량뇌파가 가지는 근본적인 문제점들은 뇌파가 오랜 시간 안전하고 경제적이고 비침습적이고 비혐오적이어서 뇌세포의 기능을 직접 측정할 수 있는 좋은 검사도구였던 장점들을 무색하게 한다.

뇌파 신호를 가공하고 분석하는 공학기술이 크게 발전하면서 그동안 정량뇌파가 가지는 약점을 보완하려는 여러 노력이 있어 왔다. 이와 같은 노력에는 뇌파의 위상(phase) 변화를 이용하는 방법,[17] 뇌파의 채널을 늘려 고밀도 뇌파를 사용하는 방법,[18] 뇌 영역 간 연결 정도 또는 뇌파 신호의 유사성 또는 상관관계를 보는 방법,[19] 수학적으로 뇌파의 신호원(source)을 찾는 방법,[20] 채널별 네트워크 성질을 분석하는 방법[21] 등등 매우 다양한 방법이 있다. 그리고 일부에서는 정량뇌파의 비특이적인 단점을 어느 정도 보완한 결과를 보이고 있어 향후 정신의학적 이용이 기대되고 있다. 이러한 다양한 시도 중 뇌파의 위상을 이용하는 주파수 간 위상 동조현상(phase coupling)[22]에 관하여 알아보고자 한다.

주파수 간 위상 동조현상

뇌파를 푸리에 변환을 하면 파워와 위상으로 분리되는데, 각 주파수 영역의 파워가 그 주파수의 양을 나타내는 값이 된다. 따라서 정량뇌파 분석을 흔히 파워 스펙트럼 분석(power spectrum analysis)이라고 말을 하기도 한다. 푸리에 변환을 통하여 얻어지는 위상은 정량뇌파에서는 그야말로 버려지는 값에 불과하다.[23]

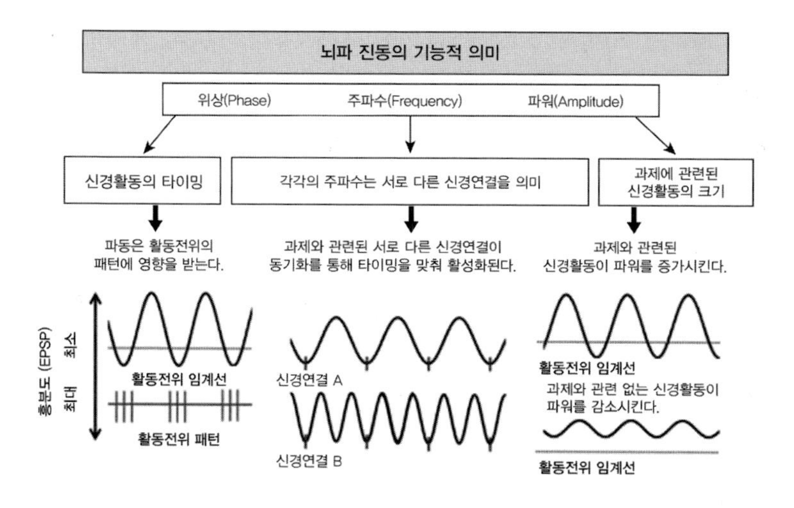

[그림 3-28] 파워와 위상의 의미

위상의 중요성은 비교적 최근에 알려졌다. 위상에 관한 많은 연구를 해 온 Sauseng과 Klimesch(2008)에 의하면 파워는 동시에 얼마나 많은 신경세포가 이용되었는지에 따라서 영향을 받는 값이며, 위상은 신경세포 간의 신호 전달이 이루어지면서 맞아떨어지는 시간차에 관한 정보를 가지는 값이다([그림 3-28] 참조).[24] 즉, 파워와 위상은 신경세포 군집의 활동에 관한 서로 다른 정보를 준다고 볼 수 있다. 활동성이 증가된 신경세포 네트워크의 특징들이 일부는 파워의 정보로, 또 일부는 위상을 통하여 뇌파에 반영되어 있는 것으로 볼 수 있다. 그동안 크게 신경 쓰지 않고 버려졌던 위상의 의미는 신경생리를 연구하는 여러 연구자에 의해 위상이 정량뇌파에서는 볼 수 없는 뇌세포 활성의 특징적인 면을 나타낸다는 점이 발견되면서 그 중요성이 커지게 되었다. 그 계기가 되었던 것이 2003년에 Harris에 의하여 동물의 뇌에서 관찰된 세타-감마 동조현상(Theta-phase Gamma-amplitude coupling)이다.[25, 26]

Harris는 쥐의 해마(hippocampus)에서 과제 수행 시 세타의 특정 위상에 감마 파워가 집중되는 현상을 발견하고, 이것이 해마에서 신경세포의 배열이 특이적 구조를 가지기 때문이라고 생각하였다.[26] 뒤를 이어 사람의 뇌 피질에서도 유사한 현상이 나타난다는 것이 2006년에 Canolty에 의하여 관찰되면서 세타-감마 동조현상은 신경세포 군집 간 상호 신호전달에 의하여 발생하는 생리학적 증거라는 것이 점차 알려지게 되었다.[27] 동시에 세타-감마파의 동조현상을 수학적으로 계산해 낼 수 있는 방법이 하나둘씩 제안되기 시작하였다.[28-30] 현재까지 세 가지 이상의 수학적 방법이 제안되었으며, 최근에는 짧은 시간단위의 세타-감마 동조현상까지 안전하게 측정할 수 있는 방법까지 제시되어 세타-감마 동조현상의 시간에 따른 변화까지 관찰 가능한 수준에 이르렀다.[30] 가장 대표적인 방법은 동기화 지수(synchronization index)를 이용하는 것으로, 값이 0에서 1 사이에 위치하고 0은 완전 비동기화, 1은 완전 동기화를 나타낸다.[27, 30] 0에 가까울수록 신경세포군의 상호작용이 적은 비활성화 상태를 나타내며, 1에 가까울수록 활발한 신경세포군 사이의 상호작용을 나타내게 된다고 할 수 있다.[29]

지금까지 알려져 있는 세타-감마 동조현상은 사람 또는 동물 등의 종을 가리지 않고 뇌의 특정 위치와도 관계없이 나타나며 주로 기억과제,[31] 집중력 과제,[32] 학습 과제[33] 또는 시지각 과제[34]와 같이 뇌가 특정 작업수행 중에 강해지고 두드러지는 특징을 보인다는 것이다.[28] 따라서 세타-감마 동조는 과제 수행을 위하여 뇌가 활성화되면서 관련된 여러 신경세포 군집 간 상호작용이 두드러질 때 나타나는 현상으로 추측되고 있으며, 수학적 모델을 비롯하여 이러한 가설을 뒷받침하는 여러 가지 증거가 제시되고 있다.[35] 세타-감마 동조에 관여되는 주된 예상 뇌회로(brain circuit)는 피질-시상회로(cortico-thalamic circuit)이며, 사실상 거의 대부분의 대뇌 피질은 시상과 연결된 회로를 가지고 있기 때문에 세타–감마 동조현상 역시 뇌 피질 전역에서 측정 가능한 것으로 생각되고 있다.

이러한 세타–감마 동조현상은 여러 가지 면에서 정량뇌파보다 강점을 지니고 있는 것으로 알려지고 있다. 우선 위상의 정보를 이용하기 때문에 파워보다 잡음(noise)에 강한 특성을 보인다고 할 수 있다. 뇌파는 얼굴의 근육이나 안구운동, 심박동에 의하여 쉽게 오염되는 단점이 있다.[36] 이는 파워값에 큰 영향을 주어 결과가 왜곡되거나 잘못된 값이 도출될 수 있는 가능성이 있기 때문에 정량뇌파 분석을 위해서는 이러한 잡음을 충분히 제거하여야 한다. 하지만 위상을 주로 이용하는 세타–감마 동조는 이러한 영향이 비교적 제한적일 것이라고 추측된다. 또한 세타–감마 동조는 뇌 활동의 부산물이기 때문에 정량뇌파상 특정 주파수의 증가나 감소보다 뇌 활동성에 관한 좀 더 직접적인 정보를 제공한다는 장점을 가지고 있다. 이 때문에 정량뇌파에 비하여 좀 더 민감하면서도 비특이적인 특성을 가지게 된다고 추측해 볼 수 있다. 그러나 현재 정량뇌파 대비 세타–감마 동조현상의 장점과 단점은 아직 가설단계에 불과하다. 일부 연구에 의하면 세타–감마 동조현상은 정량뇌파와 두피 지형학상(topographical) 특성 및 분포가 매우 다르며, 세타–감마 동조현상이 정량뇌파보다 적은 국소적 영역에서 두드러진 변화를 보인다고 보고하고 있어[37] 향후 뇌기능 활성에 대한 생물학적 지표로서의 가능성이 기대되지만 기존 방법과의 비교연구가 뒷받침되어야 할 것이다.

세타–감마 동조현상을 임상적으로 이용하기 위해서는 넘어야 할 문제점이 아직 많은 것이 사실이다. 우선 비침습적인 두피전극을 통하여 얻은 뇌파에서 세타–감마 동조현상이 관찰 가능한가 하는 문제가 있다. 세타–감마 동조현상은 처음 실험실에서 침습적인 전극을 사용한 동물실험을 통하여 알려졌으며, 사람의 피질에서 측정된 세타–감마 동조현상 역시 두개 내 전극을 삽입한 환자를 통하여 얻어졌다.[25, 27] 또한 감마파의 주파수 대역이 100~150Hz의 매우 빠른 감마파 영역으로 일반적으로 받아들여지는 두피에서 측정 가능한 뇌파의 한계점인 80Hz를 훨씬 뛰어넘는 영역인 것이다.[27] 아직까지 의견은 상충되고 있지만 최근 두피전극을 통해서도 세타-감마 동조현상을 관찰할 수 있다는 연구 결과가 나오고 있다.[37] 주로 감마파의 주파수 대역은 30~60Hz로 최초로 사람에게서 발견된 주파수보다는 느린 감마파 대역이지만 이 대역에서 관찰되는 세타-감마 동조현상 역시 과제 수행 시 증가하는 모습을 보여 기존에 알려진 특징과 유사한 양상을 보이는 것으로 판단된다.[37] 이와 같은 두피에서 관찰되는 세타-감마 동조현상이 두개 내 전극을 이용한 것과 비교하여 감마파 주파수 대역에 차이가 있기 때문에 아직까지 세타-감마 동조현상은 두피전극을 이용한 임상적인 유용성에 관한 연구보다는 인지뇌과학적으로 감각, 학습, 기억 등과 관련된 두개 내 전극을 이용한 연구에 초점이 맞춰져 있다고 할 수 있다.

결 론

세타-감마 동조현상은 매우 간단하게 안정 시 또는 작업 수행 시 디지털 뇌파를 측정하여 비교적 짧은 시간의 분석 과정을 통해 알아볼 수 있는 검사로 향후 뇌 기능의 평가에 활용 가능성이 높은 기술이라고 할 수 있다. 임상적으로 이용이 용이하다는 장점 이외에도 여러 인지과학적 연구 도구로서도 유용한 검사도구라고 할 수 있다. 추후 실제적인 임상적 활용 및 인지심리 연구 도구로 활약을 기대해 본다.

참고문헌

1. Itil, T. M. (1975). *Digital computer period analyzed EEG in psychiatry and psychopharmacology.* In Computerized EEG analysis (Cean Conference), Stuttgart: Fisher Verlag.
2. Nuwer, M. R. (1988). Quantitative EEG: I. Techniques and problems of frequency analysis and topographic mapping. *Journal of Clinical Neurophysiology: Official Publication of the American Electroencephalographic Society, 5*(1), 1.
3. Nuwer, M. R. (1988). Quantitative EEG: II. Frequency analysis and topographic mapping in clinical settings. *Journal of Clinical Neurophysiology, 5*(1), 45.
4. Oken, B. S., Chiappa, K. H., & Salinsky, M. (1989). Computerized EEG frequency analysis. *Neurology, 39*(10), 1281–1287.
5. Hughes, J. R., & John, E. R. (1999). Conventional and quantitative electroencephalography in psychiatry. *The Journal of Neuropsychiatry and Clinical Neurosciences, 11*(2), 190–208.
6. Coutin–Churchman, et al. (2003). Quantitative spectral analysis of EEG in psychiatry revisited: Drawing signs out of numbers in a clinical setting. *Clinical Neurophysiology, 114*(12), 2294–2306.
7. Galderisi, S. et al. (1994). QEEG alpha1 changes after a single dose of high potency neuroleptics as a predictor of short–term response to treatment in schizophrenic patients. *Biological Psychiatry, 35*(6), 367–374.
8. Gerez, M., & Tello, A. (1995). Selected quantitative EEG (QEEG) and event–related potential (ERP) variables as discriminators for positive and negative schizophrenia. *Biological Psychiatry, 38*(1), 34–49.

9. Bares, M. et al. (2007). Changes in QEEG prefrontal cordance as a predictor of response to antidepressants in patients with treatment resistant depressive disorder: A pilot study. *Journal of Psychiatric Research, 41*(3), 319–325.

10. Suffin, S. C., Gutierrez, N. M., Karan, S., Aurora, G., Emory, W. H., & Kling, A. (2007). A QEEG database method for predicting pharmacotherapeutic outcome in refractory major depressive disorders. *Journal of American Physicians and Surgeons, 12*, 104–108.

11. Bares, M. et al. (2008). Early reduction in prefrontal theta QEEG cordance value predicts response to venlafaxine treatment in patients with resistant depressive disorder. *European Psychiatry, 23*(5), 350–355.

12. Tot, S. et al. (2002). Association of QEEG findings with clinical characteristics of OCD: Evidence of left frontotemporal dysfunction. *Canadian Journal of Psychiatry, 47*(6), 538–545.

13. Alper, K. R. et al. (1998). Persistent QEEG abnormality in crack cocaine users at 6 months of drug abstinence. *Neuropsychopharmacology, 19*(1), 1–9.

14. Chabot, R. J., Merkin, H., Wood, L. M., Davenport, T. L., & Serfontein, G. (1996). Sensitivity and specificity of QEEG in children with attention deficit or specific developmental learning disorders. *Clinical Electroencephalography, 27*(1), 26–34.

15. Chabot, R. J., Di Michele, F., & Prichep, L. (2005). The role of quantitative electroencephalography in child and adolescent psychiatric disorders. *Child and Adolescent Psychiatric Clinics of North America, 14*(1), 21–53.

16. Özge, A., Toros, F., & Çömelekoğlu, Ü. (2004). The role of hemispheral asymmetry and regional activity of quantitative EEG in children with

stuttering. *Child Psychiatry & Human Development, 34*(4), 269–280.

17. Trujillo, L. T. et al. (2005). EEG phase synchrony differences across visual perception conditions may depend on recording and analysis methods. *Clinical Neurophysiology, 116*(1), 172–189.
18. Gevins, A. (1993). High resolution EEG. *Brain topography, 5*(4), 321–325.
19. Tucker, D., Roth, D., & Bair, T. (1986). Functional connections among cortical regions: topography of EEG coherence. *Electroencephalography and Clinical Neurophysiology, 63*(3), 242–250.
20. Michel, C. M. et al. (2004). EEG source imaging. *Clinical neurophysiology, 115*(10), 2195–2222.
21. De Haan, W. et al. (2009). Functional neural network analysis in frontotemporal dementia and Alzheimer's disease using EEG and graph theory. *BMC neuroscience, 10*(1), 101.
22. Dorrer, C., & Salin, F. (1998). Phase amplitude coupling in spectral phase modulation. *IEEE Journal of Selected Topics in Quantum Electronics, 4*(2), 342–345.
23. Nunez, L., & Srinivasan, R. (2006). *Electric fields of the brain: The neurophysics of EEG* (2nd ed.). New York: Oxford University Press.
24. Sauseng, P., & Klimesch, W. (2008). What does phase information of oscillatory brain activity tell us about cognitive processes? *Neuroscience & Biobehavioral Reviews, 32*(5), 1001–1013.
25. Harris, K. D. et al. (2003). Organization of cell assemblies in the hippocampus. *Nature, 424*(6948), 552–556.
26. Buzsaki, G. et al. (2003). Hippocampal network patterns of activity in the mouse. *Neuroscience, 116*(1), 201–211.
27. Canolty, R. T. et al. (2006). High gamma power is phase-locked to theta oscillations in human neocortex. *Science, 313*(5793), 1626–1628.

28. Jensen, O., & Colgin, L. L. (2007). Cross-frequency coupling between neuronal oscillations. *Trends in Cognitive Sciences, 11*(7), 267-269.

29. Canolty, R. T., & Knight, R. T. (2010). The functional role of cross-frequency coupling. *Trends in Cognitive Sciences, 14*(11), 506-515.

30. Cohen, M. X. (2008). Assessing transient cross-frequency coupling in EEG data. *Journal of Neuroscience Methods, 168*(2), 494-499.

31. Schack, B. et al. (2002). Phase-coupling of theta-gamma EEG rhythms during short-term memory processing. *International Journal of Psychophysiology, 44*(2), 143-163.

32. Sauseng, et al. (2004). Theta coupling in the human electroencephalogram during a working memory task. *Neuroscience Letters, 354*(2), 123-126.

33. Tort, A. B. L. et al. (2009). Theta-gamma coupling increases during the learning of item-context associations. *Proceedings of the National Academy of Sciences, 106*(49), 20942-20947.

34. Demiralp, T. et al. (2007). Gamma amplitudes are coupled to theta phase in human EEG during visual perception. *International Journal of Psychophysiology, 64*(1), 24-30.

35. Lengyel, M., Huhn, Z., & Érdi, (2005). Computational theories on the function of theta oscillations. *Biological Cybernetics, 92*(6), 393-408.

36. Barlow, J. S. (1986). Artifact processing (rejection and minimization) in EEG data processing. In F. H. L. da Silva, W. S. v. Leeuwen, & A. Remond (Eds.), *Clinical Applications of Computer Analysis of EEG and Other Neurophysiological Signals, 2*, 15-62.

37. Park, J. Y., Lee, Y. R., & Lee, J. (2011). The relationship between theta-gamma coupling and spatial memory ability in older adults. *Neuroscience Letters, 498*, 37-41.

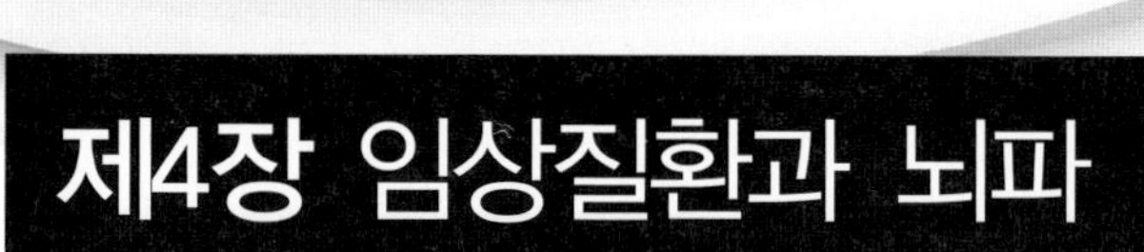

제4장 임상질환과 뇌파

1. 치매와 뇌파

치매의 임상적 특징과 뇌파

현대사회가 의학의 발전과 생활환경의 개선에 따라 고령화사회로 진입하면서 고령화에 따른 질병이 빠르게 증가하고 있는데, 그중에서도 치매는 가장 대표적인 질환으로 꼽히고 있다.[1]

치매(dementia)란 후천적으로 진행되는 퇴행성 질환으로 뇌 내의 병리적 변화, 혈관의 변화 등에 의해 인지기능의 장애와 더불어 일상생활 활동 능력이 저하되는 질병이다. 치매 증상이 심해질수록 인지기능의 저하와 더불어 일상생활 수행기능의 저하, 다양한 행동장애 등을 보이며, 환자의 주관적인 고통뿐만 아니라 부양가족의 삶의 질 저하까지 발생한다. 그렇기 때문에 치매를 보다 빨리 진단할 수 있는 방법에 대한 연구의 중요성이 대두되었고, 최근에는 증상이 나타나기 전 단계 또는 증상 발병 초기에 치매를 발견하는 방법에 대한 연구에 관심이 쏠리고 있다.

뇌파는 인간의 뇌 활동 기능을 측정하는 전기생리학적 방법으로 소개된 이래 수십 년 동안 치매 진단을 위한 보조 도구로 사용되어 왔다. 알츠하이머(Alzheimer's disease) 치매 환자에게서는 임상적으로 초기 단계(early stage)에서조차 뇌파의 파워 스펙트럼(power spectrum)에서 보다 낮은 주파수로의 변화, 빠른 리듬(fast rhythms)의 응집(coherence) 감소, 뇌파 복합성의 변화(EEG-complexity change)와 같은 소견을 보이는 것으로 보고되고 있으며, 이러한 뇌파상의 변화는 피질 신경세포(cortical neurons)의 소실, 축삭의 병리(axonal pathology), 콜린성 결핍(cholinergic deficits)에 기인한 피질 영역의 기능적 단절(functional disconnections)과 관련된 것으로 여겨진다.[2-4]

하지만 현재까지의 치매 진단의 표준화 작업에는 뇌파가 포함되지 않고 있다. 임상적인 진단은 NINCDS-ARDRA(National Institute of Neurological and Communicative Disorders and Stroke and the Alzheimer's Disease and Related Disorders Association)와 정신질환 진단 및 통계 편람(Diagnostic and Statistical Manual of Mental Disorders: DSM)처럼 특정 진단기준을 만족해야 내려지고,[5, 6] 이 진단은 혈액 검사 및 구조적 영상 기법에 의해 뒷받침되어야 한다. 이처럼 뇌파가 치매의 직접적인 진단도구에는 속하지 않지만 그러함에도 불구하고 피질 신경세포의 기능을 직접적으로 보여 주는 도구로, 뇌파의 시각적 분석(visual analysis)은 치매의 감별진단을 위한 몇 가지 단서를 제공하고 있다. 비록 치매의 초기 단계에 비정상적인 뇌파 활동이 시각적으로 항상 보이는 것은 아니기 때문에 뇌파를 전임상 단계(preclinical stage)에 있는 치매의 조기 진단을 위한 정규 검사로 사용할 수는 없지만 초기 단계의 비정상적인 뇌파는 가성치매(pseudodementia)를 배제하는 데 도움이 될 수 있다.[7, 8]

또한 뇌파는 치매의 예후에 영향을 미치는 중요한 요인인 간질 활동(epileptic activity)을 발견하는 데도 매우 유용하다. 젊은 나이에 인지기능이 유의하게 저하되거나 항정신병약물(antipsychotic drug)을 사용한 과거력은 치매에서 발작(seizure)을 예측할 수 있는 위험인자로 간주된다.[8] 특히 가족형 알츠하이머 치매의 경우 질환의 초기 단계에 발작이 일어날 수 있으며, 이러한 사실은 발작이 알츠하이머 치매의 병태생리와 연관되어 있을 수 있음을 시사한다.[9] 일부 연구에서는 높은 인산-타우(phosphor-tau) 수준과 간질형 뇌파 활동이 치매 환자의 초기 특성이고, 보다 좋지 않은 치매 경과를 시사할 가능성이 있다고 보고하였다.[10]

치매 환자에서 뇌파의 일반적 특징

치매 환자에서 휴지기(resting stage) 뇌파의 시각적 분석 결과는 광범위한 델타와 세타 활동의 증가와 후측(posterior) 알파와 베타 활동의 감소를 보여 주는데,[11, 12] 이러한 특징은 치매의 후기 단계(late stage)에서 특히 잘 나타난다.

치매 환자에서의 정량뇌파(QEEG)는 정상 노인군과 비교하여 델타와 세타 파워가 증가하고, 알파와 베타의 파워가 감소됨을 보여 준다. 즉, 상대적인 세타 밴드(theta band)의 양은 증가하고 빠른 알파 범위(fast alpha range) 밴드의 양은 감소한다. 또한 알파와 베타 주파수 밴드(frequency bands)에서 전두두정엽(frontoparietal) 부위와 전두측두엽(frontotemporal) 부위 사이의 기능적인 연결(functional connectivity)이 손상됨을 볼 수 있다.[13]

치매 환자의 수면과 뇌파

수면 뇌파(Sleep EEG)는 치매 환자의 진단에 중요한 정보를 제공해 준다. 정상 노인과 경도의 알츠하이머 치매 환자의 뇌파를 비교해 보면 수면 구조에서 몇 가지 차이가 있음이 관찰된다. 우선 치매 환자에서 서파 수면의 비율이 감소하고,[14,15] 수면 시간 동안 여러 번 그리고 장시간 동안 각성하는 경향이 있으며, 그 결과 각성 상태와 1단계 수면 비율이 증가하는 것을 보여 준다.[16]

또한 치매 환자에서는 렘(REM)수면의 양이 감소되어 있는데, 이 변화는 주로 질병의 후기 단계에서 볼 수 있다.[8, 17, 18] 스펙트럼 분석(spectral analysis)을 이용하여 렘수면 동안 측두엽(temporal lobe)의 뇌파 리듬을 분석함으로써 건강한 사람과 치매 환자를 비교적 정확히 분류할 수 있다는 연구 결과가 있는데,[19] 이것은 뇌파 감속(EEG slowing)이 각성 뇌파

(awake EEG)에서보다 렘수면에서 더욱 현저하기 때문이다. 또한 이러한 뇌파 감속은 렘수면에서 측두두정엽(temporoparietal lobe)과 전두엽(frontal lobe)에서 더 두드러지게 나타나는 반면, 각성 뇌파에서는 전두엽에서 더욱 두드러지는 경향이 있다.[20]

렘수면 이상은 콜린성 신경회로 퇴화의 지표로 여겨지는데, 인간과 동물을 대상으로 한 연구 결과에서는 치매 환자에게서 콜린성 시스템의 장애가 있음을 보여 준다.[21] 따라서 렘수면 뇌파는 각성 시 뇌파나 다른 수면 단계에서 관찰된 뇌파보다 치매 환자에 대한 더 유용한 생물 표지자(biomarker)로 알려져 있다.

치매의 진행과 뇌파 변화

최근 치매 연구에서 가장 중요한 이슈 중 하나는 어떤 경우에 정상 또는 경도인지장애(mild cognitive impairment)에서 치매로 진행하게 되는지 여부다. 최근의 연구는 몇몇 특정 뇌파 표지자가 치매로의 이행과 관련이 있을 수 있음을 시사한다. 이러한 표지자로는 세타파/감마파 비율의 증가, 알파3파/알파2파 비율의 증가 그리고 높은 주파수의 알파파 빈도의 증가 등이 보고되고 있다.[22] 이와 관련된 연구를 살펴보면, 경도인지장애에서 치매로 진행된 집단에서 세타/감마 비율이 증가하였고, 특히 알츠하이머 치매로 진행된 집단에서는 알파3/알파2 비율 또한 증가하였다. 한 연구는 세타/감마와 알파3/알파2를 뇌파 표지자로 사용하여 치매로의 진행을 88.3%까지 정확하게 예측할 수 있다고 주장하였다.[22] 이처럼 뇌파를 이용한 집단의 분류는 치매의 조기 진단 및 경과 예측에 도움을 줄 수 있다.

많은 치매 환자에게서 비정상적인 뇌파 소견이 관찰된다고 알려져 있으며, 최근 연구 결과들에서는 이러한 뇌파 리듬의 변화가 특히 초기 단계의 치매에서 향후 1년간의 진행 경과에 대한 민감한 표지자로 보고되고 있다. 기존 연구에 의하면 뇌파 분석은 빠른 진행이 예상되는 치매 환자를 발견하는 데 훨씬 더 경제적이고 비침습적인 마커가 될 수 있다고 한다.[23]

한 예비 연구에서는 정량화 뇌파의 우측 델타의 상대적 파워가 일상생활 활동 능력 및 사망과 연관이 있다고 보고하였다. 기존 연구들을 보면, 경도인지장애 환자에서 중앙측두엽(centrotemporal)과 후방 영역에서 감소된 델타 파워가 관찰되었고,[25, 26] 델타 파워가 즉각적인 기억회상(immediate memory recall)과 정적인 상관이 있음이 제시되었다. 이러한 사실은 델타 파워가 경도인지장애의 기억력 저하와 연관되어 있고, 치매의 전구기나 초기 인지기능 저하를 감지하는 민감한 지표로 사용될 수 있음을 시사한다.[25]

사건 관련 전위(ERP) 요인 중 P300 잠재기 역시 경도인지장애에서 치매로의 이행을 비교적 유용하게 예측하는 것으로 보인다. 이와 관련된 Gironell 등(2005)의 연구를 보면, 주관적인 기억력 저하를 호소하는 환자들을 대상으로 청각 오드볼 과제(auditory oddball task)를 시행하여 P300을 측정하였고, 그 이후 12~24개월 동안 환자들의 병의 진행 과정을 관찰하였다. 일정 기간(12~24개월 이후)이 지난 후 알츠하이머 치매로 진행된 환자집단은 다른 집단에 비해 P300 잠재기가 유의하게 길게 나타났으며, 연구자들은 이를 토대로 정상집단에서 치매로 이행하는 유용한 예측인자로 P300 잠재기를 제안하였다.[27]

삽화적 기억의 부호화(episodic memory encoding)와 같은 기억에 대한 사건 관련 전위 요인으로 알려져 있는 P600 역시 치매의 조기 단계에 영향을 받는 것으로 보인다는 연구 결과도 있다. 이에 대한 연구들은 경도인지장애나 치매 환자에서 단어 반복 과제에 대해 감소된 P600 반응을 보이거나,[26, 28] P600 반복 효과 진폭(repetition effect amplitude)과 다양한 선언적 언어 기억 측정치(declarative verbal memory measures)와의 사이에 유의한 상관관계가 존재한다는 것을 시사한다.[26]

뇌파와 신경심리학적 평가 결과 그리고 심혈관의 과거력(cardiovascular history)을 종합하여 분석하면, 치매와 경도인지장애의 진단 정확도를 80%에서 92%까지 증가시킬 수 있고, 뇌파는 생각보다 흔한 유병률을 보이는 혈관성 인지손상(vascular congnitive impairment)을 감지하는 데도 유용할 것이라는 연구 결과들이 있다.[29-31] 향후 보다 체계적인 연구 결과가 필요하겠지만, 이처럼 뇌파는 경도인지장애에서 치매로의 이행에 있어 유용한 정보를 제공할 가능성이 높아 보인다.

다른 유형의 치매와 뇌파

뇌파가 유용한 정보를 제공해 줄 수 있는 또 다른 영역은 알츠하이머 치매와 다른 치매와의 감별진단이다. 즉, 알츠하이머 치매와 혼합형 치매를 감별진단하는 데 있어 임상적 증상이나 신경심리학적 평가와 더불어 뇌파가 유용한 정보를 제공할 수 있다는 것이다.

기존의 연구들은 뇌파의 주파수 파워 변화가 피질 또는 피질하 병리를 반영할 수 있음을 제시한다.[32] 게다가 경도인지장애와 알츠하이머 치매 환자의 휴지기 후방 델타와 알파 뇌파 리듬의 변화는 동반되는 백질(white matter) 손상보다는 신경 퇴행 과정과 인지기능 상태에 더 민감한 것으로 보인다.[33]

또한 치매 진단에 있어서 뇌파의 유용성에 대한 연구들은 뇌파가 루이소체 치매(Lewy body dementia)와 알츠하이머 치매의 진단에 보조적으로 사용될 수 있음을 보여 준다.[34] 특히 전두엽 간헐적 리듬 델타파(frontal intermittent rhythmic delta activity: FIRDA)는 루이소체 치매와 알츠하이머 치매를 감별하는 데 탁월한 민감도와 명확성을 제공해 줄 수 있음이 보

고되고 있다.[35]

또한 사건 관련 전위 요인인 P300을 이용하여 루이소체 치매와 알츠하이머 치매를 감별하고자 했던 연구에서 전두엽에서의 경사도 역전(gradient inversion)과 지연된 P300 반응이 루이소체 치매와 알츠하이머 치매의 감별에 있어서 70% 민감도와 97% 특이도를 보여 주는 것으로 보고되었다.[36, 37]

이 외에도 전두측두엽 치매(frontemporal dementia)에서 뇌파는 일반적으로 정상으로 보이는 경우가 많고, 진행된 혈관성 치매에서는 국소적 뇌파 변화를 보이곤 한다.[34] 정량화 뇌파의 일부 측정치가 알츠하이머 치매와 피질하 치매의 감별 진단에 도움을 줄 수 있다는 연구 결과가 있으며,[38] 크로이츠펠트-야콥병 경과 후기에 전형적인 유사주기성(psudoperiodic) 형태 예파 복합체(sharp wave complex)가 보인다는 사실은 잘 알려져 있다.[39]

뇌파와 아포지단백질

아포지단백질(Apolipoprotein E: APOE)은 치매의 유전적 위험요인으로 잘 알려져 있다. APOE와 베타-아밀로이드(β-amyloid)의 관계는 잘 알려져 있지만 뇌에서 APOE의 영향은 실제로 매우 복잡하고 다양하다. APOE는 신경퇴행성 병태생리와 연관된 뇌 내 연결망 활동에 영향을 미치는 것으로 알려져 있으며,[40] 인지적으로 건강한 사람에서 APOE와 뇌 연결망 관련성은 비교적 잘 연구되어 있다. 그러나 알츠하이머 치매에서 휴지기 기능적 연결성(functional connectivity)에 대한 APOE 유전자형(genotype)의 영향에 대한 연구는 매우 적다. APOE $\varepsilon4$ 대립유전자(allele)를 가진 사람은 좌측하두정엽 피질(left inferior parietal)과 측두후두엽 피질(tempooccipital cortex)에서 알파1 활동이 감소하는 것으로 보고되었다. 초기 알츠하이머 치매 환자에서 APOE ε4 대립유전자와의 관련성에 대한 분석은 대뇌 반구를 가로질러 외측 전두엽 영역과 두정측두엽 사이에 감소된 알파2 지연 위상동기(lagged phase synchronization)를 보였다. APOE ε4 대립유전자는 치매에서 유전적 위험인자일 뿐만 아니라 질병이 발생한 후에도 피질 리듬과 기능적 연결성에서 부정적 영향을 미치는 것으로 알려져 있다.[41] 비록 진행률(progression rate)은 변화하지 않지만 APOE ε4 대립유전자를 가진 알츠하이머 치매 환자에서 이 대립유전자를 갖지 않은 환자보다 서파(slow wave) 활동이 더 명확하게 보인다.[42] 뇌파의 이러한 차이는 콜린성 결핍에서의 정도 차이가 있음을 시사하는 것일 수 있다.[42]

APOE ε4 대립유전자에 대한 시각 유발 전위(visual evoked potential) 연구는 APOE ε4 대립유전자를 가진 대상에서 정점 잠재기(peak latency)가 유의하게 더 길고(시각 유발 전위 반응, N75, P100, N135 그리고 P180의 정점 잠재기), 후기 전위 요소들(late potential components)의 정점 간 잠재기(interpeak latencies)가 더 긴 경향이 있다는 것을 보여 주었다. 이러한 결과는 APOE ε4 대립유전자가 신경세포의 기능장애를 촉진한다는 것을 의미할 수 있다.[43]

신경 영상연구들은 뇌 기능의 차이가 APOE 다형성(polymorphism)에 기인한다는 것을 보여 주는데, 이 차이들은 치매의 임상 증상이 발병하기 이전에 수십 년 동안 존재했을 가능성이 있다.[44] 또한 정량뇌파가 매우 초기 단계의 알츠하이머 치매를 감별할 수 있고, 그것이 APOE ε4 대립유전자와 연관되는 경우 정확성이 높아질 수 있다는 것이 몇몇 연구 결과에 의해 지지되고 있다.[45]

결 론

뇌파는 치매 연구에서 비교적 신뢰성 있는 진단 보조 도구로 유용하게 사용될 수 있을 것 같다.[1, 46, 47] 피질하 치매에서는 상대적으로 정상적인 뇌파 패턴을 보이는 반면, 피질성 치매인 알츠하이머 치매는 비정상적인 뇌파 리듬이 더 자주 관찰된다. 치매에서 뇌파의 분석은 시냅스 기능장애(synaptic dysfunction)를 비침습적으로 평가할 수 있는데, 비정상적인 뇌파 리듬은 치매에서 대뇌 피질의 해부학적 및 기능적 결핍의 영향을 반영한다고 볼 수 있다.

일반적으로 치매에서의 뇌파의 특징 중 하나인 측두엽 영역에서의 서파는 정상 노인의 뇌파에서도 나타날 수 있어서 병리적인 요소와 구분할 필요가 있다. 병리적인 서파와 비교하여 비병리적 서파의 주요 양상은 배경 활동(background activity)을 방해하지 않으며, 알파 리듬의 유의한 비대칭성(asymmetry)을 수반하지 않는다. 리듬의 형태는 일반적으로 둥글고 전압(voltage)은 보통 60~70㎶보다 더 크다. 또한 정신적 활동과 개안(eye opening) 시 감소하고, 졸음과 과호흡(hyperventilation) 상태에서 증가하며, 대개 산발적으로 나타나고 연속적으로 길게 나타나지 않는다.[48]

치매 약물 사용 시 뇌파의 모니터링이 도움이 될 수 있다. 치매 환자에서 증가된 뇌파의 서파 활동은 콜린성 결핍을 반영한 것으로 생각되므로 효과적인 콜린에스터라제 억제제(cholinesterase inhibitor) 치료는 뇌파상에 서파 활동의 감소를 유도할 것이다.[49] 이러한 소견은 치매 치료에 반응이 있는 환자를 찾아낼 수 있게 하여 임상 현장에서 치료 지속 여부 등의 임상적 판단을 하는 데 도움을 줄 것이다.

APOE ε4의 유전적 프로파일(genetic profile)은 기능적 연결이 선택적으로 감소된 것과 연관이 있고, 이것이 치매의 병태생리학적 기전일 수 있음을 보여 준다. 또한 APOE ε4가 노인성판(senile plaque), 신경원섬유매듭(neurofibrillary tangle) 및 뇌혈관 아밀로이드(cerebrovascular amyloid)와 같은 신경병리학적 변화에서 보이고, 이는 치매의 특징이 된다는 것이다.

최근의 연구 결과와 현재 치매 환자를 대상으로 한 뇌파 연구는 경도인지장애와 치매의 비정상적인 피질 리듬의 증거에도 불구하고, 뇌파 분석 단독으로 질병을 진단할 수는 없음을 보여 준다. 따라서 정확한 진단을 위해서는 추가적인 치매 관련 생물학적 파라미터가 필요할 것이다.[46] 하지만 크로이츠펠트-야콥병, 독성-대사성 뇌병증(toxicmetabolic encephalopathy) 또는 정신의학적 상태인 가면 우울성 치매(pseudo depression dementia)와 같은 여러 질환을 치매와 감별하는 데 뇌파가 유용할 수 있음은 부정할 수 없다.[50] 또한 향후 보다 체계적인 연구가 필요하겠지만, 뇌파는 치매의 심각도와 예후에 대한 유용한 정보를 제공하는 데 사용될 수 있을 것이며, 약물의 생물학적 효과를 평가하는 데에도 유용할 수 있을 것이다.

결론적으로, 뇌파만으로 진단을 내릴 수 있는 정확한 정보를 제공할 수 없다는 사실에도 불구하고 뇌파는 전체적인 진단의 정확성을 개선시키고 질병의 단계 및 기타 유사한 신경변성 장애들을 구별하는 데 유용한 자료를 제공해 준다.

참고문헌

1. Son, Y. H., Park, J. O., & Hwang, H. S. (2013). Research on the effects of the dementia prevention program on the retired seniors in the industrial age. *Journal of The Korea Institute of Electronic Communication Sciences, 8*, 1601–1608.
2. Jeong, J. (2004). EEG dynamics in patients with Alzheimer's disease. *Clinical Neurophysiology, 115*, 1490–1505.
3. Jelles, B., Scheltens, P., van der Flier W. M., Jonkman E. J., da Silva F. H. L., & Stam, C. J. (2008). Global dynamical analysis of the EEG in Alzheimer's disease: Frequency specific changes of functional interactions. *Clinical Neurophysiology, 119*, 837–841.
4. Czigler, B., Csikos, D., Hidasi, Z., Anna Gaál, Z., Csibri, E., Kiss, E., Salacz, P., & Molnár, M. Quantitative EEG in early Alzheimer's disease patients–power spectrum and complexity features. *International Journal of Psychophysiology, 2008*, 68, 75–80.
5. McKhann, G., Drachman, D., Folstein, M., Katzman, R., Price, D., & Stadlan, E. M. (1984). Clinical diagnosis of Alzheimer's disease: Report of the NINCDS–ADRDA Work Group under the auspices of Department of Health and Human Services Task Force on Alzheimer's disease. *Neurology, 34*, 939–944.
6. American Psychiatric Association (2000). *Diagnostic and statistical manual of mental disorders* (4th ed. text revision.). Washington, DC: Author.
7. Boutros, N. N. & Struve F. (2002). Electrophysiological assessment of neuropsychiatric disorders. *Seminars in Clinical Neuropsychiatry, 7*, 30–41.
8. Dykierek, P., Stadtmuller, G., Schramm, P., Bahro, M., van Calker, D.,

Braus, D. F., Steigleider, P., Löw, H., Hohagen, F., Gattaz, W. F., Berger, M., & Riemann, D. (1998). The value of REM sleep parameters in differentiating Alzheimer's disease from old-age depression and normal aging. *Journal of Psychiatric Research, 32*, 1-9.

9. Chin, J., & Scharfman, H. E. (2013). Shared cognitive and behavioral impairments in epilepsy and Alzheimer's disease and potential underlying mechanisms. *Epilepsy and Behavior, 26*, 343-351.
10. Ferrazzoli, D., Albanese, M., Sica, F., Romigi, A., Sancesario, G., Marciani, M. G., Mercuri, N. B., Izzi, F,, & Placidi, F. (2013). Electroencephalography and dementia: A literature review and future perspectives. *CNS and Neurological Disorders Drug Targets, 12*, 512-519.
11. Rae-Grant, A., Blume, W., Lau, C., Hachinski, V. C., Fisman, M., & Merskey, H. (1987). The electroencephalogram in Alzheimer-type dementia. A sequential study correlating the electroencephalogram with psychometric and quantitative pathologic data. *Archives of Neurology, 44*, 50-54.
12. Brenner, R. P., Reynolds, C. F. 3rd., & Ulrich, R. F. (1988). Diagnostic efficacy of computerized spectral versus visual EEG analysis in elderly normal, demented and depressed subjects. *Electroencephalography and Clinical Neurophysiology, 69*, 110-117.
13. Hsiao, F. J., Wang, Y. J., Yan, S. H., Chen, W. T., & Lin, Y. Y. (2013). Altered oscillation and synchronization of default-mode network activity in mild Alzheimer's disease compared to mild cognitive impairment: An electrophysiological study. *PLoS ONE, 8*, e68792.
14. Loewenstein, R. J., Weingartner, H., Gillin, J. C., Kaye, W., Ebert, M., & Mendelson, W. B. (1982). Disturbances of sleep and cognitive functioning in patients with dementia. *Neurobiology of Aging*, 3, 371-377.

15. Martin, R., Loewenstein, R. J., Kaye, W. H., & Ebert, M. H., Weingartner, H., & Gillin, J. C. (1986). Sleep EEG in Korsakoff's psychosis and Alzheimer's disease. *Neurology, 36*(3), 411-414.

16. Silber, M. H., Ancoli-Israel, S., Bonnet, M. H., Chokroverty, S., Grigg-Damberger, M. M., Hirshkowitz, M., Kapen, S., Keenan, S. A., Kryger, M. H., Penzel, T., Pressman, M. R., & Iber, C. (2007). The visual scoring of sleep in adults. *Journal of Clinical Sleep Medicine, 3*, 121-131.

17. Christos, G. A. (1993). Is Alzheimer's disease related to a deficit or malfunction of rapid eye movement (REM) sleep? *Medical Hypotheses, 41*, 435-439.

18. Gagnon, J. F., Petit, D., Fantini, M. L., Rompré, S., Gauthier, S., Panisset, M., Robillard, A., & Montplaisir, J. (2006). REM sleep behavior disorder and REM sleep without atonia in probable Alzheimer disease. *Sleep, 29*, 1321-1325.

19. Petit, D., Montplaisir, J., Lorrain, D., & Gauthier, S. (1992). Spectral analysis of the rapid eye movement sleep electroencephalogram in right and left temporal regions: A biological marker of Alzheimer's disease. *Annals of Neurology, 32*, 172- 176.

20. Hassainia, F., Petit, D., & Montplaisir, J. (1994). Significance probability mapping: The final touch in t-statistic mapping. *Brain Topography, 7*, 3-8.

21. White, K. G., & Ruske, A. C. (2001). Memory deficits in Alzheimer's disease: The encoding hypothesis and cholinergic function. *Psychonomic Bulletin and Review, 9*, 426-437.

22. Moretti, D. V., Frisoni, G. B., Fracassi, C., Pievani, M., Geroldi, C., Binetti, G., Rossini, M., & Zanetti, O. (2011). MCI patients' EEGs show

group differences between those who progress and those who do not progress to AD. *Neurobiology of Aging, 32*, 563–571.

23. Babiloni, C., Lizio, R., Del Percio, C., Marzano, N., Soricelli, A., Salvatore, E., Ferri, R., Cosentino, F. I., Tedeschi, G., Montella, P., Marino, S., De Salvo, S., Rodriguez, G., Nobili, F., Vernieri, F., Ursini, F., Mundi, C., Richardson, J. C., Frisoni, G. B., & Rossini, M. (2013). Cortical sources of resting state EEG rhythms are sensitive to the progression of early stage Alzheimer's disease. *Journal of Alzheimer's Disease, 34*, 1015–1035.
24. Rodriguez, G., Nobili, F., Arrigo A., Priano, F., De Carli, F., Francione, S., Gambaro, M., & Rosadini G. (1996). Prognostic significance of quantitative electroencephalography in Alzheimer patients: Preliminary observations. *Electroencephalography and Clinical Neurophysiology, 99*, 123–128.
25. Gianotti, L. R., Künig, G., Lehmann, D., Faber, L., Pascual–Marqui, R. D., Kochi, K., & Schreiter–Gasser, U. (2007). Correlation between disease severity and brain electric LORETA tomography in Alzheimer's disease. *Clinical Neurophysiology, 118*, 186–196.
26. Olichney, J. M., Morris, S. K., Ochoa, C., Salmon, D. P., Thal, L. J, Kutas, M., & Iragui, V. J. (2002). Abnormal verbal event related potentials in mild cognitive impairment and incipient Alzheimer's disease. *Journal of Neurology, Neurosurgery and Psychiatry, 73*, 377–384.
27. Gironell, A., Garcia–Sanchez, C., Estevez–Gonzalez, A., Boltes, A., & Kulisevsky, J. (2005). Usefulness of p300 in subjective memory complaints: A prospective study. *Journal of Clinical Neurophysiology, 22*, 279–284.

28. Olichney, J. M., Iragui, V. J., Salmon, D. P., Riggins, B. R., Morris, S. K., & Kutas, M. (2006). Absent event-related potential (ERP) word repetition effects in mild Alzheimer's disease. *Clinical Neurophysiology, 117*, 1319-1330.

29. Babiloni, C. 1., Frisoni, G. B., Pievani, M., Toscano, L., Del Percio, C., Geroldi, C., Eusebi, F., Miniussi, C., & Rossini, M. (2008). White-matter vascular lesions correlate with alpha EEG sources in mild cognitive impairment. *Neuropsychologia, 46*, 1707-1720.

30. Babiloni, C., Frisoni, G. B., Pievani, M., Vecchio, F., Infarinato, F., Geroldi, C., Salinari, S., Ferri, R., Fracassi, C., Eusebi, F., & Rossini, M. (2008). White matter vascular lesions are related to parietal-to-frontal coupling of EEG rhythms in mild cognitive impairment. *Human Brain Mapping, 29*, 1355-1367.

31. Sheorajpanday, R. V., Marien, P., Weeren, A. J., Nagels, G., Saerens, J., van Putten, M. J., & De Deyn, P. (2013). EEG in silent small vessel disease: sLORETA mapping reveals cortical sources of vascular cognitive impairment no dementia in the default mode network. *Journal of Clinical Neurophysiology, 30*, 178-187.

32. Schreiter-Gasser, U., Rousson, V., Hentschel, F., Sattel, H., & Gasser, T. (2008). Alzheimer disease versus mixed dementias: An EEG perspective. *Clinical Neurophysiology, 119*, 2255-2259.

33. Babiloni, C., Lizio, R., Carducci, F., Vecchio, F., Redolfi, A., Marino, S., Tedeschi, G., Montella, P., Guizzaro, A., Esposito, F., Bozzao, A., Giubilei, F., Orzi, F., Quattrocchi, C. C., Soricelli, A., Salvatore, E., Baglieri, A., Bramanti, P., Cavedo, E., Ferri, R., Cosentino, F., Ferrara, M., Mundi, C., Grilli, G., Pugliese, S., Gerardi, G., Parisi, L., Vernieri, F., Triggiani, A. I., Pedersen, J. T., Hårdemark, H. G., Rossini, M., &

Frisoni, G. B. (2011). Resting state cortical electroencephalographic rhythms and white matter vascular lesions in subjects with alzheimer's disease: An Italian multicenter study. *Journal of Alzheimer's Disease. 26*, 331-346.

34. Micanovic, C., & Pal, S. (2014). The diagnostic utility of EEG in early-onset dementia: A systematic review of the literature with narrative analysis. *Journal of Neural Transmission. 121*, 59-69.

35. Roks, G., Korf, E. S., van der Flier, W. M., Scheltens, P., & Stam, C. J. (2008). The use of EEG in the diagnosis of dementia with Lewy bodies. *Journal of Neurology, Neurosurgery and Psychiatry, 79*, 377-380.

36. Bonanni, L., Franciotti, R., Onofrj, V., Anzellotti, F., Mancino, E., Monaco, D., Gambi, F., Manzoli, L., Thomas, A., & Onofrj, M. (2010). Revisiting P300 cognitive studies for dementia diagnosis: Early dementia with Lewy bodies (DLB) and Alzheimer disease (AD). *Clinical Neurophysiology, 40*, 255-265.

37. Bonanni, L., Thomas, A., Tiraboschi, P., Perfetti, B., Varanese, S., & Onofrj, M. (2008). EEG comparisons in early Alzheimer's disease, dementia with Lewy bodies and Parkinson's disease with dementia patients with a 2-year follow-up. *Brain, 131*, 690-705.

38. Gawel, M., Zalewska, E., Szmidt-Sałkowska, E., & Kowalski, J. (2009). The value of quantitative EEG in differential diagnosis of Alzheimer's disease and subcortical vascular dementia. *Journal of the Neurological Sciences, 283*, 127-133.

39. Irizarry, M. C., Jin, S., He, F., Emond, J. A., Raman, R., Thomas, R. G., Sano, M., Quinn, J. F., Tariot, N., Galasko, D. R., Ishihara, L. S., Weil, J. G., & Aisen, S. (2012). Incidence of new-onset seizures in mild to moderate Alzheimer disease. *Archives of Neurology, 69*, 368-372.

40. Wolf, A. B, Caselli, R. J, Reiman, E. M., & Valla, J. (2013). APOE and neuroenergetics: An emerging paradigm in Alzheimer's disease. *Neurobiology of Aging, 34*, 1007-1017.

41. Canuet, L, Tellado, I, Couceiro, V, Fraile, C, Fernandez-Novoa, L, Ishii, R, Takeda, M., & Cacabelos, R. (2012). Resting-state network disruption and APOE genotype in Alzheimer's disease: A lagged functional connectivity study. *PLoS ONE, 7*, e46289.

42. Lehtovirta, M., Partanen, J., Könönen, M., Hiltunen, J., Helisalmi, S., Hartikainen, P., Riekkinen, P., & Sr, Soininen H. (2000). A longitudinal quantitative EEG study of Alzheimer's disease: Relation to apolipoprotein E polymorphism. *Dementia and Geriatric Cognitive Disorders, 11*, 29-35.

43. Rosengarten, B., Paulsen, S., Burr, O., & Kaps, M. (2010). Effect of ApoE epsilon4 allele on visual evoked potentials and resultant flow coupling in patients with Alzheimer. *Journal of Geriatric Psychiatry and Neurology, 23*, 165-170.

44. Alexander, D. M., Williams, L. M., Gatt, J. M., Dobson-Stone, C., Kuan, S. A., Todd, E. G, Schofield, R, Cooper, N. J., & Gordon, E. (2007). The contribution of apolipoprotein E alleles on cognitive performance and dynamic neural activity over six decades. *Biological Psychology, 75*, 229-238.

45. Hatz, F., Benz, N., Hardmeier, M., Zimmermann, R., Rueegg, S., Schindler, C., Miserez, A. R., Gschwandtner, U., Monsch, A. U., & Fuhr, (2013). Quantitative EEG and apolipoprotein E-genotype improve classification of patients with suspected Alzheimer's disease. *Clinical Neurophysiology, 124*, 2146-2152.

46. Lizio, R., Vecchio, F., Frisoni, G. B., Ferri, R., Rodriguez, G., &

Babiloni, C. (2011). Electroencephalographic rhythms in alzheimer's disease. *International Journal of Alzheimer's Disease, 2011*, 927573.

47. Rossini, M., Rossi, S., Babiloni, C., & Polich, J. (2007). Clinical neurophysiology of aging brain: from normal aging to neurodegeneration. *Progress in Neurobiology, 83*, 375-400.
48. Rodriguez, G., Arnaldi, D., & Picco, A. (2011). Brain functional network in Alzheimer's disease: Diagnostic markers for diagnosis and monitoring. *International Journal of Alzheimer's Disease, 2011*, 481903.
49. Babiloni, C., Del Percio, C., Bordet, R., Bourriez, J. L., Bentivoglio, M., Payoux, P., Derambure, P., Dix, S., Infarinato, F., Lizio, R., Triggiani, A. I., Richardson, J. C., & Rossini, M. (2013). Effects of acetylcholinesterase inhibitors and memantine on resting-state electroencephalographic rhythms in Alzheimer's disease patients. *Clinical Neurophysiology, 124*, 837-850.
50. Smith, S. J. (2005). EEG in neurological conditions other than epilepsy: when does it help, what does it add? *Journal of Neurology, Neurosurgery and Psychiatry, 76*, ii8-ii12.

2. 정량뇌파와 주의력결핍 과잉행동장애

서 론

새로 등장한 병처럼 보이는 주의력결핍 과잉행동장애(attention deficit hyperactivity disorder: ADHD)는 사실 오랜 역사를 가지고 있다. ADHD에 관한 첫 기술로 여겨지는 것은 1902년에 George Still에 의해 관찰된 43명의 조절 능력이 떨어지고 집중력이 부족한 어린이에 대한 보고[1]라고 한다. 하지만 사실 그보다 훨씬 이전인 1798년에 Alexander Crichton에 의해 이야기된 'Mental Restlessness' 개념이 존재하였다.[2]

공식적으로 병으로 인정된 시점은 1968년 정신과 진단 매뉴얼인 DSM-II에 'Hyperkinetic impulse disorder'로 질환이 인정되면서부터다.[3] 그보다 전인 1955년 미국 식품의약품안전처(FDA)는 리탈린(Ritalin)을 승인하면서부터 현재까지 ADHD 치료제로 처방되어 오고 있다.[4] 그러다가 2000년에 이르러 발표된 DSM-IV에 비로소 지금까지 사용하고 있는 세 가지 아형을 가진 ADHD란 병의 명명이 완성이 되게 되었지만,[5] 사실은 100년이 훨씬 넘는 역사와 50년이 훨씬 넘는 약물치료 역사를 가진 병에 해당한다고 볼 수 있다. ADHD는 정량뇌파(QEEG)를 통하여 진단의 정확성과 치료 효과 판정에 도움을 받을 수 있다는 보고가 여럿 존재한다. 여기서는 정량뇌파를 통하여 ADHD 아형을 구분해 보고 그 특징을 간단히 알아보고자 한다.

신경생리학적 ADHD의 아형들

임상적인 증상을 보았을 때 ADHD란 병은 일관되고 분명한 질환보다는 다양한 모습을 보이는 복잡한 질환에 더 가깝다. 아마도 한 가지 모습만을 가진 병이 아니기 때문일 수도 있다. 이러한 생각을 지지하는 연구 결과는 비교적 일찍이 2001년에 Clarke에 의하여 발표되었다.[6] 정량뇌파를 통하여 본 ADHD는 세 가지 아형으로 구분되는 모습이었다고 한다. 첫 번째는 서파가 증가하고 빠른파가 감소하는 발달지연형(maturational lag pattern), 두 번째는 세타파가 매우 증가하고 베타파가 감소하는 각성저하형(hypoarousal pattern), 그리고 세 번째는 베타파가 매우 올라가 있는 각성고조형(hyperarousal pattern)이다.[6] Clarke는 추후 연구를 통하여 정량뇌파에서 서로 다른 모습을 보이는 아형이 각각 약물에 대한 반응이 다르다는 점도 발표하였으며,[7] 현재 정량뇌파는 ADHD 진단에 크게 도움이 되는 검사도구로 인정을 받고 있다. 각각의 특징을 살펴보면 ADHD가 어떤 군들을 포함하는지 이해하는 데 도움이 된다.

발달지연형

발달지연형(maturational lag pattern)의 특징은 정량뇌파 비교군의 연령대를 낮추면 이상패턴이 없어지고 정상화된다는 것이다([그림 4-1] 참조). 예를 들어, 9세 ADHD 아이의 뇌파를 5세 아이의 뇌파로 결과를 내 보면 이상패턴이 사라지게 된다는 것이다. 즉, 나이는 9세에 이르렀지만 뇌파의 분포는 아직 5세에 머무는 것과 마찬가지라고 할 수 있다. 이렇게 되는 이유는 뇌파가 나이가 들어감에 따라서 소아 · 청소년기에 서파가 우세한 형태에서 속파가 우세한 형태로 변화하기 때문이다.[8] 이 유형의 ADHD 환아는 발달과정상 뇌의 발달이 다소 늦어지는 타입으로 생각된다. 키가 크는 것도 평균적인 성장곡선을 따라갈 뿐이지, 신체의 발달은 개개인마다 모두 성장 속도에 차이가 있기 마련이다. ADHD는 병이 아니라고 주장하는 사람들이 있다면 바로 이러한 유형을 보고 하는 말일 수 있겠다 생각된다. 이 유형은 약물에 대한 반응이 좋은 편이고 일반적인 치료로 효과를 볼 수 있다고 한다.[9]

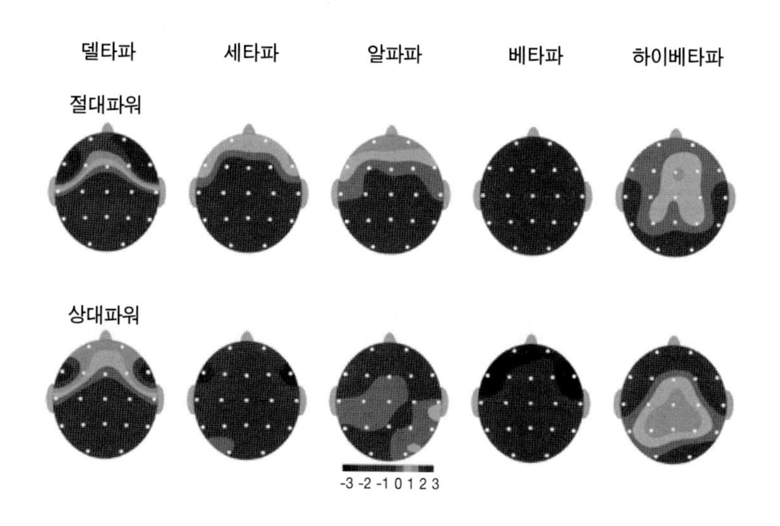

[그림 4-1] 발달지연형 뇌파 패턴 예시

각성저하형

전두엽 피질 기능이 약화되는 대부분의 경우는 산만함과 조절 능력이 떨어져 충동적인 모습을 보이게 되어 있다. 그 손상이 분만 중의 손상이 될 수도, 뇌염으로 인한 손상이 될 수도 있다. 그 밖에도 선천적 요인, 외상, 교통사고, 신생물 등등 여러 요인이 가능하다. 물론 큰 손상은 다른 기능에도 장애를 가져오겠지만 두드러진 신경장애를 동반하지 않는 신경의 손상이나 미세한 정도의 피질기능 약화는 자칫 ADHD와 구분하기 어려운 경우도 존재한다. 사실 각성저하형(hypoarousal pattern)의 정량뇌파 패턴은 피질기능의 약화가 심하여 시상-피질 간의 상호작용에 장애가 생긴 경우에 주로 나타난다([그림 4-2] 참조). 이러한 현상을 시상-피질 부조화(thalamocortical dysrhythmia: TCD)라고 하며, 다양한 신경학적 및 정신과적 질환의 원인이 된다고 여겨지기도 한다.[10] 실제로 ADHD를 이와 같은 부조화 현상으로 보는 가설이 존재한다.[11] 만약 이러한 요인으로 발생한 ADHD라면 정상이라 볼 수 없는 질병 상태인 것이다. 하지만 역시 뇌의 전두엽 피질 기능을 강화하는 치료를 통해 치료가 이루어질 수 있다.[9]

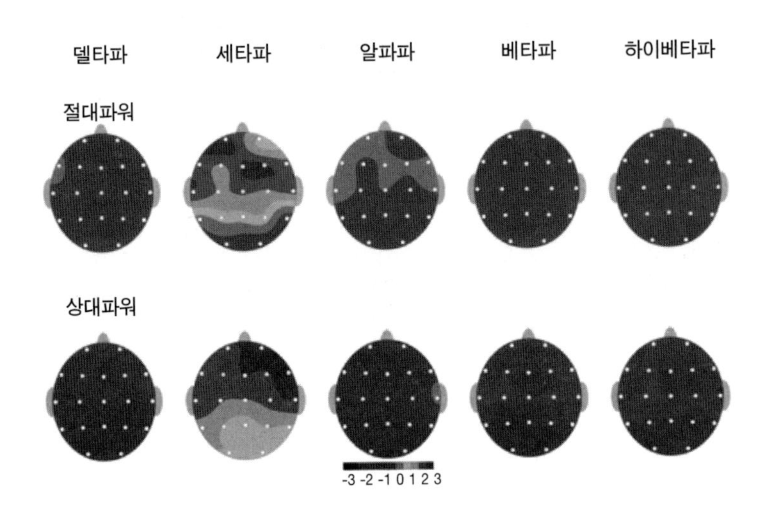

[그림 4-2] 각성저하형 뇌파패턴 예시

각성고조형

각성고조형(hyperarousal pattern)은 두뇌 피질이 필요 이상으로 과활성화된 패턴을 보인다([그림 4-3] 참조). 피질이 활성도가 매우 높아져 있어서 앞서 소개된 두 패턴과는 정반대의 모습을 보이게 된다. 임상적으로는 전통적인 ADHD 약물치료에 반응을 가장 하지 않는 유형이라고 보고되고 있다.[7] 일반적인 약물에는 증상의 호전이 미미하거나 악화되기도 하며 항경련제와 같은 뇌 활동을 떨어뜨리는 약물이 오히려 효과가 좋다는 보고가 있다.[9]

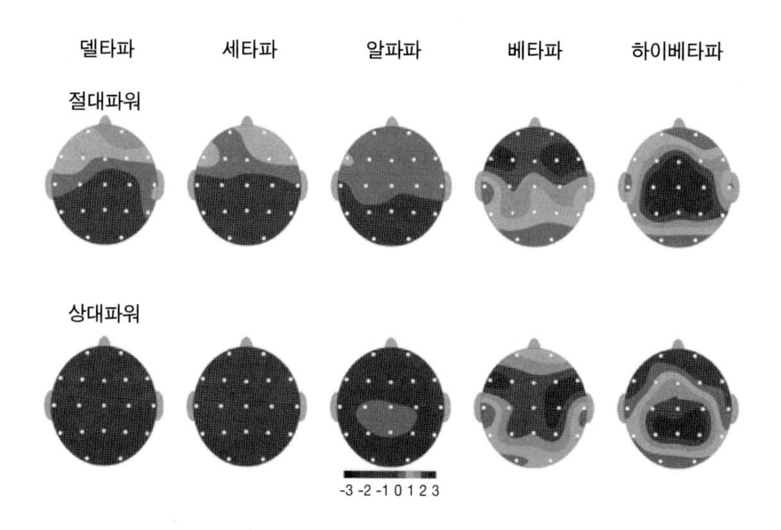

[그림 4-3] 각성고조형의 뇌파패턴 예시

결 론

ADHD는 증상이 다양하고 아형이 존재하는 만큼 복잡한 질환이다. ADHD의 정량뇌파적 특징 역시 다양하여 크게 세 가지 아형에 대한 연구가 있었다. 그 연구에서 보면 ADHD는 정량뇌파적으로 특징적인 발달지연형, 각성저하형, 각성고조형의 아형으로 구분되며, 각각 특징 및 치료의 반응성이 다소 다른 것으로 알려져 있다. ADHD의 진단과 치료에 정량뇌파 검사를 통해 도움을 받을 수 있다.

참고문헌

1. Barkley, R. A. (2006). The relevance of the still lectures to attention-deficit/hyperactivity disorder: A commentary. *Journal of Attention Disorders, 10*(2), 137-140.
2. Palmer, E. D., & Finger, S. (2001). An early description of ADHD (inattentive subtype): Dr Alexander Crichton and the 'Mental Restlessness' (1798). *Child Psychology and Psychiatry Reviews, 6*(2), 66-73.
3. Barkley, R. A. (1977). A review of stimulant drug research with hyperactive children. *Journal of Child Psychology and Psychiatry, 18*(2), 137-165.
4. Diller, L. H. (1996). The run on Ritalin: Attention deficit disorder and stimulant treatment in the 1990s. *Hastings Center Report, 26*(2), 12-18.
5. Chhabildas, N., Pennington, B. F., & Willcutt, E. G. (2001). A comparison of the neuropsychological profiles of the DSM-IV subtypes of ADHD. *Journal of Abnormal Child Psychology, 29*(6), 529-540.
6. Clarke, A. R. et al. (2001). EEG-defined subtypes of children with attention deficit/hyperactivity disorder. *Clinical Neurophysiology, 112*(11), 2098-2105.
7. Clarke, A. R. et al. (2002). EEG differences between good and poor responders to methylphenidate in boys with the inattentive type of attention-deficit/hyperactivity disorder. *Clinical Neurophysiology, 113*(8), 1191-1198.
8. Dustman, R., Shearer, D., & Emmerson, R. (1993). EEG and event-related potentials in normal aging. *Progress in Neurobiology, 41*(3), 369-401.

9. Evans, J. R., & Abarbanel, A. (1999). *Introduction to quantitative EEG and neurofeedback*. San Diego, CA: Academic Press.

10. Llinas, R. R. et al. (1999). Thalamocortical dysrhythmia: A neurological and neuropsychiatric syndrome characterized by magnetoencephalography. *Proceedings of the National Academy of Sciences, 96*(26), 15222–15227.

11. Sukhodolsky, D. G. et al. (2007). The role of abnormal neural oscillations in the pathophysiology of co–occurring Tourette syndrome and attention deficit/hyperactivity disorder. *European Child & Adolescent Psychiatry, 16*(9), 51–59.

3. 조현병의 뇌파

조현병(Schizophrenia)은 다른 정신질환들보다 뇌파 이상이 많이 연구된 정신질환이다. 최근 다양한 연구에서 조현병에서 특징적으로 관찰되는 뇌파 이상이 지속적으로 보고됨에 따라 이것이 조현병의 생물 표지자로 사용될 가능성이 어느 때보다 높아지고 있다. 여기에서는 대표적인 신경생리적 지표인 P50, P300, 음성불일치(mismatch negativity: MMN), 청각유발전위 음압종속성(loudness dependence of auditory evoked potential: LDAEP) 그리고 40Hz 청성지속반응(auditory steady-state response: ASSR) 등에 대해 고찰하고자 한다.

P50

조현병 환자는 외부 감각자극(extraneous sensory stimuli)에 대한 반응의 필터링(filtering) 혹은 관문(gating) 기능에서 결함을 보인다는 것이 많은 연구에 의해서 밝혀졌다.[1] 이러한 감각 자극 관문에 문제가 있는 조현병 환자는 과도한 감각 신호의 입력을 경험하게 된다. 최근 몇 년간 관문 조절과 관련된 억제성 신경처리 과정(inhibitory neural processing)의 결함들을 연구하기 위해 여러 가지 연구 방법이 사용되어 왔다. 그중 P50은 신경생리학적으로 매우 활발히 연구되는 사건 관련 전위(ERP) 성분으로, 최근 들어 P50이 유전적 경향을 갖는 독특한 신경생리 현상임이 밝혀지면서 조현병의 병리와 관련된 관심이 더 커지고 있다.

P50은 ERP를 통해 관찰할 수 있는 성분으로 특정 자극이 제시되고 약 50밀리초 후에 발생하는 뇌파(EEG)상의 작은 정파의 정점(positive peak)이다. P50과 관련된 관문 효과를 측정하기 위해서 일반적으로 사용되는 실험에서는 청각 이중 클릭(dual click) 과제가 사용된다. 청각 이중 클릭

방법은 아주 짧은 간격(예: 0.1초)을 가진 일련의 쌍[조건화 자극(conditioned stimulus) S1, 시험 자극(test stimulus) S2]을 이룬 자극을 반복적으로 제시하는 방법이다. 정상인에게 이런 청각 자극을 제시하면 S1보다 S2에서 상당히 작은 P50 진폭이 관찰된다. 이러한 현상은 S1이 억제성 신경을 활성화시켜서 S2에 대한 반응의 진폭을 감소시키는 것으로, 청각 관문(auditory sensory gating)의 증거로서 해석된다.[2] 흔히 조건화-시험 비율(S2/S1)은 감각 제어 능력의 지표로 사용되며, 정상인은 감각 제어 능력이 발휘되어 낮은 S2/S1비를 보이는 반면, 조현병 환자는 더 큰 S2/S1비를 보인다. 조현병 환자는 피질하(subcortical)와 피질(cortical)의 억제성 신경회로의 결함[3] 때문에 감각 입력(sensory input)신호의 억제 혹은 관문에 실패하게 되고, 이는 결국 감각의 범람과 의식까지 도달하는 정보의 과부하를 초래한다고 알려졌다.[4] 그러므로 과각성(hyperalertness)과 불량한 선택적 주의력(poor selective attention) 같은 문제도 감각 입력신호 관문의 실패로 이해된다.

또한 조현병에서 관찰되는 비정상적 청각 관문은 유전적으로 '고정된 형질(fixed trait)'을 보이기 때문에 이렇게 증가된 S2/S1는 조현병의 특질(trait), 유전적[5] · 생물학적[6] 지표로 고려된다.

P300

P300 성분은 다양한 분야에서 많은 연구가 이루어져 왔으며, 뇌에 들어온 자극에 의해 유발된 정신 표상의 뇌활동 지표라고 알려져 왔다.[7] 감각 신호 처리의 첫 번째 단계 이후 주의 유도적 비교 처리(attention-driven comparison process), 즉 감각적 특징 불일치 탐지와 구분되는 단계는 작업기억 속 이전 자극의 표상을 평가한다.[8] 만약 자극의 속성에 변화가 없다는 것이 감지되면, 현재 정신모델 또는 자극 맥락의 도식(schema)

이 유지되며, 감각 유발 전위(sensory evoked potentials; 예: N100, P200, N200)가 기록된다.

오드볼(oddball) 과제와 같이 같은 자극이 반복해서 나오는 상황에서 독특한 새로운 자극이 나타나면 주의 과정은 변화가 일어나며 뇌에서는 자극 표상이 최신화(updating)된다. 이렇게 새로운 자극이 주어질 때 중앙-두정 영역(centro-parietal areas)에서 최대 진폭을 보이는 정파를 P300이라고 한다. P300은 목표 자극에 주의 자원이 할당된 정도나 인지적 과제 수행 능력 정도를 나타낸다고 여겨진다. 특히 P300의 진폭은 작업기억상에서 자극 표상 갱신 정도를 반영하고, 잠재기(latency)는 자극 평가 시간을 반영하는 것으로 여겨진다. 예를 들면, 새로운 자극이 나타날 확률이 적으면 적을수록 P300의 진폭이 커지며, 새로운 자극이 기존 자극과 구분되는 두드러지는 특징을 가지고 있으면 그렇지 않을 경우보다 잠재기가 짧고 진폭이 크다. 잠재기가 짧은 경우 인지 수행 능력이 좋다고 평가하기도 한다. 하지만 P300 잠재기는 개인의 인지 능력이나 과제의 난이도에 따라 차이가 크며, 이에 대한 임상적 기준은 아직 마련되지 않은 상태다.

P300에서 감소된 진폭은 조현병에서 가장 많이 보고되는 생물 표지자이며,[9] 이 결과는 주로 피험자의 인지기능과 관련된다고 알려져 있다.[10] 또한 P300 진폭은 양성 증상,[11] 음성 증상,[12] 퇴행 증상의 정도[13]와 역상관 관계를 가진다는 연구가 있다. 그러나 Pallanti 등[14]은 증상척도인 Positive and Negative Syndrome Scale(PANSS)의 점수와 P300의 변화 사이에 유의한 연관관계가 없다는 상반되는 보고를 하였다.

Verleger[15]는 P300 잠재기를 정보처리에 소요되는 시간을 가리키는 정신기능의 척도로 보았다. 정상 성인에서 P300 잠재기가 1년에 1~2ms 정도 연장되는 경향을 보이는 것으로 미루어 볼 때 이 P300 잠재기는 점차적인 신경퇴행 과정을 반영하는 것으로도 이해된다.[16] 조현병에서

P300의 잠재기 증가는 정상인보다 크게 나타나는데,[17] 이런 현상은 항정신병약물에 의한 것이라는 보고[18]가 있다. 임용수 등[19]은 조현병에서 P300 진폭이 정상인에 비해 유의하게 낮아져 있음을 발견하였다. 또한 그들은 조현병의 양성 증상, 일반정신병리적 증상 및 PANSS 전체 점수와 P300 잠재기와의 정적인 상관관계를 관찰하였다. Jeon 등[17]은 조현병의 임상 증상이 호전되어 증상이 소멸되어도 P300의 전위값은 변화가 없기 때문에 특질 표지자(trait marker)로 사용될 수 있으며, 증상이 소멸되면 P300 잠재기가 감소하기 때문에 조현병의 상태 표지자(state marker)로서 의미가 있다고 하였다.

음성 불일치(MMN)

청각 MMN 반응은 지금 들리는 소리(deviant stimulus)가 이전에 들렸던 소리(standard stimulus)와 다름을 알아차릴 때, 양쪽 청각 피질에서 변화 탐지 처리가 일어나면서 유발된다.[20] MMN은 단순한 청각 자극의 속성 구분(예: 빈도나 강도, 지속 시간 등)뿐만 아니라 말소리의 차이 등의 변별 행동에서 정확한 반응이 나타난다.[21]

Shelley[22] 등에 따르면 조현병 환자는 소리의 음조(tone)이나 지속 시간, 강도 등의 자극의 속성과 자극에 주의를 기울이라고 지시하는 정도 등 다양한 자극을 사용했을 경우 일관되게 감소한 MMN을 보였다. 뿐만 아니라 양극성장애,[23] 주요우울장애,[24] 강박장애[25]에서도 감소한 MMN이 관찰되었다. 특히 조현병 환자는 초발 환자의 경우 정상 범위의 MMN을 보이지만, 만성 환자는 분명한 MMN 손상을 보인다.[26] 일부 연구에서 만성 조현병 환자의 MMN 손상은 항정신병약물,[27] 리스페리돈(risperidone),[28] 클로자핀(clozapine)[29] 등에 의한 손상으로는 보이지 않는다고 평가했다. 따라서 병의 진행 과정에서 점차 측두엽의 부피가 감소하면서 MMN의 손상이 나타나는 것으로 추정된다.

청각유발전위 음압종속성(LDAEP)

LDAEP[30]는 Intensity Dependence of the Auditory Evoked Potential (IDAEP)로 불리기도 하며, 두피에서 간단히 뇌파를 측정해 중추 세로토닌(serotonin) 활성을 간편하게 추정하는 방법으로 최근에 많은 연구가 진행되고 있다.[31] LDAEP는 보통 다섯 가지 강도의 청각 자극(예: 50dB, 60dB, 70dB, 80dB, 90dB)을 제시했을 때, 각각의 소리 자극에 의해 나타나는 ERP 성분(N100, P200)의 변화를 측정한다. 이렇듯 서로 다른 크기의 소리 변화에 따른 N100와 P200의 진폭 차이값들을 선형회귀(linear regression)로 분석하여 구한 기울기 값이 바로 LDAEP다. 소리의 크기가 작으면 작은 진폭이 나타나고, 소리의 크기가 크면 큰 진폭이 나타나게 되어 소리가 커질수록 기울기가 커지는 것이 정상이다. 하지만 이 기울기가 일정 기준 이상으로 커지거나 기울기가 너무 작은 경우는 청각 자극에 대한 반응이 비정상적이라고 볼 수 있다. LDAEP는 주로 1차 청각피질(primary auditory cortex)에서 발생하는 것으로 추정되며, 이 영역에는 세로토닌 신경이 풍부하게 분포해 세로토닌과 관련된 피질 감각의 개인적 차이를 반영하는 것으로 알려져 있다. 일반적으로 강한 LDAEP값은 낮은 세로토닌 활성도로 보고되는 반면, 약한 LDAEP값은 높은 세로토닌 활성도로 보고된다.[30]

많은 연구에서 조현병 환자들은 LDAEP가 약하다고 보고된다.[38, 39] 특히 Gudlowski 등[34]은 정상인과 비교했을 때, 전구기(prodromal), 초발(first episode) 그리고 만성(chronic) 조현병 환자들 모두에서 약한 LDAEP가 나타남을 보고하였다.

이는 조현병의 세로토닌 가설을 지지하는 증거라고 볼 수 있다. 그동안 조현병 환자의 세로토닌 가설은 세로토닌 시스템에 영향을 주는 약물들의 환각 효과에 대한 연구에서 주로 밝혀졌다. 인돌아민(Indoleamines, LSD)과 페닐에틸아민[phenethylamines(mescaline)] 같은 환각제가 전반적으로 5-HT2A 수용체를 자극하여 정신증을 발현시키며, 특히 N-메틸-D-아스파르트산(N-methyl-D-aspartate: NMDA) 길항제는 세로토닌 뉴런을 탈억제시킴으로써 정신병과 유사한 환각을 일으킨다.[35] 비정형 항정신병약물(예: 클로자핀)과 선택적 5-HT2A 길항제(예: M 100907)는 NMDA 길항제에 의하여 유도된 정신병적 증상들을 차단한다. 환각제와 NMDA 길항제는 5-HT2A 수용체를 자극하여 글루타메이트(glutamate)의 전달을 강화한다. 이러한 일련의 증거들은 조현병 환자의 사후 중추신경계에서 대뇌 피질의 5-HT2A 수용체의 밀도 변화를 보여 준다.[36]

이렇듯 뇌척수액의 5-HIAA 검사, 유전자 검사, 신경영상에서의 결과들과 사후의 연구들은 조현병에서 증가된 중추 세로토닌의 신경 전달을 보여 주는 것[37]으로 조현병 환자에서 관찰되는 약한 LDAEP 소견과 일맥상통한다.

40Hz 청성지속반응(ASSR)

ASSR이란 특정 주파수(예: 40Hz)의 클릭음을 빠른 속도로 제시하였을 때 제시된 자극의 빈도로 뇌파가 동기화되어 나타나는 현상을 말한다.[38]

정상인의 ASSR이 40Hz에서 공명하는 주파수를 가지고 있다는 것이 Galambos 등[38]에 의해 처음 밝혀진 이래로 이 주파수에서는 다른 자극 빈도들에서보다 ASSR의 강도와 위상 잠김(phase locking)이 증가한다는 것이 많은 연구에 의해서 밝혀졌다.[39] ASSR의 위상 동기화(phase synchronization) 및 파워를 통해 감각신경회로의 주파수 반응의 특징을 알 수 있으며, 뇌간(brainstem), 시상-피질 투사(thalamo-cortical projections),

청각 피질의 신경세포 활동을 반영하는 것으로 알려져 있다.[40]

측정 결과, 조현병 환자들에게서 뇌파 감마 진동의 파워 및 위상 잠김의 감소는 지속적으로 보고되고 있다. 또한 진동의 수치는 조현병의 증상인 환청, 혼란, 사고장애, 주의력결핍,[41] 무욕/무감동[42] 그리고 수행기억[43]과도 연관성을 보였다. 30Hz와 40Hz로 이루어진 자극을 제시했을 때, 조현병 환자는 정상군과 비교하여 확연히 감소된 유발된 파워와 위상 잠김을 보였다.[41]

이러한 결손은 조현병 환자의 좌반구에서 더욱 두드러졌으며, 정상군과의 비교에서도 뚜렷하게 관찰되었다. 이러한 40Hz 고조파(harmonic)의 위상 잠김의 수치는 조현병 환자의 총 양성증상 점수와 정적 상관을 보였다.[41] 감마 밴드 결손의 연구대상이 대부분 만성 조현병 환자였으나, 초발 조현병 환자에서도 40Hz 자극에 대한 결손이 관찰되었다.[44] Hong 등[45]은 환자들의 일차 친족에서도 40Hz 결손을 밝혀냈고, 이러한 결과는 조현병의 유전적 위험성이 높을 경우 40Hz 결손이 나타날 수 있음을 암시한다.[46] 반면에, Brenner 등[47]은 조현병 스펙트럼에 포함되는 분열형 인격장애 환자에서는 40Hz ASSR의 이상이 없음을 보고하였다. 또한 Lee 등[48]의 연구에 따르면 얼굴 사진을 보여 준 후 감마 밴드의 활동과 위상 동기화를 분석한 결과, 조현병 환자가 정상인에 비해 유의미하게 더 낮은 감마 밴드 활동과 위상 동기화를 나타내었다. 이처럼 조현병 환자 및 일차 친족에게는 40Hz ASSR이 대개 감소되어 있는데, 이와 관련해서 초기 청각경로나 청각피질에서 감마 주파수의 신경성 진동(neural oscillations) 발생에 결손이 있을 가능성이 제기되고 있다. 이러한 결손은 피질성 회로 내의 감마-아미노뷰티르산(gamma-aminobutyric acid: GABA)성 억제 조절 기능의 변화로 인한 것으로 생각된다.[49] GABA성 억제 연합뉴런들은 국소적 회로에서 감마 동기화의 생성에 중요한 역할을 하며, 또한 투사 뉴런(projection neurons)의 발화율을 조절하는 것으로 보인다.[50] 따라서 조현병의 병리는 GABA성 세포의 소실 혹은 NMDA 수용체 조절장애로 인해 GABA의 기능이 떨어지는 것으로 이해할 수 있다.[51]

결 론

P50 진폭 감소, P300 잠재기 증가와 진폭 감소, MMN 진폭 감소, 약한 LDAEP, 40Hz ASSR의 파워나 위상 잠김 감소 등은 정상인과 조현병 환자에서 구분되는 일관된 특징들로 여겨진다. 하지만 뇌파는 성별, 연령, 학력, 음주, 흡연, 감각 민감도, 측정 환경 등 많은 요인에 의해 달라질 수 있기 때문에 이런 요인들을 고려한 연구가 활발하게 이루어질 필요가 있다. 그 제한점과 한계를 인식하고 적절하게 활용한다면, 뇌파는 조현병 진단을 위한 생물 표지자로 활용될 수 있을 것이다.

참고문헌

1. McGhie, A., & Chapman, J. (1961). Disorders of attention and perception in early schizophrenia. *British Journal of Medical Psychology, 34*(2), 103–116.
2. Adler, L. E. et al. (1982). Neurophysiological evidence for a defect in neuronal mechanisms involved in sensory gating in schizophrenia. *Biological Psychiatry, 17*(6), 639–654.
3. Freedman, R. et al. (1991). Elementary neuronal dysfunctions in schizophrenia. *Schizophrenia Research, 4*(2), 233–243.
4. Venables, P., (1964). Input dysfunction in schizophrenia. *Progress in Experimental Personality Research, 72*, 1.
5. Waldo, M. C. et al. (1991). Codistribution of a sensory gating deficit and schizophrenia in multi–affected families. *Psychiatry Research, 39*(3), 257–268.
6. Freedmann, R. et al. (1983). Neurophysiological evidence for a defect in inhibitory pathways in schizophrenia: Comparison of medicated and drug–free patients. *Biological Psychiatry, 18*, 537–551.
7. Donchin, E., & Coles, M. G. (1988). Is the P300 component a manifestation of context updating? *Behavioral and Brain Sciences, 11*(3), 355–425.
8. Kujala, A., & Näätänen, R. (2003). Auditory environment and change detection as indexed by the mismatch negativity (MMN). In J. Polich (Ed.), *Detection of change: Event related potential and fMRI findings* (pp. 1–22). Boston, MA: Kluwer.

9. Ford, J. M. (1999). Schizophrenia: The broken P300 and beyond. *Psychophysiology, 36*(6), 667–682.

10. Knight, R. T. (1997). Distributed cortical network for visual attention. *Journal of Cognitive Neuroscience, 9*(1), 75–91.

11. Egan, M. F. et al. (1994). Event–related potential abnormalities correlate with structural brain alterations and clinical features in patients with chronic schizophrenia. *Schizophrenia Research, 11*(3), 259–271.

12. Strik, W., Dierks, T., & Maurer, K. (1993). Amplitudes of auditory P300 in remitted and residual schizophrenics: Correlations with clinical features. *Neuropsychobiology, 27*(1), 54–60.

13. Higashima, M. et al. (1998). P 300 and the thought disorder factor extracted by factor–analytic procedures in schizophrenia. *Biological Psychiatry, 44*(2), 115–120.

14. Pallanti, S., Quercioli, L., & Pazzagli, A. (1999). Basic symptoms and P300 abnormalities in young schizophrenic patients. *Comprehensive Psychiatry, 40*(5), 363–371.

15. Verleger, R. (1997). On the utility of P3 latency as an index of mental chronometry. *Psychophysiology, 34*(2), 131–156.

16. Polich, J. (1996). Meta-analysis of P300 normative aging studies. *Psychophysiology, 33*(4), 334–353.

17. Jeon, Y. W., Han, S. I., & Bang, S. K. (1999). Clinical availability of topographic auditory event related potential P300 as a biological marker in patients with schizophrenia. *Journal of Korean Neuropsychiatric Association, 38*(3), 613–621.

18. Hirayasu, Y. et al. (1998). Abnormalities of auditory event–related potentials in schizophrenia prior to treatment. *Biological Psychiatry, 43*(4), 244–253.

19. 임용수, 이승환, 홍석인(2010). 정신분열병 환자에서 생물학적 지표로서 N100, P300과 정량화뇌파의 적용. 대한정신약물학회지, 21, 78-86.

20. Näätänen, R. (2009). Somatosensory mismatch negativity: A new clinical tool for developmental neurological research? *Developmental Medicine and Child Neurology, 51*(12), 930-931.

21. Gottselig, J. M. et al. (2004). Human central auditory plasticity associated with tone sequence learning. *Learning and Memory, 11*(2), 162-171.

22. Shelley, A. M. et al. (1991). Mismatch negativity: An index of a preattentive processing deficit in schizophrenia. *Biological Psychiatry, 30*(10), 1059-1062.

23. Hall, M. et al. (2010). Are auditory P300 and duration MMN heritable and putative endophenotypes of psychotic bipolar disorder? A Maudsley bipolar twin and family study. *Psychological Medicine, 39*(8), 1277.

24. Ogura, C. et al. (1993). N200 component of event-related potentials in depression. *Biological Psychiatry, 33*(10), 720-726.

25. Oades, R. D. et al. (1997). Impaired attention-dependent augmentation of MMN in nonparanoid vs paranoid schizophrenic patients: A comparison with obsessive-compulsive disorder and healthy subjects. *Biological Psychiatry, 41*(12), 1196-1210.

26. Salisbury, D. F. et al. (2002). Mismatch negativity in chronic schizophrenia and first-episode schizophrenia. *Archives of General Psychiatry, 59*(8), 686.

27. Umbricht, D. et al. (1998). Effects of clozapine on auditory event-related potentials in schizophrenia. *Biological Psychiatry, 44*(8), 716-725.

28. Umbricht, D. et al. (1999). Effects of risperidone on auditory event-related potentials in schizophrenia. *The International Journal of Neuropsychopharmacology, 2*(04), 299-304.

29. Schall, U. et al. (1999). Auditory event-related potential indices of frontotemporal information processing in schizophrenia syndromes: Valid outcome prediction of clozapine therapy in a three-year follow-up. *The International Journal of Neuropsychopharmacology, 2*(2), 83-93.

30. Hegerl, U., & Juckel, G. (1993). Intensity dependence of auditory evoked potentials as an indicator of central serotonergic neurotransmission: A new hypothesis. *Biological Psychiatry, 33*(3), 173-187.

31. Hensch, T. et al. (2006). Further evidence for an association of 5-HTTLPR with intensity dependence of auditory-evoked potentials. *Neuropsychopharmacology, 31*(9), 2047-2054.

32. Park, Y. M. et al. (2010). The loudness dependence of the auditory evoked potential (LDAEP) in schizophrenia, bipolar disorder, major depressive disorder, anxiety disorder, and healthy controls. *Progress in Neuro-Psychopharmacology and Biological Psychiatry, 34*(2), 313-316.

33. Yang, E. et al. (2009). N100 Amplitude Slopes in Major Depressive Disorder, Bipolar Disorder, Schizophrenia and Normal Controls. *Korean Journal of Biological Psychiatry, 16*(3), 181-189.

34. Gudlowski, Y. et al. (2009). Serotonergic dysfunction in the prodromal, first episode and chronic course of schizophrenia as assessed by the loudness dependence of auditory evoked activity. *Schizophrenia Research, 109*(1), 141-147

35. Woolley, D., & Shaw, E. 1954. A biochemical and pharmacological suggestion about certain mental disorders. *Proceedings of the National Academy of Sciences of the United States of America, 40*(4), 228.

36. Van Veelen, N., & Kahn, R. (1999). Dopamine, serotonin, and schizophrenia. *Advances in Neurology, 80*, 425–429.

37. Eastwood, S. L. et al. (2001). Expression of serotonin 5-HT2A receptors in the human cerebellum and alterations in schizophrenia. *Synapse, 42*(2), 104–114.

38. Galambos, R., Makeig, S.. & Talmachoff, J. (1981). A 40–Hz auditory potential recorded from the human scalp. *Proceedings of the National Academy of Sciences, 78*(4), 2643–2647.

39. Pastor, M. A. et al. (2002). Activation of human cerebral and cerebellar cortex by auditory stimulation at 40 Hz. *The Journal of Neuroscience, 22*(23), 10501–10506.

40. Bartos, M., Vida, I., & Jonas, P. (2007). Synaptic mechanisms of synchronized gamma oscillations in inhibitory interneuron networks. *Nature Reviews Neuroscience, 8*(1), 45–56.

41. Spencer, K. M. et al. (2008). [gamma]–Band Auditory Steady–State Responses Are Impaired in First Episode Psychosis. *Biological Psychiatry, 64*(5), 369–375.

42. Ford, J. M. et al. (2008). Out–of–synch and out–of–sorts: Dysfunction of motorsensory communication in schizophrenia. *Biological Psychiatry, 63*(8), 736–743.

43. Mathalon, D. H., & Ford, J. M. (2008). Corollary discharge dysfunction in schizophrenia: Evidence for an elemental deficit. *Clinical EEG and Neuroscience, 39*(2), 82–86.

44. Woo, T. U., Spencer, W., K., & McCarley, R. W. (2010). Gamma oscillation deficits and the onset and early progression of schizophrenia. *Harvard Review of Psychiatry, 18*(3), 173–189.

45. Hong, L. E. et al. (2004). Evoked gamma band synchronization and the liability for schizophrenia. *Schizophrenia Research, 70*(2), 293–302.

46. Hall, M. H. et al. (2011). The early auditory gamma–band response is heritable and a putative endophenotype of schizophrenia. *Schizophrenia Bulletin, 37*(4), 778–787.

47. Brenner, C. A. et al. (2003). EEG synchronization to modulated auditory tones in schizophrenia, schizoaffective disorder, and schizotypal personality disorder. *American Journal of Psychiatry, 160*(12), 2238–2240.

48. Lee, S. H. et al. (2010). Dysfunctional gamma–band activity during face structural processing in schizophrenia patients. *Schizophrenia Research, 119*(1–3), 191–197.

49. Vierling–Claassen, D. et al. (2008). Modeling GABA alterations in schizophrenia: a link between impaired inhibition and altered gamma and beta range auditory entrainment. *Journal of Neurophysiology, 99*(5), 2656–2671.

50. Schoffelen, J. M., Oostenveld, R., & Fries, (2005). Neuronal coherence as a mechanism of effective corticospinal interaction. Science, 308(5718), 111–113.

51. Sung, K., Lee, S. H., & Kim, H. T. (2011). Impairement of gamma oscillation in patients with schizophrenia. *Korean Journal of Psychopharmacology, 22*(1), 15–22.

4. 우울증의 뇌파

우울증(depressive disorder)에서 매우 많은 뇌파 관련 연구들이 진행되고 있다. 예를 들면, 정신병리의 평가, 자살의 예측, 치료반응성의 예측 등 뇌파를 통해 진단과 치료를 하기 위한 연구가 많이 발표되고 있다. 여기서는 대표적인 신경생리적 지표인 P50, P300, MMN, LDAEP, QEEG, LORETA 등에 대해 고찰할 것이다.

P50

조현병과 달리, 우울증에 대해서는 P50에 관한 연구가 거의 없다. 하지만 우울증에서도 조현병 환자와 유사한 결과를 보인다는 연구 결과가 나오고 있다(P50의 생리적 · 임상적 의미는 3절 참조). 조현병의 병인론 중 감각 관문 이론(sensory gating theory)은 조현병 환자가 외부의 여러 자극을 여과하고 제어하는 기능에 장애를 일으켜 전두엽에 과부하를 야기한다고 설명한다. 최근 발표된 우울증 환자에서의 P50 연구는 정상군, 치료저항성 우울증, 치료에 반응을 보인 우울증 환자 등 세 군을 비교한 연구였다.[1] 우울증 환자들은 치료반응성 여부에 상관없이 정상군에 비해 낮은 S2/S1비를 보였다. 특히 치료저항성 환자들의 결함 정도는 더 심하였다. 최근 40개월의 유아를 대상으로 P50을 측정하였다. 놀랍게도, P50의 결함이 있던 아이들은 3년 뒤 불안, 우울 증상을 예측할 수 있었다.[2] 하지만 이러한 P50의 억제 결함의 기전은 명확하게 밝혀지지 않고 있다. P50이 조현병과 관련이 많지만 도파민(dopamine)과의 연관성은 높지 않고 오히려 세로토닌(serotonin)과의 연관성이 제기되고 있다. 따라서 우울증에서도 P50이 관련이 있을 가능성이 있을 것으로 보인다. 하지만 에

스시탈로프람(escitalopram)이 P50에 영향을 주지 못했다는 결과[3]와 클로자핀(clozapine)이나 온단세트론(ondansetron) 같은 5HT-3 차단 약물이 P50에 영향을 준다[4]는 결과를 종합하면 추후에도 더 많은 연구를 통해 규명해야 할 것으로 보인다.

N100, P200, LDAEP

N100은 정보 추출의 초기 과정에 관련되고 P200은 부적절한 감각 정보의 제어와 관련이 된다고 알려져 왔다.[5, 6] 따라서 우울증 연구에서 N100과 P200의 잠재기가 증가된다는 주장이 있었다.[7] 하지만 정상군과 차이가 없다는 연구도 있어 아직까지 결론을 내리기는 어려운 상황이다.[8] 이렇듯 엇갈리는 결과가 나오는 원인으로 약물 치료 중에 뇌파 측정이 이루어졌다는 점과 N100이나 P200 등이 인지기능과 관련된 지표이기 때문에 우울증 피험자의 나이가 많으면 결과를 편향시킬 수 있다는 지적이 제기되었다. 따라서 최근 연구에서 소아와 청소년만으로 이루어진 피험자를 약물 치료가 이루어진 상태로 진행된 연구가 발표되었다.[9] 이 연구에서 N100과 P200의 잠재기가 모두 정상군보다 증가된 상태였다. 이러한 결과는 우울증 환자에서 신경생리학적 손상이 있음을 시사하였다.

N100, P200, 이를 통해 분석되는 LDAEP로 이어지는 전기생리학적 연구들은 우울증의 꽃이라고 할 만큼 많은 연구가 이루어지고 있다. 특히 LDAEP는 세로토닌 활성도를 평가하는 도구인 만큼 우울증에서 많은 연구가 이루어지고 있다. LDAEP는 우리 뇌의 자극에 대한 세로토닌 신경이 몰려 있는 청각 피질의 반응 억제를 활용한 분석 방법이다.[10] 소리 자극을 일정한 간격으로 점점 큰 소리로 들려주면 우리 뇌의 반응은 커지게 된다. 하지만 세로토닌 신경원들은 주변 반응에 크게 좌우되는 것

을 막기 위해 우리 뇌의 반응을 마냥 커지게만 하지 않고 억제하려고 한다. 억제하는 정도가 사람마다 다르고 질환마다 다르다는 이러한 가설이 제기되었다. 세로토닌 신경원을 이용한 억제성의 정도가 클수록 세로토닌의 활성도가 강하고, 반대로 약할 경우 세로토닌 활성도가 약하다.[11] LDAEP는 소리 자극에 따른 N100과 P200의 진폭의 합이 커지는 정도를 의미한다. 세로토닌 활성도가 약하면 억제 기능이 떨어진다는 의미로 LDAEP 값이 커질 수밖에 없다. 우울증에서는 이러한 LDAEP를 활용하여 치료반응성 예측, 자살의 예측, 우울증 아형의 구별 등과 같은 연구가 진행되고 있다.

치료반응성 예측

LDAEP에서 가장 많이 연구되는 분야다. 초기 연구에서 연구자들은 치료 전 LDAEP값이 작으면 세로토닌 활성도가 낮은 우울증 환자들이 SSRI를 썼을 때 더 효과가 좋다는 결과를 보였다.[12] 반면, 치료 전 LDAEP값이 크면, 즉 세로토닌 활성도가 높은 우울증 환자들은 이미 세로토닌이 높아져 있는 상태이므로 선택적 세로토닌 재흡수 억제제(SSRI)에 치료반응성이 떨어진다는 것이다.[13] 이러한 연구 결과들은 계속 재현되고 있다.[14, 15] 흥미로운 것은 치료 전 LDAEP값이 높은 환자들을 대상으로 노르에피네프린 재흡수 억제제(norepinephrine reuptake inhibitor: NRI)를 주면 SSRI를 줄 때보다 치료반응성이 좋다는 것이다.[13, 14] 이는 치료 전 세로토닌 활성도가 높아져 있는 우울증 환자들은 세로토닌이 아닌 다른 기전으로 인해 우울증이 발생하였을 가능성이 높다는 것을 의미한다. 이러한 결과들을 종합해 볼 때, LDAEP는 치료반응성 예측 및 환자별 맞춤 치료에 큰 도움을 줄 수 있다.

자살의 예측

자살은 세로토닌과 가장 관련성이 많다고 알려져 왔다. 자살 시도자(suicide attempters)의 뇌척수액 연구를 보면, 자살 시도자의 뇌척수액에서 세로토닌 대사물의 수치가 감소되어 있다는 결과들이 재현되고 있다.[16] 하지만 뇌척수액 검사는 매우 침습적인 검사이므로 실제 임상에서 적용하기가 매우 어렵다. LDAEP가 뇌척수액의 대안이 될 수 있을 가능성을 보여 주는 연구들이 등장하기 시작했다. 초기 연구에서는 엇갈리는 결과들이 나왔으나,[17] 2000년대 발표된 연구에서는 치료 전 우울증으로 자살을 시도한 환자의 LDAEP가 자살 시도가 없었던 우울증 환자의 LDAEP보다 높았다.[18] 이는 자살 시도자의 세로토닌 활성도가 낮다는 것으로 이전 뇌척수액 검사의 결과와 일치하는 소견이다. 따라서 LDAEP는 자살의 생물학적인 예측 인자로서 주목을 받기 시작했다. 하지만 이후 연구들에서 엇갈리는 결과가 나오고[19] 연구자마다 한 가지 변수가 아닌 자살 사고, 자살 시도의 병력, 자살 시도 직후 등 통일되지 않은 연구 변수들을 사용했기 때문에 명확하게 결과를 해석하는 것은 아직 한계가 있다.[20] 따라서 향후 자살 예측에 대한 연구에서는 코호트 연구(cohort study)를 통해 LDAEP를 정기적인 측정과 이에 따른 자살의 예측이 가능한지에 대한 분석이 필요할 것이다.

우울증 아형의 구별 및 질환의 감별

LDAEP를 통해 아형을 구별하려는 시도가 있었다. 초기 연구에서는 멜랑콜리아(melancholia) 우울증과 비멜랑콜리아 우울증을 구별하려는 시도가 있었다. 멜랑콜리아 우울증은 더 낮은 LDAEP값을 보였다.[21] 이는 세로토닌 활성도가 더 높다는 의미로 멜랑콜리아 우울증의 생물학적 특성이 일치함을 보여 주었다. 하지만 이후 재현된 결과는 없었기 때문에 향후 더 많은 연구가 필요할 것으로 보인다. 최근 비전형 우울증에서 LDAEP 연구가 있었다. 비전형 우울증이 그렇지 않은 우울증보다 LDAEP 값이 높았다.[19]

주요 정신질환들의 LDAEP값을 비교한 연구가 있었다. 이는 LDAEP로 질환을 감별하려는 시도로 아형을 구분하지 않은 우울증의 경우 정상군과 차이를 보이지 않았다.[22] 이는 DSM으로 진단된 우울증 환자들은 매우 이질적인 환자들이 뒤섞여 있음을 시사한다. 반면, 조울증과 조현병 환자들은 정상군에 비해 통계적으로 낮은 LDAEP값을 보였다. 이는 조울증과 조현병 환자들이 높은 세로토닌 활성도를 가짐을 의미한다. 조현병과 조울병을 치료할 때 세로토닌 차단제인 비정형항정신병 약물이 효과가 있음을 감안하면 매우 흥미로운 결과다. 하지만 질환의 감별을 위한 인자로 LDAEP는 아직 좀 더 많은 연구가 필요할 것이다.

로레타(LORETA)

저해상전자기단층촬영(low-resolution brain electromagnetic tomography: LORETA, 이하 로레타)이 뇌파 연구에서 많이 활용된다. 두피에서 측정된 뇌파는 연구자가 원하는 해부학적 부위의 값을 정확히 측정하는 것은 아니기 때문에 로레타를 이용하여 좀 더 실제와 유사한 값을 얻을 수 있다. 이와 같은 로레타를 이용한 몇 가지 연구가 있었다. 전방대상피질(anterior cingulate cortex: ACC)의 활동성을 로레타로 분석한 연구로 전방대상피질의 치료 전 세타파의 밀도가 높을 때 좋은 치료반응성과 관련이 있었다.[23] 또 다른 연구는 전전두엽(prefrontal cortex: PFC)의 세타파의 밀도 상승 역시 좋은 치료반응성과 관계가 있었다.[24] 이는 뇌영상 연구의 결과와 일치하는 소견이다. PET와 로레타를 결합한 연구에서도 전방대상피질과 전전두엽에서 우울증 환자의 세타파의 밀도가 정상인에 비해서 상승되어 있었다.[25] 최근에 LDAEP 연구에서 로레타 분석을 같이 하는 연구가 늘어나고 있다. 로레타를 이용한 치료 전 LDAEP값이 높을수록 치료반응성과 관해가 잘 된다는 보고가 있었다.[15]

정량뇌파

정량뇌파(QEEG) 연구 역시 치료반응성과 관련하여 많은 연구가 이루어졌다. 초기 연구자들에 의하면 알파파의 밀도에 따라 치료반응성이 다르다는 연구가 있었다.[26] 또 다른 연구에서는 알파파의 증가와 세타파의 감소가 좋은 치료반응성과 관련이 있다는 보고가 있었다.[27, 28] 반면, 뇌 앞부분에서는 세타파의 증가가 좋은 치료반응성과 관련이 있다는 결과가 나왔다.[28] 알파파의 비대칭성에 따라 치료반응성이 달라진다는 보고도 있었다.[29] 이러한 연구는 이후 연구에서도 재현되었다. 하지만 전반적으로 피험자 수가 적고 재현 빈도도 많지 않아 후속 연구가 더 필요하다. 최근 코던스(cordance) 기법이 각광을 받고 있다.[30] 이 기법은 뇌의 해부학적 위치에 따른 뇌파의 변화를 알 수 있으며, 뇌파의 상대적인 비와 절대적인 수치를 모두 종합하여 분석하는 기법이다. 역시 치료반응성 연구가 많이 이루어졌다. 2일에서 1주일간의 초기 치료에서 전전두엽의 세타파의 변화가 있는 환자들이 8주 뒤 치료반응성 여부와 관련이 있다는 보고가 있었고, 이와 유사한 결과들이 재현되었다.[30] 최근에는 전두엽의 중앙과 전두엽 오른쪽 영역에서 세타파의 이른 변화가 치료반응성을 예측할 수 있다고 하였다.[31]

P300

P300은 여러 가지 정신질환에서 많은 연구가 이루어지고 있는 지표 중 하나다. 주로 오드볼 패러다임으로 측정되는데, 오드볼 패러다임이란 반

복되는 시각 혹은 청각 자극(standard stimuli) 사이에 낮은 빈도로 이탈자극(deviant stimuli)이 제시되는 패러다임을 말한다. 두 가지 자극으로만 구성된 고전적 오드볼 과제와 novelty 자극을 추가한 세 자극 오드볼 과제를 사용하기도 한다. 전자에 의해서 나타나는 P300을 P3b라 하고 주로 300~500ms에 볼 수 있다.[32] 이것은 주로 작업 기억의 갱신과 주의력 등의 인지기능과 관련이 있다고 알려져 있다. 반면, 후자에서 novelty 자극에 의해 나타나는 P300을 P3a라 하고 주로 200~300ms에 볼 수 있다. 이것 역시 새로운 자극에 대한 반응성과 정보처리 속도 등의 인지기능과 관련이 있다. 많은 연구에서 우울증 환자의 P3a/b 진폭은 정상군보다 감소되어 있음이 보고되었고, 이러한 결과는 우울증 환자에서 주의력과 기억력의 문제가 있음을 시사하였다.[33] 일부 연구자는 P3a 진폭의 감소가 새로운 자극에 대한 초기 자발적인 주의력의 전환과 할당에 부정적인 영향을 준다고 하였다. 반면, P3b의 잠재기에 대한 연구는 엇갈리는 결과가 나타났다. 치료와 관련된 연구도 많이 이루어지고 있다. 전기경련치료와 항우울제 치료 후에 P3b의 진폭이 증가되고 잠재기가 짧아진다는 연구 결과들이 있었다.[34] 또 다른 연구에서는 이러한 양상을 나타내는 환자들의 경우에만 좋은 치료반응성을 보였다는 결과도 있었다. 반면, 정상군과 차이가 없는 P3를 가질수록 치료반응성이 좋다는 결과도 보고되었다. P3b의 잠재기가 긴 환자들은 항우울제 치료에 반응하지 않았다는 결과도 있었다. 이처럼 P300은 LDAEP와 달리 치료반응성 예측에 있어서 아직 일관적인 결과를 보여 주지 못하고 있다. 하지만 최근 비교적 대규모 P300 연구에서 치료 전 P3a/b의 진폭이 정상군만큼 클수록 좋은 치료 반응을 보였던 만큼 P300이 우울증 치료의 예측 인자로서의 가능성이 있을 것으로 보인다.[32]

MMN

MMN은 피험자가 자극에 집중하도록 요구되지 않기 때문에 동기에 의해 편향될 수 있는 가능성이 적어진다. MMN은 우울증에서 정보처리 부전을 평가하는 데 유용하다는 결과들이 있었다. MMN은 소리 자극 이후 100~250ms 후에 나타나는 반응으로 자발적인 전주의 기능과 관련이 있다고 알려져 있다.[34] MMN 생성은 측두엽과 전두엽과 관련이 있다고 알려져 있으며, 글루타메이트(glutamate), 가바(GABA), 도파민, 세로토닌과의 관련성이 보고되었다. 주로 조현병에서 많은 연구가 이루어지고 있으며, 우울증에서는 연구가 많지 않은 편이다. 조현병, 조울병, 우울증에서 MMN을 비교한 연구가 있었는데, 두 질환과 달리 우울증에서는 정상적인 양상을 보였다.[34] 하지만 소아를 대상으로 한 우울증 연구에서 잠재기가 더 짧았다는 보고가 있었다. 이후 연구에서는 우울증에서 MMN 진폭이 증가되었다는 보고와 감소되었다는 보고가 공존하였다. 또한 최근 연구에서 치료저항성 우울증 환자의 MMN 진폭이 정상군에 비해 증가되었다는 결과가 보고되었다.[35] 따라서 현재 우울증에서 MMN 연구는 다양한 결과가 혼재되어 있는 상태로 향후 우울증의 표현형을 잘 선택하여 더 많은 연구가 필요할 것으로 보인다.

결 론

여러 가지 뇌파를 이용한 우울증 연구가 발표되고 있다. 치료반응성 예측, 질환의 감별, 정신병리의 평가 등에 있어서 뇌파는 우울증에서 주목받고 있는 도구다. 뇌파는 비침습적이어서 피험자에게 위해를 주지 않으며 연속적인 시간의 변화를 반영하므로 연구뿐만 아니라 임상에서도 쉽게 사용할 수 있다. 특히 LDAEP는 세로토닌 활성도를 반영하므로 모노아민(monoamine) 가설로 설명되는 우울증의 경우 많은 효용성을 가지고 있다. 이 밖에 P50, P300, 정량뇌파, 로레타(LORETA) 등도 널리 사용되고 있으며, MMN은 향후 더 많이 연구될 것으로 예상된다. 하지만 우울증이라는 질환이 매우 다양한 특징을 가진 집단을 포함하므로 결과 해석에 있어서 어려움이 예상되며, 상반되는 결과가 나올 수 있음을 유의해야 할 것이다. 따라서 향후 우울증에서 뇌파 연구를 시행할 때는 명확한 변수를 선택하는 것은 물론, 우울증 피험자 등록에 있어서 아형을 잘 설정해야 할 것이다. 예를 들면, 우울증의 심각도, 재발 정도, 자살 시도, 치료저항성 등이 그것이다. 이러한 문제를 해결한다면 뇌파를 통한 우울증의 실체에 좀 더 다가갈 수 있을 것이라고 생각한다.

참고문헌

1. Wang, Y. et al. (2009). A follow-up study on features of sensory gating P50 in treatment-resistant depression patients. *Chinese Medical Journal (Engl), 122*(24), 2956-2960.
2. Hutchison, A. K. et al. (2013). Diminished infant P50 sensory gating predicts increased 40-month-old attention, anxiety/depression, and externalizing symptoms. *Journal of Attention Disorders*. (Epub ahead of print, June 11, 2013)
3. Jensen, K. S. et al. (2008). The effects of increased serotonergic activity on human sensory gating and its neural generators. *Psychopharmacology (Berl), 196*(4), 631-641.
4. Adler, L. E. et al. (2005). Improved P50 auditory gating with ondansetron in medicated schizophrenia patients. *The American Journal of Psychiatry, 162*(2), 386-388.
5. Näätänen, R., & Picton, T. (1987). The N1 wave of the human electric and magnetic response to sound: A review and an analysis of the component structure. *Psychophysiology, 24*(4), 375-425.
6. Johnstone, S. J., Barry, R. J.. & Anderson, J. W. (2001). Topographic distribution and developmental timecourse of auditory event-related potentials in two subtypes of attention-deficit hyperactivity disorder. *International Journal of Psychophysiology, 42*(1), 73-94.
7. Kemp, A. H. et al. (2009). Fronto-temporal alterations within the first 200 ms during an attentional task distinguish major depression, non-clinical participants with depressed mood and healthy controls: A potential biomarker? *Human Brain Mapping, 30*(2), 602-614.

8. lv, J. et al. (2010). Event-related potential based evidence of cognitive dysfunction in patients during the first episode of depression using a novelty oddball task. *Psychiatry Research, 182*(1), 58-66.

9. Greimel, E. et al. (2014). Auditory selective attention in adolescents with major depression: An event-related potential study. *Journal of Affective Disorders, 172*, 445-452.

10. egerl, U., & Juckel, G. (1993). Intensity dependence of auditory evoked potentials as an indicator of central serotonergic neurotransmission: A new hypothesis. *Biological Psychiatry, 33*(3), 173-187.

11. Hegerl, U., Gallinat, J.. & Juckel, G. (2001). Event-related potentials. Do they reflect central serotonergic neurotransmission and do they predict clinical response to serotonin agonists? *Journal of Affective Disorders, 62*(1-2), 93-100.

12. Linka, T. et al. (2004). The intensity dependence of the auditory evoked N1 component as a predictor of response to Citalopram treatment in patients with major depression. *Neuroscience Letters, 367*(3), 375-378.

13. Linka, T. et al. (2005). The intensity dependence of auditory evoked ERP components predicts responsiveness to reboxetine treatment in major depression. *Pharmacopsychiatry, 38*(3), 139-143.

14. Juckel, G. et al. (2007). Differential prediction of first clinical response to serotonergic and noradrenergic antidepressants using the loudness dependence of auditory evoked potentials in patients with major depressive disorder. *Journal of Clinical Psychiatry, 68*(8), 1206-1212.

15. Lee, B. H. et al. (2015). Prediction of long-term treatment response to selective serotonin reuptake inhibitors (SSRIs) using scalp and source loudness dependence of auditory evoked potentials (LDAEP) analysis

in patients with major depressive disorder. *International Journal of Molecular Sciences, 16*(3), 6251–6265.

16. Mann, J. J. (2013). The serotonergic system in mood disorders and suicidal behaviour. *Philosophical Transactions of the Royal Society B, 368*(1615), 20120537.
17. Juckel, G., & Hegerl, U. (1994). Evoked potentials, serotonin, and suicidality. *Pharmacopsychiatry, 27* Suppl 1, 27–29.
18. Kim, D. H., & Park, Y. M. (2013). The association between suicidality and serotonergic dysfunction in depressed patients. *Journal of Affective Disorders, 148*(1), 72–76.
19. Lee, S. H. et al. (2014). Clinical implications of loudness dependence of auditory evoked potentials in patients with atypical depression. *Progress in Neuropsychopharmacoloy & Biological Psychiatry, 54*, 7–12.
20. Park, Y. M. (2015). Relationship between serotonergic dysfunction based on loudness dependence of auditory–evoked potentials and suicide in patients with major depressive disorder. *Psychiatry Investigation, 12*(4), 421–424.
21. Fitzgerald, B. et al. (2009). A study of intensity dependence of the auditory evoked potential (IDAEP) in medicated melancholic and non–melancholic depression. *Journal of Affective Disorders, 117*(3), 212–216.
22. Park, Y. M. et al. (2010). The loudness dependence of the auditory evoked potential (LDAEP) in schizophrenia, bipolar disorder, major depressive disorder, anxiety disorder, and healthy controls. *Progress in Neuropsychopharmacology & Biological Psychiatry, 34*(2), 313–316.
23. Pizzagalli, D. et al. (2001). Anterior cingulate activity as a predictor of degree of treatment response in major depression: Evidence from brain

electrical tomography analysis. *The American Journal of Psychiatry, 158*(3), 405–415.

24. Mulert, C. et al. (2007). Rostral anterior cingulate cortex activity in the theta band predicts response to antidepressive medication. *Clinical EEG and Neuroscience, 38*(2), 78–81.
25. Mayberg, H. S. et al. (1997). Cingulate function in depression: A potential predictor of treatment response. *Neuroreport, 8*(4), 1057–1061.
26. Ulrich, G., Haug, H. J.. & Fahndrich, E. (1994). Acute vs. chronic EEG effects in maprotiline–and in clomipramine–treated depressive inpatients and the prediction of therapeutic outcome. *Journal of Affective Disorders, 32*(3), 213–217.
27. Knott, V. J. et al. (1996). Quantitative EEG in the prediction of antidepressant response to imipramine. *Journal of Affective Disorders, 39*(3), 175–184.
28. Knott, V. et al. (2000). Pre–treatment EEG and it's relationship to depression severity and paroxetine treatment outcome. *Pharmacopsychiatry, 33*(6), 201–205.
29. Bruder, G. E. et al. (2001). Electroencephalographic and perceptual asymmetry differences between responders and nonresponders to an SSRI antidepressant. *Biological Psychiatry, 49*(5), 416–425.
30. Leuchter, A. F. et al. (2009). Use of clinical neurophysiology for the selection of medication in the treatment of major depressive disorder: The state of the evidence. *Clinical EEG and Neuroscience, 40*(2), 78–83.
31. Leuchter, A. F. et al. (2008). Changes in brain function during administration of venlafaxine or placebo to normal subjects. *Clinical EEG and Neuroscience, 39*(4), 175–181.

32. Jaworska, N. et al. (2013). Auditory P3 in antidepressant pharmacotherapy treatment responders, non-responders and controls. *European Neuropsychopharmacology, 23*(11), 1561–1569.

33. Olbrich, S., & Arns, M. (2013). EEG biomarkers in major depressive disorder: Discriminative power and prediction of treatment response. *International Review of Psychiatry, 25*(5), 604–618.

34. Kenemans, J. L., & Kahkonen, S. (2011). How human electrophysiology informs psychopharmacology: From bottom-up driven processing to top-down control. *Neuropsychopharmacology, 36*(1), 26–51.

35. Pogarell, O., Mulert, C.. & Hegerl, U. (2007). Event-related potentials in psychiatry. *Clinical EEG and Neuroscience, 38*(1), 25–34.

5. 불안장애의 뇌파

서 론

불안장애(anxiety disorder)는 정신장애 중 가장 유병률이 높은 장애의 하나로 평생 유병률이 남자의 경우 약 20%, 여자의 경우 30%에 육박하는 흔한 질환군이다. 불안장애의 뇌영상 연구는 CT, MRI 등 영상을 통한 구조적 변화와 fMRI, PET 등을 통한 기능적 변화에 대한 다양한 연구가 시행되어 왔으나, 이에 비하여 일관된 결과를 보이는 뇌파 연구는 매우 부족하다. 실제로 정신과학 교과서에서 불안장애는 범불안장애 일부 외에는 특징적인 뇌파 소견이 기술되어 있지 않다. 불안장애에서 뇌파는 대뇌의 기능적인 병리로 인한 비정상 소견을 보일 수 있을 것으로 생각하나, 아직까지 그 소견에 대해서는 의견이 나뉘는 것이 사실이다. 그러나 여러 정밀한 연구를 통해서 점차 유사한 결과를 보이고, 진단 분류에 따라 구분되는 특징을 보인다는 주장도 제시되고 있다. 불안장애 진단이 임상가의 경험과 면담에 근거한 임상 양상을 기준으로 하여 이루어지고 있기 때문에 만약 진단에 따라 다른 결과를 확인할 수 있다면 뇌파가 개인의 뇌기능장애(brain dysfunction)의 객관적 표지자로 이용될 수 있으며, 진단의 특이성(specificity) 향상의 생물학적 표지자 및 치료 결정과 예후 평가의 표지자로도 이용될 수 있을 것이다.

미국정신의학회의 최신 진단 편람인 DSM-5에서 불안장애의 분류에 많은 변화가 있었다. DSM-IV-TR에서 불안장애로 분류되었던 질환들이 불안장애(anxiety disorder), 강박 및 관련 장애(obsessive-compulsive and related disorder), 외상 및 스트레스 관련 장애(trauma-and stressor-related disorder)로 나누어졌다. 여기서는 DSM-5 기준으로 불안장애와 외상 및 스트레스 관련 장애에 속한 질환의 뇌파 연구 소견을 총괄하고자 한다.

불안장애

기존의 뇌영상 연구에서 불안장애는 주로 전두엽, 후두엽 및 측두엽 이상이 많이 보고되었다. 공황장애 환자에서는 해마곁이랑(parahippocampal gyrus)의 이상도 알려져 있다. 뇌파는 불안장애 환자들의 일부에서 대뇌에 기능적 병리가 있고, 이는 불안장애 증상과 관련이 있을 수 있음을 시사하는 정도로 제시된다.[1]

대부분의 불안장애 환자에서 정량뇌파(QEEG)를 측정하였을 때 공통적으로 피질 각성(cortical arousal)의 기저 불안정(basal instability)을 보인다. 또한 휴지기 뇌파(resting EEG)는 하위 패턴 증상과 연관되는 경향이 있고, 특이적 조건자극 상황에서 악화된다. 불안장애 환자는 공통적으로 감각 관문(sensory gating) 또는 주의집중의 할당과 연관된 특이 상황에서 곤란이 있다. 이러한 결과들은 유발전위(evoked potential: EP) 검사와 사건 관련 전위(ERP)를 이용한 정보처리 과정을 측정하였을 때 공황장애, 외상 후 스트레스 장애(posttraumatic stress disorder: PTSD), 범불안장애, 공포장애 모두에서 명확하게 관찰되었다.[1, 2]

오류 관련 음전위(error-related negativity: ERN/Ne)는 사건 관련 전위의 한 요소로서 모니터링과 오류를 감지하는 것과 관련이 있다. 예파 형태의 음성 전위(sharp negative deflection)로 일반적으로 반응 실행 50~150ms 이후에 일어나며, 전방대상피질(anterior cingulate cortex: ACC) 활동과 연관이 있어 일반적인 불안과 걱정이 높게 측정된 대학생군에서 공포증군 및 정상군에 비해 ERN/Ne가 증가된다.[3]

여러 정신장애 환자의 알파비대칭(alpha asymmetry)을 정면중앙(frontocentral region)에서 휴지기에 눈을 감고, 뜬 상황에서 각각 평가하였다.[4] PTSD 및 공황장애군은 정상군에 비해서 알파비대칭의 유의한 편위(deviation)는 관찰되지 않았으나, 유의미하지 않은 범위에서의 편측성은 예측했던 방향과 일치했다. 이는 특정 편측성의 경향이 불안장애 환자에서 있을 수도 있다는 것을 시사한다.

저해상전자기단층촬영(low-resolution brain electromagnetic tomography: LORETA)은 수학적 알고리즘을 이용하여 뇌 안의 3차원적 전위의 분포를 계산하는 방법 중 하나다. 이를 통하여 여러 정신장애를 가진 환자들과 정상인을 비교한 연구에서 조현병, 주요우울장애, 알코올중독 등과 마찬가지로 범불안장애, 광장공포증 환자군은 정상인은 물론 다른 환자군과도 유의한 통계적 차이를 보였다.[1, 5]

사회불안장애(사회공포증)

정량뇌파

사회불안장애(social anxiety disorder) 혹은 사회공포증(social phobia)에서의 뇌파 연구는 대체로 과각성 소견에 부합한다. 이는 뇌파상에서 감소된 저주파 파워와 증가된 고주파 파워 그리고 P1의 크기 증가 등으로 나타났다. 사회공포증 환자의 휴지기 뇌파에서는 델타, 세타와 알파 인접 서(slow) 베타 및 속(fast) 베타의 절대 및 상대파워 모두 감소하고, 중(intermediate) 베타의 절대 및 상대 파워는 모두 증가되는 소견을 보인다.[1] 이 환자들이 대중연설에 의해 스트레스를 받게 되면 뇌파상에서 전측 측두엽, 전전두엽 두피 영역의 우측 활성화가 뚜렷하게 증가되는데, 이는 이들의 부정적인 감정 경험과 그 상황에서 벗어나고픈 충동과 연관된 것으로 생각된다. Davidison 등은 사회공포증 환자들이 대중연설을 상상만 하여도 전측 측두엽과 측면 전전두엽 두피 영역의 우측 활성이 증가되는 것을 발견하였다. 심박 증가와 동반되어 나타나는 이러한

뇌파 변화는 환자들이 경험하는 증가된 부정적 감정 변화의 48%를 설명하였다.[1]

사회공포증 환자에서 과제의 종류나 자극에 의한 중재 효과 없이 P1이 증가됨이 여러 연구에서 관찰되었다. 이는 어떤 수행 상황에서 주의 과정(attentional processing)의 전반적인 조정을 시사한다. 이들은 증가된 P1을 통해 예상할 수 있는 자극에 대한 긴장성 과각성(tonic hypervigilance)이 있는 것으로 보이는데, 증가된 P1은 불안, 우울 척도와 관련이 있는 특징을 지닌다. 특정 공포증에서도 P1의 확대를 보이나, 공포 자극에 대한 증가된 내인성의 ERP 반응[P3, 수반성 음성 변동(contingent negative variation: CNV)]도 함께 관찰된다.[1]

앞에서 언급한 대로 사회공포증 환자에서 뇌파의 변화는 불안이나 우울 정도와 관련이 있을 수 있다. 특성 불안과 우울 점수와 뇌파와의 상관관계는 여러 연구에서 입증된 바 있다. 높은 특성 불안과 우울은 더 빠른 알파 센트로이드 및 알파 주파수의 우세(dominance)와 연관이 있었고, 우울 점수는 속(fast) 알파 파워와 정상관관계를 보였다. 특성 불안과 우울은 델타와 세타 센트로이드와 이의 변동성(variability)과 역상관관계가 있었고, 우울과 상대적 서(slow) 알파 파워 간에도 역시 역상관관계가 관찰되었다.

또한 사회공포증 환자의 자녀에 대한 연구 결과는 이들에게 불안이나 우울에 대한 생리학적 취약성이 있을 수 있음을 시사한다. Campbell 등은 적어도 한 명의 부모가 사회공포증으로 진단된 소아에 대한 뇌파 연구에서 이들은 전두엽의 휴지기 뇌파 진폭이 전반적으로 더 높고, 우측 전두엽의 경우 더 큰 상대적 파워값을 보임을 확인하였다. 휴지기 우측 전두엽에서 더 큰 뇌파값을 보이는 경우 우울 및 사회불안 두 가지 모두를 예측할 수 있다고 알려져 있는 데 반해, 양측 전두엽에 더 큰 활성도(activity)가 관찰되는 경우 두 가지 중 사회불안과 관련된 특징만 예측할

수 있다고 알려져 있는 것에 주목할 필요가 있다.[1, 6]

유발 전위 및 사건 관련 전위

사회공포증으로 진단되었으나 약물치료를 받지 않는 환자에게 오드볼 과제 수행(oddball task performance)을 시행하여 측정한 뇌파에서 N1, N2, P3 진폭이 감소하고, P3잠재기가 증가됨을 증명한 연구가 있다. Kolassa 등은 대조군과 비교하여 특정공포증과 사회공포증 환자에서 거미와 꽃 자극을 제시하며 감정 스트룹 과제(emotional stroop task)를 시행하였다. 사회공포증과 특정공포증(거미) 환자군 모두에서 일반적으로 대조군에 비해 더 큰 P1 진폭을 보였고, 이는 유입된 자극에 대한 피질의 과각성(hypervigilance)이 증가되었음을 의미한다.[1, 7]

관련 연구의 숫자가 적고 제한적이나 일부 연구들은 사회공포증 환자에서 뇌 피질의 과각성과 공포자극에 대해 항진된 P3, CNV가 나타남을 보여 주었다. 한 연구에서 사회공포증 환자에 대한 성공적인 인지행동치료 후에는 공포/불안 점수의 정상화와 더불어 P3 진폭 역시 정상화되는 경향이 있음을 보여 주기도 하였다.[8]

사회불안(social anxiety)은 화나고 두려운 표정에 대한 주의편향(attentional bias)과 연관이 있다. 마찬가지로 시선을 피하는 것과 똑바로 쳐다보는 것을 관찰하게 하면서 ERP를 측정하였을 때, 높은 사회불안군에서만 시선을 피하는 것에 대해 더 높은 P100 진폭을 보이는 경향이 관찰되었다.[9] 또한 후기 양성전위(late positive potential)의 과정이 유의하게 증가하였는데, 이는 시선을 피하는 것에 대한 특정 정보처리 편향(processing bias)을 시사한다. 또한 사회불안이 높은 군에서 시선을 피하는 것과 똑바로 쳐다보는 것 모두 강화된(enhanced) 정보처리를 보였는데, 이는 사회불안에서 일반적 및 특정 주의편향이 모두 역할을 한다는 것을 알 수

있다.[10]

특정공포증

특정공포증에 대한 전기생리학적 연구는 그 수가 매우 적다.

ERP

앞에서 언급한 대로 Kolassa 등은 정상대조군과 비교하여 특정(거미) 공포증 그리고 사회공포증 환자에게 거미와 꽃 자극을 포함하는 감정 스트룹 과제를 시행하면서 ERP를 관찰하였다. 사회공포증 환자와 마찬가지로 거미에 대한 특정공포증(specific phobia) 환자의 경우 정상대조군에 비해 더 큰 P1 진폭이 관찰되었다. 또한 특정공포증 환자에게서는 꽃 자극이 주어졌을 때에 비해 거미 자극이 주어졌을 경우 더 빠른 반응 시간과 항진된 P300, P400이 관찰되었다. 이러한 효과는 특정공포증 환자에서 행동상의 과각성(hypervigilance) 증가를 설명할 수 있다.[1] 반면 Buodo 등은 혈액에 대한 특정공포증이 있는 환자에게 위협적인 자극을 제시하였을 때 P3나 서파(slow wave)에 아무런 변화가 없음을 보고하기도 하였다.

Dubrosky 등은 특정공포증을 겪는 환자에게 공포 유발 자극을 제시하였을 때와 상관없는 자극을 제시하였을 때를 비교하여, 뇌파상에서 CNV에 어떤 차이가 있는지를 보았다. 공포자극을 제시하였을 때 CNV는 더 큰 진폭을 보였고, 명령 후 부정적 변동(post-imperative negative variation: PINV)의 기간(duration)이 좀 더 길었다. 이 측정값들은 행동 치료로 환자들이 회복된 뒤에는 진폭이 감소하였고, 공포/불안 점수 역시 이와 함께 정상화되었다. 이 연구는 특정공포증에서 나타나는 뇌와 감정상태의 변화 두 가지 모두가 가역적이며, 공포자극에 대한 공포 관련 예상과 연관된 뇌의 처리 기전이 관련 원인일 수 있음을 제시한다.[1]

공황장애

공황장애(panic disorder)의 뇌파 연구는 그 숫자가 매우 적어 이것만으로 어떤 확실한 결론을 도출하기는 어렵다. 그러나 낮은 피질 기저활동성(basal cortical hypoactivity), 모험 상황에서의 베타 활성 등의 특징을 보이기도 한다. PTSD나 강박증처럼 공황장애는 뇌간의 병리와 연관성이 있을 수 있는 감각 관문에서의 어려움을 보이고, 자극 정보의 처리와 관련이 있는 ERP상에서의 후속(subsequent) N1 이상이 관찰되기도 한다. PTSD와 유사하게 공황장애에서는 위협 관련 자극에 대해 증가된 내인성 ERP 요소(P3, CNV)가 나타난다.[1]

정량뇌파

공황장애 환자의 정량적 뇌파 연구는 깨어 있는 동안 측정된 증상을 기반으로 한 피질각성의 기저 수준의 이상을 보여 주었다.[11] 하지만 이러한 양상을 확인하기 위해서는 더 많은 연구가 필요할 것으로 보인다. 또한 공황장애 환자는 대조군에 비해 델타, 세타, 알파 영역에서는 전반적인 파워 중 절대 파워가 더 크고 베타 영역에서는 상대 파워값이 더 작다는 보고가 있었다.[12] 파워의 절대치를 기준으로 판별분석을 시행해 보면 분석 대상의 75%를 올바르게 구분해 낼 수 있었다. 델타와 세타의 절대 파워는 불안의 객관 점수와 정상관관계를 보였고, 베타의 상대 파워는 불안의 주관 점수와 정상관관계를 보였다.[13] Wiedermann 등에 의하면 공황장애 환자의 경우 건강한 사람에 비해 자극 없이 쉴 때와 불안특이자극이 있을 때 모두에서 증가된 피질 상태의 변화를 보였다. 하지만 상태 변화 빈도가 피질 각성의 기저치와 연관관계를 보이는지는 확실치 않다. 스펙트럼 뇌파를 이용한 후속연구에서는 쉴 때와 불안특이자극이 제시되었을 때 모두에서 전두엽의 현저한 알파 활성도의 비대칭성(좌측에 비해 우측 전두엽의 알파 파워 감소)이 보고되었다. Dantendorfer 등은 거의 30%의 공황장애 환자에서 비간질성의 뇌파 이상 소견, 그리고 약 60%에서 MRI상 구조적인 이상(특히 중격–해마 영역)이 있음을 보고하였다. 이를 바탕으로 이들은 공황장애의 아형을 제시하기도 하였는데, 후속 연구는 이루어지지 않았다.[1]

공황장애 환자에서 관찰되는 이인증과 비현실감이 휴지기와 후각 자극이 제시되는 동안 모두에서 전두엽 영역의 스펙트럼 뇌파의 다른 양상을 유발한다고 보고한 연구도 있다. 이인증과 비현실감이 없는 공황장애 환자의 경우 자극의 유무와 상관없이 속파(베타)의 증가와 서파(델타, 세타)의 감소를 보였다. 반대로, 이인감과 비현실증이 있는 공황장애 환자는 자극이 제시되는 동안 서파 파워 증가와 상위 알파 영역에서 양측성의 반응성 감소가 보고되었다. 이는 기저 상태의 과각성을 시사한다.[1, 14]

PTSD나 범불안장애와 마찬가지로 공황장애 환자에서도 휴지기 뇌파의 놀람반사(startle reflex)와 눈을 뜰 때의 뇌파 반응성에 대해 보고하였다. 눈 깜빡임에 대한 우반구 이차 요인(right–sided secondary components: R2c)의 잠재기는 눈을 뜰 때의 좌반구 중심성 베타 반응성과 유의미한 상관을 보이는 것으로 관찰되었다.[1]

ERP

공황장애 환자를 대상으로 한 ERP 연구는 뇌간의 병리와 관련이 있는 것으로 보이는 감각 관문의 어려움과 N1의 크기 증가로 알 수 있는 초기 감각자극 처리 과정의 문제 등이 있다고 하였다. 정보의 내인성 처리 과정도 영향을 받는 것으로 보이는데, 이는 공황 관련 자극에 대한 항진된 뇌의 처리 과정을 의미하며 전두엽 전반에서 관찰되는 CNV와 P3의 크기 증가를 통해 알 수 있다. 공황장애 환자의 EP와 ERP를 측정한 연구에서는 진폭이 감소하고 잠재기가 증가하는 다른 정신장애들과는 반대로 뇌파 내 다양한 요소에서 진폭이 증가되거나 잠재기가 감소하는 경향을 보인다.[15] 공황장애에서는 전반적으로 증상의 정도와 전기생리학적 이상 간의 관련성에 대한 연구는 많이 이루어지지 않았다.

대조군과 비교하여 공황장애군의 뇌간 청각 유발 전위(brainstem auditory evoked potential: BAEP) 연구에서 N3의 잠재기 감소를 보고하였으며, 이는 청반핵(locus ceruleus)을 포함하는 뇌교(pons) 영역의 활성화를 반영하는 것이다.[16] 또한 N3~5 간격의 증가도 관찰되었는데, 이는 뇌교에서 중뇌로의 청각신호 통로와 관련이 있다. N3 잠재기는 불안증상 점수와 관련성을 보였는데, 이는 공황장애 환자에서 청반핵으로부터 중뇌로의 신호전달 활성도에 문제가 있을 수 있음을 지지하지만, 이런 내용을 확증하기 위해서는 좀 더 많은 연구가 필요할 것으로 생각된다.

공황장애가 선행자극억제(prepulse inhibition: PPI) 감소와 연관이 있음을 발견한 연구는 유입된 청각 자극의 처리 과정 초기에 차이가 있음을 시사한다. 선행자극억제는 더 낮은 진폭의 선행자극 이후 놀람자극에 반응하여 일어나는 심리생리학적 반응의 억제를 의미한다. 이는 자극환경에 대한 적응적인 필터링의 한 형태로 감각 관문의 결핍을 반영하는 여러 측정 결과의 감소와 관련이 있다.[1]

공황장애 환자의 경우 ERP 결과에 주목할 만한 차이를 보인다. 광장공포증을 동반한 공황장애 환자군에서 수동적으로 청취된 청각 자극 후 항진된 N1이 보고되었다. 청각 오드볼 과제에서 초기 ERP를 대조군과 비교하였을 때, 공황장애 환자에서 N1, N2, N3의 진폭이 증가되고 P3 잠재기가 감소한 연구도 있다. 상태불안은 N1의 진폭과 관련이 있었고, 과제 시행 전 일주일간의 공황발작의 횟수는 N1의 진폭, N2의 진폭, P3잠재기와 연관성이 있었다. 그러나 이 연구 결과와는 반대로 대조군에 비해 P2, N2 진폭이 증가된 연구도 있고, P3 잠재기가 증가된 연구도 있어 더 많은 논의가 필요할 것이다.[17]

많은 연구들이 공황장애 환자에서 공황 관련 자극에 대한 인지적인 전기생리학적인 반응을 실험해 왔다. Pauli 등은 공황장애 환자와 대조군에서 공황 관련 단어가 제시되었을 때와 중립적인 단어가 제시되었을 때의 반응의 차이를 연구하였다. 이 연구에서 공황장애 환자에서만 공황 관련 단어가 제시되었을 때 전두엽에서 P2/N2 시간 창에서 활동성이 항진되고, 두피 전체에 걸쳐 자극이 제시된 후 200ms에 시작되는 서파 활동성 양성전위가 증가되었다. 그러나 후기(특히 자극 후 400~1,000ms 구간)의 경우에는 공황장애 환자와 대조군 모두에서 ERP 양성전위가 증가되었다.[18] 이는 공황장애 환자는 공황과 관련된 자극의 처리에 있어 노력을 기울이는 과정뿐 아니라 초기의 자동적인 과정에도 차이가 있음을 제시한다. 비슷한 연구로 대조군과 비교하여 공황장애 환자에서 공황 관련 자극, 중립자극, 공황과 무관한 공포 관련 자극 제시 후 CNV의 변화를 측정하였다. 그 결과, 공황 관련 자극에 의해 유발된 CNV는 중립자극, 그리고 공포 관련 자극에 유발된 CNV에 비해 더 음의 값을 보였다. 이는 공황장애 환자의 경우 질환 관련 자극에 대한 준비나 기대에 왜곡이 있음을 의미한다.[1]

공황장애와 기타 다른 불안장애를 비교한 연구는 매우 적은 편이다. 그중 하나로 Hanatani 등은 공황장애와 범불안장애 환자 및 대조군에서 청각음 판별 검사(auditory tone discrimination task)를 시행하였다. 공황장애 환자는 범불안장애 환자와 대조군에 비해 짧은 P2, N2, P3 잠재기를 보였으며, 이는 유입된 정보의 비정상적으로 빠른 초기 처리 과정을 시사할 수 있다. 그러나 다른 연구에서는 공황장애 환자가 범불안장애 환자나 대조군에 비해 유의미한 P3잠재기의 지연이 보고되었다.

범불안장애

정량뇌파

범불안장애(generalized anxiety disorder: GAD)는 공황장애처럼 피질 기저 활동(basal cortical activity)이 낮을 것으로 생각되는데, 이는 저스펙트럼파의 비정상적인 증가 소견으로 나타난다. PTSD나 공황장애와 마찬가지로 범불안장애 환자에서도 휴지기 뇌파의 놀람반사(startle reflex)와 눈을 뜰 때의 뇌파 반응성에 대한 보고가 있다. 눈 깜빡임에 대한 우반구 이차 요인의 잠재기는 눈을 뜰 때의 좌반구 중심성 베타 반응성과 유의미한 상관을 보이는 것으로 관찰되었다.[1] 그러나 범불안장애에서 휴지기 뇌파를 보여 주는 정량뇌파에 대한 연구는 충분하지 않다.

전두정중세타파 활동(frontal midline theta activity)은 불안 감소와 같은 활동 시 관찰되는 뇌파 소견이다. 28명의 범불안장애 환자에서 전두정중세타파 활동이 나타나는 것은 이들에서 불안 증상의 호전과 밀접하게 연관이 있다는 것을 밝힌 연구가 있다.[1, 19]

ERP

범불안장애는 잠재기 동안의 초기 청각 전기생리학적 처리 과정의 결핍을 보이는데, 이는 뇌간의 병태생리를 나타낸다. 또한 1차 청각피질 내에서 초기 자극 정보처리 과정에서 지연성 이상을 보인다.

범불안장애의 뇌파 소견으로 가장 잘 알려진 것은 알파파와 유발전위(evoked potential: EP)의 이상소견이다. 수면 뇌파도 비정상적이나 우울증과는 다른 소견을 보이는 것이 특이적이다. 우울증에서 렘수면 잠재기가 감소하고 렘수면 밀도(density)가 증가하는 것에 비하여, 범불안장애의 수면 뇌파는 렘수면이 감소하는 것이 특징이다. 또한 1단계와 델타 수면이 감소하며 수면 단절(discontinuity)이 증가한다.[1]

범불안장애의 ERP 소견은 꼭 일치되는 것만은 아니어서 범불안장애 환자들은 정상소견의 ERP를 가지며, 정상군과 차이가 없음을 밝힌 연구도 많다. 반면에 이상소견을 보인 연구도 있어서 P3 진폭(amplitude)이 감소한다고 발표한 연구가 있고, 수동(passive) P3 검사에서 P3 진폭은 치료저항성 우울과 더불어 범불안장애에서 일반인에 비해 유의하게 상승하는 소견을 보이기도 하였다.[20]

범불안장애의 큰 특징인 병적 우려(pathological worry)는 실수와 관련된 뇌 활동의 증가와 연관된다. 범불안장애 환자는 일반인과 비교하여 실수와 관련된 ERN 증가 및 실수와 정답 시도 사이의 차이가 큰 것이 특징이다.[21] ERN은 ERP 구성 요소로 실수양(erroneous) 반응 50ms 뒤따라 일어나는 음성 편향으로 전대상피질의 활동을 반영한다. 범불안장애 환자에서는 일반인에 비하여 큰 ERN이 관찰되며, 이는 자가보고식 불안 및 우울의 증가와 연관이 있다.[22] 이러한 범불안장애에서의 ERN 이상은 반응 확인 과정(response checking process)의 과활성화 또는 지나친 반응 모니터링과 연관되어 있을 수 있다.

걱정 유발을 시키는 동안 뇌파 감마(35~70Hz) 스펙트럼 파워 분포를 측정한 연구에서 감마 밴드는 기저 이완과 걱정을 구분하는 데 유용했다. 범불안장애 환자는 일반인에 비해 걱정 유발 기간 동안 부정적 감정과 연관되어 있다고 알려진 후두부에서 더 높은 감마 활동을 보였다. 또한 이들은 14주 동안의 정신치료(psychotherapy) 이후 부정적 감정을 덜 보이며, 감마 활동도 일반인과 비슷한 방향으로 변화하였다.[23]

외상 후 스트레스 장애

외상 후 스트레스 장애(posttraumatic stress disorder: PTSD)에서는 다른 불안장애와는 또 다른 전기생리학적인 특징을 보인다. 이는 비정상적인 공포반응 및 작업기억이 작용하는 동안의 주의집중과 관련된 정보처리 기전의 이상과 관련된다. 첫째, 외상 관련 자극에 대한 항진된 교감신경계 반응과 ERP에서의 증가된 P3, LPC, CNV 요소로 나타나는 외상 관련 자극에 대한 피질의 과반응성이다. 전형적으로 위협자극에 대응하여 나타나야 하는 빠르고 항진된 초기 요소가 나타나지 않기도 하는데, 이는 위협 자극에 대한 초기 처리 과정의 문제를 의미한다.[24] 스펙트럼 파워의 기저 수준을 시험한 연구들에서 베타파가 증가되어 있고 알파파가 감소된 것을 통해, 전두엽 쪽으로 피질 각성이 증가된 것을 볼 수 있다. 또한 PTSD의 불안-각성(anxious-arousal) 아형군에서는 우측으로 알파가 항진된 비대칭성을 보인다. 일상생활 정보를 처리하는 데 있어 자극 정보에 대한 정상적인 필터링과 관련이 있는 억제 처리 과정(inhibitory processing mechanism)에 문제가 있는 것으로 보인다.[25] 외상과 무관한 자극에 대한 지연된 N2, 다양한 P3은 매일 일어나는 일상적인 활동과 관련된 정보의 평가, 업데이트, 저장의 효율 저하를 반영한다. 주목할 것은 PTSD에서 관찰되는 비정상적인 P3 반응은 후천적인 것으로 생각되는데, 종종 PTSD 증상과 관련되며 약물로 정상화되기도 한다는 것이다. 정보처리 과정에서 관찰되는 ERP의 두피 양상은 측두엽, 두정엽, 전두엽에서의 광범위한 피질에서의 병리를 나타내고, 이는 작업기억 체계의 활성과 관련된 넓은 네트워크를 반영한다. 넓은 영역에서 관찰되는 알파의 증가는 PTSD의 증상과 불안 각성과 관련된 전두엽 및 우반구에서 주로 관찰된다.[26] 구체적인 연구들은 다음과 같다.

정량뇌파

PTSD 환자와 대조군을 대상으로 로레타 방법을 이용한 스펙트럼 분석을 시행하였는데, 세타 밴드는 우측 측두엽과 좌 · 우 전두엽에서 두 군 간에 유의한 차이를 보였다.[27] 이는 PTSD 이전의 이미지 연구들에서 제시한 우측 측두엽 및 전두엽의 구조적인 변화와 일치한다. 또한 다른 연구에서 안정 상태로 5분 동안 뇌파를 측정하였는데, 같은 분석으로 PTSD 환자는 대조군에 비해 두정엽과 전두엽에서 광범위한 세타 활동 증가가 관찰되었다. 또한 연결성 분석에서 Pz–P4로 측정한 피질 영역 사이에 알파 연결성(alpha connectivity) 증가가 관찰되었다. 이는 PTSD 환자에서 기억체계(memory system)와 감정 처리의 변화를 시사한다.[28]

베트남전 참전 간호사들을 대상으로 한 연구에서 PTSD의 과각성 증상은 우측 두정엽의 활성과 관련이 있었다. 그러나 두정엽의 불균형은 각성 증상만 있는 군보다 각성과 우울이 함께 있는 군에서 두 배 이상 높았다. 우울과 우측 두정엽의 활성은 PTSD의 불안–각성 아형에서 특이적이라고 제안한 연구도 있고, PTSD에서 전반적으로 역동적 복잡성(dynamical complexity)이 줄어든다는 연구도 있다.[29]

또한 PTSD 환자에서 중앙부 세타가 증가하고, 전두엽, 중앙부, 후두엽의 베타1이 증가하며, 전두엽의 베타2가 증가한다는 연구들이 있다.[30] 세타 활동의 증가는 PTSD 환자에서 종종 발견되는 해마 부피의 감소로 설명할 수 있다. 또한 베타 활동의 증가는 아마도 피질의 과흥분성, 각성 지속 또는 집중 장애 때문일 것으로 추측하였다.

전두엽 휴지기 뇌파 불균형은 많은 정신장애에서 발견되었다. 예를 들어, 우울증에서는 왼쪽 전두엽 활동이 상대적으로 감소하고, 공황장애와 사회불안장애에서는 오른쪽 전두엽 활동이 상대적으로 증가한다. PTSD에서는 이러한 전두엽 뇌파 불균형을 보이지 않는다고 보고되고 있다.

그러나 전두엽 및 후두부의 우측에서 알파 불균형이 관찰되고, 이는 불안-각성과 PTSD 증상과 연관이 있다는 연구도 있다. 이 연구는 PTSD에서의 알파 불균형이 상태의존적으로 나타난다고 보았다.

도쿄 사린(sarin) 가스 테러로 인한 8명의 PTSD 환자와 13명의 PTSD가 아닌 피해자를 대상으로 한 연구에서, PTSD가 있는 피해자들은 아닌 군에 비해 유의하게 낮은 P300 진폭을 보였다.[31] Pz에서의 P300 진폭은 PTSD 환자군에서 더 높은 회피/감정적 무감각 점수와 연관을 보였다. 또한 PTSD 환자군에서만 P300 진폭은 전대상피질 회백질의 밀도와 정상관관계 경향을 보이기도 하였다.[24]

ERP

PTSD 환자에서 ERP 연구들은 다른 불안장애와 비교해서는 많이 진행되었다. 여러 연구의 메타분석으로 PTSD 환자는 ERP의 진폭 및 잠재기의 변화가 유의하게 있으며, 이는 이들에서 정보처리 과정의 변화가 동반된다는 가설을 뇌파로도 입증하는 것이라고 하겠다.

성폭행으로 인한 PTSD 환자군과 대조군의 비교에서 이상자극(deviant stimuli)으로 유발된 음성 불일치(mismatch negativity: MMN)가 PTSD 환자군에서 유의하게 컸고, 이는 외상 후 스트레스 장애 미시시피 척도(Mississipi Scale for PTSD) 임상증상척도와 유의한 상관관계를 보였다. 이는 새로운 것을 감지(novelty detection)하는 것의 이상이 과각성 등의 PTSD 증상에 중요한 역할을 하는 것으로 보았다. 많은 연구가 PTSD에서 P50/P1이 감소한다는 것을 보고하였다. 또한 P50의 감소는 CAPS로 측정한 재경험 증상의 강도와 유의한 관련을 발견하기도 하였다.[1, 24, 32]

약물치료를 하지 않은 PTSD 환자군과 대조군에서 통상적 오드볼 과제를 시행하며 ERP를 측정하였다. 그 결과, PTSD 증상(재경험, 적극적 회피,

과각성, 감정적 무감각)과 ERP와의 연관성을 확인할 수 있었다.[33] 즉, 감정적 무감각(numbness) 증상의 강도와 두정엽 P300 진폭 사이에는 역상관성을 보였다. 또한 PTSD 환자군은 대조군에 비해 목표 자극에 P200 · P300 감소, N200 진폭 증가, N200 · P300 잠재기가 증가하였다. 이들은 PTSD 환자에서 각성 장애와 주의집중 사이에 관계가 있다는 주장과 일치하는 소견이다. 다른 연구에서 마찬가지로 오드볼을 이용하여 청각 ERP를 측정하였을 때, 약물치료를 받지 않은 PTSD 환자군은 약물치료를 받은 PTSD 환자군과 정상군에 비해 목표 톤(tone)에 반응한 두정엽 P3 진폭이 유의하게 작았다. 또한 두정엽 P3 진폭은 상태불안(state anxiety)과 역상관관계를 보였다.[34]

PTSD 환자군, 외상을 받았지만 PTSD가 발병하지 않은 군, 외상을 경험하지 않은 군 등 세 가지 군으로 나누어 청각 및 시각 뇌 유발두뇌반응 검사를 실시하였을 때, PTSD 환자군에서 청각 P50과 시각 N75 반응이 대조군에 비해서 유의하게 작았다.[35] 이는 초기의 정보처리 동안 단순감각입력(simple sensory input)에 대한 반응이 감소해 있다는 것을 시사한다. 또한 반복된 자극에 대한 P50/N75 반응을 억제하지 못하는 것은 무관한(irrelevant) 감각자극을 걸러내는 데 어려움이 있음을 반영한다.

PTSD 환자와 건강한 대조군에서 뇌파의 상관 차원(correlational dimension, D2)을 측정한 연구가 있다. 이는 뇌파의 피질 역동(cortical dynamics)의 복잡성을 정량화하는 방법이다. PTSD 환자들은 대부분의 채널에서 대조군에 비해 더 낮은 D2값을 보였고, 이는 PTSD 환자가 피질 정보처리 과정에 장애를 보인다는 가설을 지지한다.

32명의 경증 외상성 뇌손상(mild Traumatic Brain Injury: mTBI)과 PTSD가 함께 있는 환자들과 15명의 mTBI만 있는 환자들을 대상으로 정지 과제(억제 조절 작업, inhibitory control)를 시키면서 ERP를 측정하였다.[30] mTBI와 PTSD를 모두 가진 군에서 더 큰 억제 과정 ERP(inhibitory processing

ERP)를 보였으며, N200 음성전위도 더 컸다. N200 음성전위는 PTSD 증상의 심각도와 연관되어 있다. 벡터분석 결과, N200과 P300 진폭은 연구 대상자들을 79.4%의 정확도로 mTBI만 있는 군과 PTSD를 같이 지닌 군으로 분류하였다고 한다.

결 론

이와 같이 DSM-5에 의해 정의된 다양한 불안장애들은 각각 전기생리학적으로 유사하기도 하면서 다른 특징들을 보이는데, 이는 각각의 질환에서 구조적이고 기능적인 병리적 유사성과 특이성이 있을 수 있다는 것을 시사한다. 하지만 한편으로 여러 질환에서 관찰되는 기능이상을 시사하는 다양한 전기생리학적 소견은 공통적으로 정보처리 과정에서의 어려움과 관련되어 있다. 결국 불안장애 질환 대부분이 다음의 특징을 공유한다.

- 뇌 기능의 불안정성을 시사하는 기저 피질 각성 정도의 이상
- 외부수용성 정보가 피질로 전달되는 데 중요한 경로인 뇌간의 병리와 관련된 감각관문의 문제
- 적절한 정보처리의 어려움(이는 뇌 피질 네트워크 활동에 의해 매개되는 작업기억체계의 이상을 시사함)

결국 전기생리학적 측정 결과들은 자극을 효율적으로 처리하고 특징지어 의식화시키는 뇌 기능의 이상을 동반하는 불안장애에 대한 중요한 통찰을 제공한다고 할 수 있다.

범불안장애를 제외하고, 각각의 불안장애 질환에서 보이는 정보처리 과정의 이상은 각 질환의 현상학적인 측면과 일치하는 편이다. 그러므로

이러한 정보처리 과정의 이상은 각 질환의 객관적 표지자(marker)로 표면적으로는 타당성을 지닌다. 예를 들어, PTSD, 공황장애, 공포증의 전기생리학적 특징은 위협과 관련된 외부수용성 정보에 대한 각각 다른 뇌의 전기적 반응을 반영한다. 그러나 이러한 전기생리학 연구 결과를 특정 질환에 대한 임상적 표지자로 사용하는 데는 어려움이 있다. 이는 같은 질환에 대한 연구들에서 얻은 전기생리학적 특징 간에 차이가 각 연구마다 너무 크다. 또한 이제까지 시행된 각 연구의 표본 수가 크지 않고, 연구 결과의 재현성 또한 떨어지는 편이다. 이처럼 아직 불안장애에 대한 전기생리학적 연구는 많은 한계를 지닌다. 근거가 풍부한 연구 결과도 많지만, 아직은 연구마다 일치하지 않는 다양한 결과를 보여 주기도 한다. 이마저도 대부분 PTSD, 공황장애를 다루고 있어 기타 다른 불안장애의 경우 거의 관심을 받지 못하고 있는 실정이다. 흔히 뇌파가 정신과 영역에서 진단을 위해 항상 사용되는 검사가 아니기는 하지만, 임상 경험이 많이 축적되고 이러한 결과들이 충분한 데이터베이스로 구축된다면 상당한 유용성이 있을 수 있다.

불안장애에서 더 많은 특이적인 뇌파 소견의 발견은 기전과 진단 등에 기여할 수 있으므로, 향후 더 많은 연구를 지속하는 것은 반드시 필요할 것이다.

참고문헌

1. Clark, C. R. et al. (2009). Evidence-based medicine evaluation of electrophysiological studies of the anxiety disorders. *Clinical EEG and Neuroscience, 40*(2), 84-112.
2. Hajcak, G., McDonald, N.. & Simons, R. F. (2003). Anxiety and error-related brain activity. *Biological Psychology, 64*(1-2), 77-90.
3. Park, Y. M. et al. (2010). The loudness dependence of the auditory evoked potential (LDAEP) in schizophrenia, bipolar disorder, major depressive disorder, anxiety disorder, and healthy controls. *Progress in Psychopharmacology & Biological Psychiatry, 34*(2), 313-316.
4. Gordon, E., Palmer, D. M., & Cooper, N. (2010). EEG alpha asymmetry in schizophrenia, depression, PTSD, panic disorder, ADHD and conduct disorder. *Clinical EEG and Neuroscience, 41*(4), 178-183.
5. Saletu, B. et al. (2005). EEG mapping and low-resolution brain electromagnetic tomography (LORETA) in diagnosis and therapy of psychiatric disorders: Evidence for a key-lock principle. *Clinical EEG and Neuroscience, 36*(2), 108-115.
6. Moscovitch, D. A. et al. (2011). Frontal EEG asymmetry and symptom response to cognitive behavioral therapy in patients with social anxiety disorder. *Biological Psychology, 87*(3), 379-385.
7. Moser, J. S. et al. (2008). Interpretation bias in social anxiety as detected by event-related brain potentials. *Emotion, 8*(5), 693-700.
8. Sachs, G. et al. (2004). P300 event-related potentials and cognitive function in social phobia. *Psychiatry Research, 131*(3), 249-261.
9. Mueller, E. M. et al. (2009). Electrophysiological evidence of attentional

biases in social anxiety disorder. *Psychological Medicine, 39*(7), 1141–1152.

10. Sachs, G. et al. (2004). EEG mapping in patients with social phobia. *Psychiatry Research, 131*(3), 237–247.
11. Knott, V. J. et al. (1996). Quantitative EEG correlates of panic disorder. *Psychiatry Research, 68*(1), 31–39.
12. Hayashi, K. et al. (2010). Electroencephalogram abnormalities in panic disorder patients: A study of symptom characteristics and pathology. *Biopsychosocial Medicine, 4*, 9.
13. Adamaszek, M., Olbrich, S., & Gallinat, J. (2011). The diagnostic value of clinical EEG in detecting abnormal synchronicity in panic disorder. *Clinical EEG and Neuroscience, 42*(3), 166–174.
14. Hanaoka, A. et al. (2005). EEG coherence analysis in never–medicated patients with panic disorder. *Clinical EEG and Neuroscience, 36*(1), 42–48.
15. Hanatani, T. et al. (2005). Event–related potentials in panic disorder and generalized anxiety disorder. *Psychiatry and Clinical Neurosciences, 59*(1), 83–88.
16. Knott, V. et al. (1991). Auditory evoked potentials in panic disorder. *Journal of Psychiatry & Neuroscience, 16*(4), 215–220.
17. Turan, T. et al. (2002). Auditory event–related potentials in panic and generalised anxiety disorders. *Progress in Neuro–Psychopharmacology and Biological Psychiatry, 26*(1), 123–126.
18. Wang, J. et al. (2003). The N200 abnormalities of auditory event–related potentials in patients with panic disorder. *Progress in Neuro–Psychopharmacology and Biological Psychiatry, 27*(6), 1013–1021.
19. Suetsugi, M. et al. (2000). Appearance of frontal midline theta activity in patients with generalized anxiety disorder. *Neuropsychobiology,*

41(2), 108–112.

20. Weinberg, A., Klein, D. N.. & Hajcak, G. (2012). Increased error-related brain activity distinguishes generalized anxiety disorder with and without comorbid major depressive disorder. *Journal of Abnormal Psychology, 121*(4), 885–896.
21. Xiao, Z. et al. (2011). Error-related negativity abnormalities in generalized anxiety disorder and obsessive-compulsive disorder. *Progress in Neuropsychopharmacology & Biological Psychiatry, 35*(1), 265–272.
22. Weinberg, A., Olvet, D. M.. & Hajcak, G. (2010). Increased error-related brain activity in generalized anxiety disorder. *Biological Psychology, 85*(3), 472–480.
23. Oathes, D. J. et al. (2008). Worry, generalized anxiety disorder, and emotion: Evidence from the EEG gamma band. *Biological Psychology, 79*(2), 165–170.
24. Lobo, I. et al. (2015). EEG correlates of the severity of posttraumatic stress symptoms: A systematic review of the dimensional PTSD literature. *Journal of Affective Disorders, 183*, 210–220.
25. Chae, J. H. et al. (2004). Dimensional complexity of the EEG in patients with posttraumatic stress disorder. *Psychiatry Research, 131*(1), 79–89.
26. Karl, A., Malta, L. S.. & Maercker, A. (2006). Meta-analytic review of eventrelated potential studies in post-traumatic stress disorder. *Biological Psychology, 71*(2), 123–147.
27. Imperatori, C. et al. (2014). Aberrant EEG functional connectivity and EEG power spectra in resting state post-traumatic stress disorder: A sLORETA study. *Biological Psychology, 102*, 10–17.
28. Javanbakht, A. et al. (2011). Event-related potential studies of post-traumatic stress disorder: A critical review and synthesis. *Biology of*

Mood & Anxiety Disorders, 1(1), 5.

29. Jokic-Begic, N.. & Begic, D. (2003). Quantitative electroencephalogram (qEEG) in combat veterans with post-traumatic stress disorder (PTSD). *Nordic Journal of Psychiatry, 57*(5), 351-355.
30. Shu, I. W. et al. (2014). Combat veterans with comorbid PTSD and mild TBI exhibit a greater inhibitory processing ERP from the dorsal anterior cingulate cortex. *Psychiatry Research, 224*(1), 58-66.
31. Araki, T. et al. (2005). Association between lower P300 amplitude and smaller anterior cingulate cortex volume in patients with posttraumatic stress disorder: A study of victims of Tokyo subway sarin attack. *Neuroimage, 25*(1), 43-50.
32. Felmingham, K. L. et al. (2002). Event-related potential dysfunction in posttraumatic stress disorder: The role of numbing. *Psychiatry Research, 109*(2), 171-179.
33. Metzger, L. J. et al. (1997). Auditory event-related potentials to tone stimuli in combat-related posttraumatic stress disorder. *Biological Psychiatry, 42*(11), 1006-1015.
34. Neylan, T. C. et al. (2003). Temporal instability of auditory and visual eventrelated potentials in posttraumatic stress disorder. *Biological Psychiatry, 53*(3), 216-225.
35. Gjini, K. et al. (2013). Evoked potential correlates of post-traumatic stress disorder in refugees with history of exposure to torture. *Journal of Psychiatric Research, 47*(10), 1492-1498.

6. 강박장애의 뇌파

강박장애의 병태생리적 배경

강박장애(obsessive-compulsive disorder: OCD)는 세계 인구의 1~3%에서 이환되는 심각하고 만성적인 정신장애이며, 정신질환 중에서도 그 신경생물학적 토대가 비교적 강한 질환으로 알려져 있다.[1, 2]

그간의 신경영상 연구들은 배내측 전전두엽 피질(ventromedial prefrontal cortex), 전측대상피질(anterior cingulate cortex), 안와전두엽 피질(orbitofrontal cortex), 미상핵(caudate nucleus), 시상(thalamus)과 같은 뇌 영역이 강박장애의 병태생리와 관련이 있음을 시사하고 있으며,[3-5] 이러한 뇌 영역은 상호연결되어 피질-선조-시상-피질(cortico-striatal-thalamic-cortical circuit) 신경회로를 구성하는 것으로 알려져 있다. 이 신경회로는 행동을 결정하거나 수행을 감시하고 목적 지향적 행동을 하는 것과 연관되어 있는 것으로 알려져 있는데,[4, 6-8] 기존 연구들은 강박장애 환자에서 이 신경회로의 과잉활성을 보고해 왔다.[7, 9, 10]

강박장애의 임상 증상과 뇌파 소견

강박장애에 대한 기존의 많은 뇌파 연구 결과들은 세타 활동의 증가[11] 등 비특이적 이상 뇌파의 증가 소견 정도를 보고하고 있어서 강박장애에서 뇌파의 역할은 복합 부분 발작이나 다른 의학적 상태를 배제하는 데 쓰이는 정도로 생각되어 왔다. 하지만 강박장애 환자의 최빈 알파 주파수(modal alpha frequency)와 최대 알파 주파수(maximal alpha frequency)가 정상인에 비해 전두엽 영역에서만 감소되어 있음을 보고한 연구 결과[12]가 있다. 또한 좌측 전두엽에서 8~10Hz의 알파 파워가 두드러짐을 관찰하여 강박장애 환자에서 전두엽에서의 알파 파워의 비대칭성을 보고한 연구 결과[13]도 있어 임상적 소견과 영상 연구에서 제시하는 강박장애에서의 전두엽 이상 소견과 일치하는 소견을 보고한 뇌파 연구들이 존재한다.

강박장애에 대한 한 정량뇌파(QEEG) 연구는 전두측두엽(frontotemporal) 영역에서 감소된 베타 파워(beta power)와 증가된 세타 파워(theta power)를 보였다고 보고하였으며, 심한 강박장애 증상을 보이는 환자일수록 전두측두엽에서 상대적인 세타 파워의 유의한 증가와 알파 파워의 유의한 감소를 보고하였다.[14]

강박장애 환자에서 피질하 구조의 전기생리학적 통합성을 조사하기 위해 동시성 측정법(coherence measures)을 사용한 한 정량화 뇌파 연구는 강박장애 환자에서 정상대조군에 비해 전두후두엽(frontooccipital) 영역에서 세타 밴드 동시성의 유의한 증가를 보고하였다. 이는 강박장애 환자의 피질하 신경회로에 과잉활성을 보여 주는 것이라 할 수 있다.[15]

강박장애에서의 수면 뇌파에 대한 연구는 다른 질환에 비해 비교적 드물다. 일부 연구는 강박장애 환자에서 감소된 총 수면 시간, 잦은 각성, 서파 수면의 감소를 보고하였다.[11] 렘수면 잠재기와 관련해서는 잠재기의 감소를 보고한 연구[11]도 있고, 유의한 변화를 보고하지 않은 연구[16]도 있어 추가적인 연구가 필요하다.

약물을 투여하지 않은 강박장애 환자의 정량뇌파와 인지기능의 상관관계를 조사한 한 연구는 강박장애 환자에서 낮은 주파수 알파 밴드 파워의 감소를 보고하였으며, 이러한 감소 정도가 전두엽의 실행 기능을 평가하기 위한 신경심리검사 완수 시간 사이에 부정적 상관관계가 있음을 보고하였다.[17] 이러한 결과는 강박장애 환자에서 주의 및 실행 조절 기전의 과잉활성을 뇌파 연구를 통해 시사한 것이라 볼 수 있겠다.

강박장애의 치료적 측면에 대한 또 다른 정량뇌파 연구는 특히 전두엽 영역에서 세타 활동의 상대적인 과잉을 보인 환자의 경우에 선택적 세로토닌 재흡수 억제제(selective serotonin reuptake inhibitor: SSRI)에 대해 치료 반응을 잘 보이지 않았으며, 알파 활동의 상대적 파워의 증가를 보인 환자의 경우 치료 약물에 대해 보다 좋은 반응을 보였다고 보고하였다.[18] 이 연구의 저자들은 이러한 소견을 토대로 강박장애의 경우에 유사 증상을 보이더라도 다른 치료 반응을 보이는 최소한 두 가지의 아형이 있을 수 있다고 주장하였다.[18] 이는 정량화 뇌파의 형태가 강박장애의 치료 반응에 대한 예측 가치를 가질 수 있음을 시사한다고 할 수 있으나 이에 대해서는 추가 연구가 필요한 실정이다.

강박장애에 대한 사건 관련 전위(event-related potential) 연구는 강박장애 환자에서 비정상적인 인지 과정(cognitive processing)의 근거를 제시하였다. 기존 연구 결과 중 가장 많이 관찰된 소견은 정상인에 비해 짧은 P300, N200 등 요인의 잠재기였는데, 이는 강박장애에서 정보처리 과정의 가속화를 야기하는 피질의 과각성과의 연관성을 시사한 것이다.[19, 20]

Go/Nogo 과제를 이용하여 강박장애에서 운동 반응의 억제 능력을 조사한 연구들은 Go/Nogo 과제 제시에 대해 강박장애 환자에서 안와전두엽 영역에서 P300 진폭의 감소를 보고하였는데,[21] 이것은 강박장애 환자에서 전두-변연계(frontal-limbic) 영역의 기능 이상을 시사한 것이라고 볼 수 있다. 또한 전두엽 N200 진폭이 유의하게 증가되었음을 보고한 연구[22]와 감소하였음을 보고한 연구[23]가 있는데, 이러한 소견들은 전체적으로 강박장애 환자에서 비정상적인 반응 억제를 시사한 것이라고 할 수 있다.

강박장애 환자에서 비교적 일관되게 보고되고 있는 피질-선조-시상-피질 신경회로의 과활성은 높은 에러 신호(error signal)를 유도하여 강박장애의 증상 특징을 만드는 것으로 보인다.[24] 실제로, 강박증 환자를 대상으로 한 많은 연구가 오류 관련 음전위(error-related negativity: ERN)가 정상인에 비해 크다고 보고하였다.[22, 23-31] 강박 증상의 심한 정도와 ERN 간의 상관관계에 대해서는 아직까지 논란이 있어 이에 대해서는 향

후 추가 연구가 필요할 것으로 보인다.[27,28]

결 론

강박장애 환자에서의 뇌파 연구는 강박장애 환자에서의 전두엽 기능 이상 및 반응 억제상의 문제, 그리고 선택적 신경회로의 과활성을 시사하고 있어 강박장애의 병태생리와 신경생물학적 기전에 대한 가치 있는 시사점을 제공해 준다고 할 수 있다. 향후 강박장애의 증상 타입과 중증도, 치료 예후에 있어서의 뇌파의 임상적 유용성을 증가시키기 위한 보다 체계적인 연구가 필요하다.

참고문헌

1. American Psychiatric Association (2000). *Diagnostic and statistical manual of mental disorders* (4th ed. text revision.). Washington, DC: Author.
2. Karno, M., Golding, J. M., Sorenson, S. B., & Burnam, M. A. (1988). The epidemiology of obsessive-compulsive disorder in five US communities. *Archives of General Psychiatry, 45*, 1094–1099.
3. Grundler, T. O., Cavanagh, J. F., Figueroa, C. M., Frank, M. J., & Allen, J. J. (2009). Task–related dissociation in ERN amplitude as a function of obsessive-compulsive symptoms. *Neuropsychologia, 47*, 1978–1987.
4. Harrison, B. J., Soriano–Mas, C., Pujol, J., Ortiz, H., Lopez–Sola, M., Hernandez–Ribas, R., Deus, J., Alonso, P., Yücel, M., Pantelis, C., Menchon, J. M., & Cardoner, N. (2009). Altered corticostriatal functional connectivity in obsessive-compulsive disorder. *Archives of General Psychiatry, 66*, 1189-1200.
5. Saxena, S., & Rauch, S. L. (2000). Functional neuroimaging and the neuroanatomy of obsessive-compulsive disorder. *Psychiatric Clinics of North America, 23*, 563-586.
6. Gilbert, A. Rv, Mataix–Cols D., Almeida, J. R., Lawrence, N., Nutche, J., Diwadkar, V., Keshavan, M. S., & Phillips, M. L. (2008). Brain structure and symptom dimension relationships in obsessive-compulsive disorder: A voxel–based morphometry study. *Journal of Affective Disorders, 109*, 117-126.
7. Menzies, L., Chamberlain, S. R., Laird, A. R., Thelen, S. M., Sahakian, B. J., & Bullmore, E. T. (2008). Integrating evidence from neuroimaging and neuropsychological studies of obsessive-compulsive disorder: The

orbitofronto–striatal model revisited. *Neuroscience and Biobehavioral Reviews, 32*, 525–549.

8. Nieuwenhuis, S., Nielen, M. M., Mol, N., Hajcak, G., & Veltman D. J. (2005). Performance monitoring in obsessive–compulsive disorder. *Psychiatry Research, 134*, 111–122.
9. Adler, C. M., McDonough–Ryan, P., Sax, K. W., Holland, S. K., Arndt, S., & Strakowski, S. M. (2000). fMRI of neuronal activation with symptom provocation in unmedicated patients with obsessive compulsive disorder. *Journal of Psychiatric Research, 34*, 317–324.
10. van den Heuvel, O. A., Veltman, D. J., Groenewegen, H. J., Cath, D. C., van Balkom, A. J., van Hartskamp, J., Barkhof, F., & van Dyck, R. (2005). Frontal–striatal dysfunction during planning in obsessive–compulsive disorder. *Archives of General Psychiatry, 62*, 301–309.
11. Insel, T. R., Gillin, J. C., Moore, A., Mendelson, W. B., Loewenstein, R., & Murphy, D. L. (1982). Sleep in obsessive–compulsive disorder. *Archives of General Psychiatry, 93*, 1372–1377.
12. Drake, Jr M. E., Pakalnis, A., & Newell, S. A. (1996). EEG frequency analysis in obsessive–compulsive disorder. *Neuropsychobiology, 33*, 97–99.
13. Ischebeck, M., Endrass, T., Simon, D., & Kathmann, N. (2014). Altered frontal EEG asymmetry in obsessive–compulsive disorder. *Psychophysiology, 51*, 596–601.
14. Karadag, F., Oguzhanoglu, N. K., Kurt, T., Oguzhanoglu, A., Ateşci, F., & Ozdel, O. (2003). Quantitative EEG analysis in obsessive compulsive disorder. *International Journal of Neuroscience, 113*, 833–847.

15. Desarkar, P., Sinha, V. K., Jagadheesan, K., & Nizamie, S. H. (2007). Subcortical functioning in obsessive–compulsive disorder: An exploratory EEG coherence study. *World Journal of Biological Psychiatry, 8*, 196–200.

16. Walsleben, J., Robinson, D., Lemus, C., Hackshaw, R., Norman, R., & Alvir, J. (1990). Polysomnographic aspects of obsessive–compulsive disorders. *Sleep Research, 19*, 177.

17. Bucci, P., Mucci, A., Volpe, U., Merlotti, E., Galderisi, S., & Maj, M. (2004). Hypercontrol in obsessive–compulsive disorder: Electrophysiological and neuropsychological indices. *Clinical Neurophysiology, 115*, 1340–1348.

18. Hansen, E. S., Prichep, L. S., Bolwig, T. G., & John, E. R. (2003). Quantitative electroencephalography in OCD patients treated with paroxetine. *Clinical Electroencephalography, 34*, 70–74.

19. Towey, J., Bruder, G., Hollander E., Friedman, D., Erhan, H., Liebowitz, M., & Sutton S. (1990). Endogenous event–related potentials in obsessive–compulsive disorder. *Biological Psychiatry, 28*, 92–98.

20. Enright S. J., Beech A. R. (1993). Reduced cognitive inhibition in obsessive compulsive disorder. *British Journal of Clinical Psychology, 32*(Pt 1), 67–74.

21. Malloy, P., Rasmussen, S., Braden, W., & Haier, R. J. (1989). Topographic evoked potential mapping in obsessive–compulsive disorder: Evidence of frontal lobe dysfunction. *Psychiatry Research, 28*, 63–71.

22. Johannes, S., Wieringa, B. M., Nager, W., Rada, D, Dengler, R, Emrich, H. M, Münte, T. F, & Dietrich, D. E. (2001). Discrepant target detection and action monitoring in obsessive-compulsive disorder. *Psychiatry Research, 108*, 101-110.

23. Kim, M. S., Kim, Y. Y., Yoo, S. Y., & Kwon, J. S. (2007). Electrophysiological correlates of behavioral response inhibition in patients with obsessive-compulsive disorder. *Depression and Anxiety, 24*, 22-31.

24. Pitman, R. K. (1987). A cybernetic model of obsessive-compulsive pathology. *Comprehensive Psychiatry, 28*, 334-343.

25. Endrass, T., Klawohn, J., Schuster, F., & Kathmann, N. (2008). Overactive performance monitoring in obsessive-compulsive disorder: ERP evidence from correct and erroneous reactions. *Neuropsychologia, 46*, 1877-1887.

26. Endrass, T., Schuermann, B., Kaufmann, C., Spielberg, R., Kniesche, R., & Kathmann, N. (2010). Performance monitoring and error significance in patients with obsessive-compulsive disorder. *Biological Psychology, 84*, 257-263.

27. Gehring, W. J., Himle, J., & Nisenson, L. G. (2000). Action-monitoring dysfunction in obsessive-compulsive disorder. *Psychological Science, 11*, 1-6.

28. Hajcak, G., Franklin, M. E., Foa, E. B., & Simons, R. F. (2008). Increased error-related brain activity in pediatric obsessive-compulsive disorder before and after treatment. *American Journal of Psychiatry, 165*, 116-123.

29. Riesel, A., Endrass T., Kaufmann, C., & Kathmann, N. (2011). Overactive errorrelated brain activity as a candidate endophenotype for obsessive-compulsive disorder: Evidence from unaffected first-degree relatives. *American Journal of Psychiatry, 168*, 317-324.

30. Ruchsow, M., Gron, G., Reuter, K., Spitzer, M., Hermle, L., & Kiefer, M. (2005). Error related brain activity in patients with obsessive-compulsive

disorder and in healthy controls. *Journal of Psychophysiology, 19*, 298-304.

31. Stern, E. R., Liu, Y., Gehring, W. J., Lister, J. J., Yin, G., Zhang, J., Fitzgerald, K. D., Himle, J. A., Abelson, J. L., & Taylor, S. F. (2010). Chronic medication does not affect hyperactive error responses in obsessive-compulsive disorder. *Psychophysiology, 47*, 913-920.

제5장 뇌파의 응용

1. 뇌파 기반 뇌-컴퓨터 접속

서 론

뇌-컴퓨터 접속(brain-computer interface: BCI)은 뇌파를 측정 · 분석하여 사람의 감정이나 의도를 파악함으로써 외부 기기를 제어하거나 외부와의 의사소통 수단으로 활용하는 기술을 통칭한다.[1] BCI 기술은 선천적 혹은 후천적 요인으로 인해 뇌와 근육 사이의 신경 연결성이 미약하거나 완전히 끊어진 감금 증후군(locked-in-syndrome: LIS) 환자가 근육의 움직임 없이 외부 세계와 의사소통할 수 있는 채널을 제공한다는 점에서 큰 관심을 받고 있다. BCI 기술은 뇌 신경신호 측정 방법에 따라 침습적인 방법과 비침습적인 방법으로 나뉜다. 침습적인 BCI는 대뇌 피질에 미세 전극 삽입을 통해 측정되는 활동전위나 국소장전위(local field potential: LFP) 정보를 이용하고, 비침습적인 BCI는 뇌파, 근적외선 분광분석법(near infrared-spectroscopy: NIRS), 뇌자도 등과 같이 머리 외부에서 측정한 신경 신호를 활용한다. 침습적 BCI 기술은 측정한 뇌 신호에 잡음이 적으며 고성능 BCI 시스템을 구현할 수 있다는 장점이 있다. 반면, 전극 삽입을 위한 외과적 수술의 부담, 장기간 사용에 따른 측정 전극의 생체 적합성 문제, 시간에 따른 측정 신호의 특성 변화 등 여러 가지 해결해야 할 문제점이 남아 있다. 또한 침습적인 방법은 BCI 연구를 수행하는 일반 연구자들에게는 진입 장벽이 상대적으로 높기 때문에 전 세계적으로도 미국을 중심으로 한 소수 집단에서만 연구가 수행되고 있다.[2] 특히 뇌파는 가격, 이동성, 반응 속도 측면에서 다른 비침습적 뇌신경신호 측정 기법에 비해 우수하기 때문에, 약 90%에 가까운 비침습적 BCI 연구가 뇌파를 이용해서 수행되고 있다.[2] 여기서는 뇌파 기반 BCI 연구로 주제를 제한하여 BCI의 작동 원리, 실험 패러다임, 뇌파 측정 및 분석 방법 등에 대해 개략적으로 살펴보고자 한다.

BCI 작동 원리

BCI 시스템의 일반적인 작동 과정은 다음과 같다.

① 사용자가 사전에 약속한 특정 뇌파 패턴을 생성할 때, 두피에 부착한 전극을 이용하여 뇌파 측정(neural signal acquisition)
② 측정한 뇌파로부터 사용자 의도를 구분할 수 있는 특징 추출 및 선택(feature extraction/selection)
③ 추출한 특징을 이용하여 사용자 의도를 해석(intention decoding)
④ 해석한 의도를 이용하여 외부 기기 조작(application)

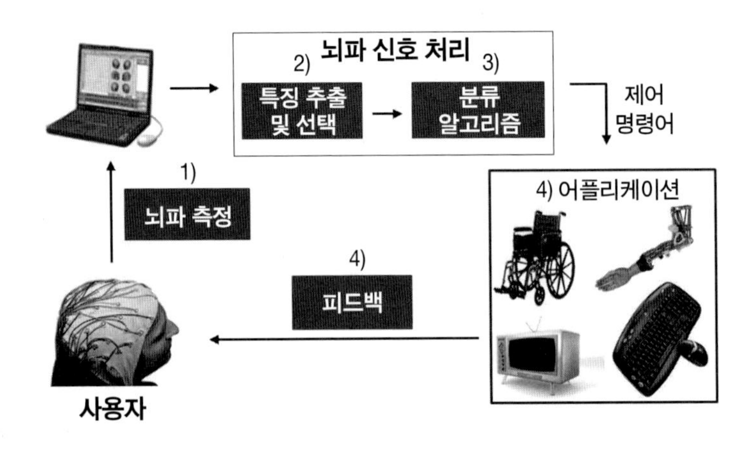

[그림 5-1] 뇌파 기반 BCI 시스템의 구동 원리 개념도

⑤ 외부 기기로부터 사용자가 피드백(feedback)을 전달받음

[그림 5-1]은 BCI 시스템의 작동 원리를 나타내고 있다.

패러다임

BCI 시스템을 구동하기 위해서는 가장 먼저 사용자가 사전에 약속한 특정 뇌파 패턴을 생성해야 한다. 특정한 뇌파 패턴을 만들기 위해 다양한 실험 패러다임이 사용되고 있는데, 외부 자극의 사용 유무에 따라 크게 두 가지 유형으로 나눌 수 있다. ① 생각만으로 특정 뇌파 패턴을 만들어내는 상상(imagery) 기반 패러다임, 그리고 ② 시각, 청각, 촉각 등의 외부 감각 자극에 대한 유발전위(evoked potential)를 활용하는 자극(stimulation) 기반 패러다임이다. 상상 기반 패러다임은 다시 손, 발, 혀 등의 신체 특정 부위 움직임을 생각하는 운동상상(motor imagery) 기반 패러다임과 3차원 도형 회전, 노래 상상, 곱셈/뺄셈 암산 등의 비운동상상(non-motor imagery) 기반 패러다임으로 나뉜다. 자극 기반 패러다임은 다시 일회성 자극에 의해 발생하는 사건 관련 전위(event-related potential: ERP)와 특정한 주파수로 가해지는 지속적 외부 자극에 의해 발생하는 안정 상태 감각 유발 전위로 분류된다.

상상 기반 패러다임

운동상상

운동상상(motor imagery)은 가장 대표적인 상상 기반 패러다임이다. 전통적으로 왼손과 오른손 운동상상이 가장 많이 사용되고 있으며, 각각의 손 운동상상을 수행할 때 감각운동피질(sensorimotor cortex)에서 특정 주파수 성분이 감소하는 사건 관련 비동기화(event-related desynchronization:

ERD) 현상과 운동상상이 끝난 후 감각운동피질에서 특정 주파수 성분이 일시적으로 증가하는 사건 관련 동기화(event-related synchronization: ERS) 현상을 주로 이용한다. 이러한 ERD/ERS 패턴은 피험자마다 다소 상이하지만 주로 알파와 베타 주파수 대역(8~30Hz)에 걸쳐서 관찰되며, 이를 이용하여 왼손과 오른손 운동상상을 구분하게 된다. 혀와 발의 움직임을 상상할 때도 감각운동피질의 중앙 부위에서 고유의 ERD/ERS 패턴이 발생하므로, 양손 운동상상과 함께 사용되기도 한다. 운동상상과 관련된 ERD/ERS 패턴의 자세한 이론적 배경은 Pfurtscheller와 Lopes da Silva의 리뷰 논문을 참고하기 바란다.[3] 운동상상 패러다임은 ERD/ERS라는 신경생리학적 근거를 바탕으로 뇌파 기반 BCI 연구에서 가장 널리 활용되고 있지만, 약 25%의 사람들이 운동상상을 수행할 때 발생하는 전형적인 ERD/ERS 패턴을 생성하지 못할 뿐만 아니라, 다른 패러다임에 비해 상대적으로 긴 훈련 시간을 필요로 한다는 단점이 있다.

비운동상상

비운동상상(non-motor imagery)은 신체 일부의 움직임을 상상하는 운동상상을 제외한 기타 모든 상상 기반 패러다임을 지칭한다. 대표적인 비운동상상 패러다임으로는 곱셈/뺄셈 암산(mental calculation), 노래 상상(internal singing), 단어/문장 상상(word imagination), 도형 회전 상상(mental rotation), 익숙한 얼굴 상상(face imagination) 등이 있다. 서로 다른 비운동상상을 할 때 발생하는 뇌파 패턴을 이용하여 사용자의 의도를 분류할 수 있다는 사실은 많은 연구에서 밝혀졌으나, 운동상상 패러다임에 비해 재연성이 떨어져서 널리 활용되지는 않고 있다. 일부 연구에서는 운동상상과 비운동상상 패러다임을 혼합하여 사용하기도 하는데, 서파(slow wave)의 일종인 느린피질전위(slow cortical potential: SCP)가 그 대표적인 사례다. SCP 역시 운동상상처럼 적절한 훈련 과정을 통해 자발적인 변조가 가능하며, Birbaumer 등의 연구에서는 루게릭병 말기 환자의 의사 소통을 위해 활용되기도 했다.[4] 하지만 긴 훈련 시간이 필요하고 정확도 및 정보 전달률(information transfer rate: ITR)이 다른 패러다임에 비해 떨어진다는 단점 때문에 현재 BCI 연구에서는 거의 사용하고 있지 않으며, 뉴로피드백 관련 연구에서 활용되고 있다.

자극 기반 패러다임

사건 관련 전위

사건 관련 전위 중에는 P300이 가장 많이 사용되는데,[5] 이 패러다임은 상상 기반 패러다임과 달리 사용자 훈련이 거의 필요 없으며 상대적으로 높은 분류 정확도를 보인다. 하지만 장시간 사용 시 사용자가 자극에 적응(adaptation)해 전위 크기가 줄어들어 분류 정확도가 떨어진다는 점과 반드시 외부 자극이 동반되어야 한다는 단점이 있다. P300 외에도 N100/170/200, P100/200 등의 ERP 성분들도 BCI 연구에 활용되고 있다. 또한 최근에는 사용자가 오류를 인지했을 때 발생하는 오류 관련 전위(error related ERP: ErrP)도 BCI 시스템의 성능 향상을 위해 사용되고 있다. ERP 패러다임은 P300을 이용한 정신적 타자기(mental speller) 응용에 가장 많이 활용되고 있으며, 그 외에도 휠체어나 로봇 팔 조작 등에 폭넓게 사용되고 있다.

안정 상태 감각 유발 전위

안정 상태 감각 유발 전위(steady state sensory evoked potential: SSEP)는 특정 주파수로 지속적으로 제시되는 감각 자극에 의해 유발되는 뇌 신호다. SSEP는 사용 감각에 따라 크게 안정 상태 시각 유발 전위(steady state visual evoked potential: SSVEP), 청각 안정 상태 반응(auditory steady state response: ASSR), 안정 상태 촉각 유발 전위(steady state somatosensory evoked potential: SSSEP)로 나뉜다. 특히 특정 주파수로 깜빡이거나 반전하는 자극을 응시할 때 후두엽에서 발생하는 SSVEP가 전통적으로 BCI 연구에 가장 널리 활용되고 있다. SSVEP는 정신적 타자기, 로봇 팔 조작, 휠체어 조작, 기능적 전기 자극 시스템 조작 등 다양한 응용에 적용되고 있으며, BCI 패러다임 중 가장 우수한 정확도와 정보 전달률을 보인다고 알려져 있다. 하지만 눈꺼풀 움직임이나 안구 운동 등 눈 근육 움직임에 장애가 있는 환자는 SSVEP 패러다임을 제대로 활용할 수 없다는 문제점이 있다. 눈동자의 움직임 없이 시각의 선택적 집중(selective attention)만으로 BCI 시스템을 구동하는, 눈동자 움직임에 독립적인(independent) SSVEP 패러다임도 제안되었지만, 구분 가능한 자극의 개수가 극히 제한적이며(예: 2개) 분류 정확도 또한 낮다는 문제점이 있다.[6] 최근에는 눈을 감은 상태에서 SSVEP 패러다임을 활용하는 연구가 발표되기도 했다.[7] ASSR과 SSSEP도 눈 근육 움직임에 문제가 있는 환자를 위해 SSVEP의 대안으로 제안되었지만 상대적으로 성능이 낮아 실용화는 아직 요원한 상황이다.

뇌파 측정 및 분석 방법

뇌파를 측정한 후에는 다양한 신호 처리와 기계학습 기법을 적용하여 측정한 뇌파로부터 사용자의 의도를 해석한다. 일반적으로 측정한 뇌파의 전처리, 특징 추출 및 선택, 분류 알고리즘 적용의 절차를 거쳐 사용자 의도를 분류하며, 분류된 의도를 적절한 구동 명령어로 맵핑(mapping)하여 활용한다.

뇌파 측정

실험 패러다임별로 측정하고자 하는 뇌파의 종류가 다르기 때문에 뇌파 측정에 사용하는 전극의 개수와 위치도 조금씩 상이하다. 운동상상의 경우 감각운동피질을 중심으로 10개 내외의 전극을 부착하고, 비운동상상의 경우 두피의 전 영역에 골고루 전극을 부착하는 것이 일반적이다. 또한 P300 패러다임의 경우 머리 중앙과 두정엽을 기준으로 전극을 부착한다. SSSEP는 사용하는 감각에 따라 감각을 처리하는 뇌 영역 위주로 비교적 소수의 전극을 부착하여 뇌파를 측정한다. SSVEP의 경우 시각 정보를 처리하는 후두엽에 부착한 3개 내외의 전극만으로도 비교적 정확한 신호 측정이 가능하다.

전처리

측정한 뇌파는 기본적으로 관심 주파수 대역에 맞게 필터링을 하고 직류(DC) 성분을 제거하게 된다. 그리고 뇌파 측정에 사용한 전극 배치와 개수에 따라 신호대잡음비를 향상시키기 위해 공간적인 필터링(spatial filtering)을 적용한다. 대표적인 공간 필터링으로는 전체 측정 전극의 평균 전위값을 각 전극의 전위값에서 빼는 공통평균기준(common average reference: CAR)과 인근 전극들의 평균 전위를 활용하는 라플라시안 필터(laplacian filter) 방법이 있다. 독립성분분석(independent component analysis: ICA), 공통 공간 패턴(common spatial pattern: CSP), 공간-주파수 분할(spatio-spectral decomposition: SSD) 등도 뇌파 신호의 신호대잡음비 향상을 위해 사용하는 공간적인 필터링 방법이다. 최근에는 컴퓨터의 연산 능력 향상과 알고리즘 성능 개선을 바탕으로 공간적인 필터링 방법을 실시간 시스템에 적용하는 것도 가능해졌다(예: fast ICA).

특징 추출 및 선택

고성능 BCI 시스템을 구현하기 위해서는 전처리가 완료된 뇌파로부터 사용자의 의도를 잘 구분할 수 있는 특징을 추출하고 선택해야 한다. 현재까지 수많은 특징 추출 방법이 제안되었지만, 그중에서 특정 주파수 대역의 파워를 활용하는 power spectral density(PDS) 방법이 가장 널리 활용되고 있다. PSD 정보는 주로 고속 푸리에 변환(fast Fourier transform: FFT), 웨이블릿 변환(wavelet transform), autoregressive coefficients 등을 이용해서 추출한다. 그 외에도 시간-주파수 패턴을 조합한 지표, 뇌의 영역 간 기능적 연결성(functional connectivity) 지표, fractal dimensions, 엔트로피(entropy) 등 다양한 특징 추출 방법이 사용되고 있다. 적절한 특징 추출을 한 후에는 그중에서 가장 분류가 잘 되는 특징만을 선택하는 과정을 거쳐야 보다 높은 분류 정확도를 얻을 수 있다. 뇌파 측정에 사용한 전극의 개수가 적거나 추출한 특징이 많지 않을 때에는 특징 선택 과정을 생략해도 되지만, 일반적으로는 분류 알고리즘의 과다 학습(over-fitting)을 방지하기 위해 추출한 전체 특징 중 사용자의 의도를 가장 잘 분류할 수 있는 소수의 특징(best subset feature)만을 선택하여 의도 분류에 사용한다. 대표적인 특징 선택 방법으로는 sequential forward/backward selection(SFS 또는 SBS), sequential floating forward/backward selection (SFFS 또는 SFBS) 등이 있다.

분류 알고리즘

특징 추출 및 선택 과정을 거쳐 최종적으로 특징을 획득하면 이를 이용하여 사용자의 의도를 분류하는 알고리즘을 구축하게 된다. 의도 분류를 위해 다양한 선형, 비선형 분류 알고리즘이 제안되었는데, 대표적인 분류 알고리즘으로는 Linear Discriminant Analysis(LDA), Support Vector Machine(SVM), Bayesian Classifier, Linear Regression(LR), Neural Network(NN) 등이 있다. 그 외에도 여러 분류 알고리즘을 동시에 사용하는 voting method, 역치값을 이용하는 Thresholding 방법, 특징 값 중 가장 큰 값(혹은 작은 값)을 선택하는 방법 등도 사용되고 있다. 특히 LDA

는 빠른 연산 속도와 상대적으로 우수한 분류 성능으로 BCI 연구에서 가장 널리 활용되고 있다.

BCI 응용

BCI 시스템이 피험자의 의도를 최종적으로 분류하면, 이를 컴퓨터의 키보드, 마우스, 로봇 팔, 휠체어의 제어, 웹 브라우징, 전화 걸기, 인지 능력 테스트, 스마트 홈 시스템 제어 등 다양한 응용 분야에 적용할 수 있다. 특히 신경계 손상 환자들의 의사소통을 돕기 위한 정신적 타자기 시스템이 전체 BCI 응용 기술 중 가장 활발하게 개발되고 있다.[2] 최근에는 환자뿐만 아니라 BCI 게임과 같이 일반인 대상의 BCI 응용 기술도 개발되고 있다.

현재 BCI 기술 수준 및 과제

1973년에 Vidal[8]이 최초로 BCI 개념을 정립한 이래 지난 40여 년간 뇌파 기반 BCI 기술 수준은 꾸준히 진보해 왔으며, 특히 지난 10년 간 급속한 발전을 이루었다. 예를 들어, 최근 개발되고 있는 SSVEP 기반 정신적 타자기는 1분에 최대 40개의 문자를 출력할 수 있다.[9] 이는 1분당 약 2개의 문자를 출력하던 초창기 정신적 타자기와 비교할 때 비약적인 발전이라 할 수 있다.[4]

현재까지 연구 개발되고 있는 대부분의 뇌파 기반 BCI 시스템은 사용자가 정해진 특정 시점에 주어진 인지 과제를 수행하고 이를 BCI 시스템이 분류하는 동기식(synchronous) 방법을 사용하고 있다. 하지만 BCI 시스템의 실용화를 위해서는 사용자가 BCI 시스템을 사용하고자 하는 시점을 정확하게 파악하고 동시에 사용자의 의도를 분석하는 비동기식(asynchronous) BCI 시스템 개발이 요구된다. 이를 위해서 사용자가 BCI

시스템을 사용하고자 하는 시점을 정확하게 검출하는 뇌 스위치(brain switch) 관련 기술의 개발이 필요하다.

일반인을 대상으로 하는 BCI 시스템 개발에서는 뇌파 지표의 큰 개인차 문제를 해결해야 한다. 개인별로 다른 뇌파 지표 양상을 보완하기 위해서 전통적인 범용 분류자(universal classifier) 접근법 이외에 세션을 통한 학습(learning over sessions) 접근법도 연구되고 있다. 세션을 통한 학습법이란 사용자가 지속적으로 BCI 시스템을 사용하면서 사용자에 맞게 적응적으로 뇌파 지표를 조절해 가는 기술을 의미한다.

결 론

지금까지 뇌파 기반 BCI의 작동 원리, 패러다임, 세부 기술 등에 대해 개략적으로 살펴보았다. 〈표 5-1〉은 뇌파 기반 BCI 연구에 사용되는 패러다임과 세부 기술 요소들을 요약 정리하여 보여 준다. 뇌파 기반 BCI 연구의 전반적인 동향에 대해 상세히 알고 싶은 독자는 2번 참고문헌을 참고하기 바라며, BCI 기술에 대한 보다 쉬운 이해를 위해서는 10번 참고문헌을 참고하기 바란다.[10] 또한 뇌파 기반 BCI의 각 세부 요소에 대해 관심 있는 독자는 최근 발간된 BCI 관련 서적들을 참고하기 바란다.[11]

| 표 5-1 | 뇌파 기반 BCI 시스템 패러다임 및 세부 기술 요약

<table>
<tr><td rowspan="2">패러다임</td><td rowspan="2">상상 기반</td><td>운동상상
(motor
imagery)</td><td>손 운동상상(hand motor imagery)
혀 운동상상(tongue motor imagery)
발 운동상상(foot motor imagery)</td></tr>
<tr><td>비운동상상
(non-motor
imagery)</td><td>곱셈/뺄셈 암산(mental calculation)
노래 상상(internal singing)
단어/문장 상상(word imagination)
도형 회전 상상(mental rotation)
익숙한 얼굴 상상(face imagination)</td></tr>
</table>

<table>
<tr><td rowspan="2"></td><td rowspan="2">자극 기반</td><td>사건 관련 전위
(event-related potential: ERP)</td><td>P300, P200, P100, N100, N170, N200, etc.</td></tr>
<tr><td>안정 상태 감각 유발 전위
(steady state sensory evoked potential: SSEP)</td><td>안정 상태 시각 유발 전위
(steady state visual evoked potential: SSVEP)
청각 안정 상태 반응
(auditory steady state response: ASSR)
안정 상태 촉각 유발 전위
(steady state somatosensory evoked potential: SSSEP)</td></tr>
<tr><td>전처리</td><td colspan="3">bandpass filtering, DC 성분 제거, common average reference (CAR), Laplacian filter, 독립성분분석(independent component analysis: ICA), common spatial pattern(CSP), spatio-spectral decomposition(SSD)</td></tr>
<tr><td>특징 추출</td><td colspan="3">power spectral density(PSD), event related potential(ERP), error related potential(ErrP), phase locking value(PLV), time-frequency pattern index, correlation coefficients, fractal dimensions, entropy</td></tr>
<tr><td>특징 선택</td><td colspan="3">SFS/SBS(sequential forward/backward selection)
SFFS/SFBS(sequential floating forward/backward selection)</td></tr>
<tr><td>분류 알고리즘</td><td colspan="3">linear discriminant analysis(LDA), support vector machine(SVM), bayesian classifier, linear regression(LR), neural network(NN), voting method, thresholding method, maximum(minimum) value selection method</td></tr>
<tr><td>응용</td><td colspan="3">컴퓨터의 키보드와 마우스, 로봇 팔, 휠체어, 웹 브라우저, 전화, 인지 능력 테스트, 스마트 홈 시스템, 게임, 엔터테인먼트</td></tr>
</table>

참고문헌

1. Wolpaw, J. R. et al. (2002). Brain–computer interfaces for communication and control. *Clinical neurophysiology, 113*(6), 767–791.
2. Hwang, H.–J. et al. (2013). EEG–based brain–computer interfaces: A thorough literature survey. *International Journal of Human–Computer Interaction, 29*(12), 814–826.
3. Pfurtscheller, G., & Da Silva, F. L. (1999). Event–related EEG/MEG synchronization and desynchronization: Basic principles. *Clinical Neurophysiology, 110*(11), 1842–1857.
4. Birbaumer, N. et al. (1999). A spelling device for the paralysed. *Nature, 398*(6725), 297–298.
5. Fazel–Rezai, R. et al. (2012). P300 brain computer interface: Current challenges and emerging trends. *Frontiers in Neuroengineering*, 5, 14.
6. Lesenfants, D. et al. (2014). An independent SSVEP–based brain–computer interface in locked–in syndrome. *Journal of Neural Engineering, 11*(3), 035002.
7. Lim, J.–H. et al. (2013). Classification of binary intentions for individuals with impaired oculomotor function: 'Eyes–closed' SSVEP–based brain–computer interface (BCI). *Journal of Neural Engineering, 10*(2), 026021.
8. Vidal, J.–J. (1973). Toward direct brain–computer communication. *Annual Review of Biophysics and Bioengineering, 2*(1), 157–180.
9. Nakanishi, M. et al. (2014). A high–speed brain speller using steady–state visual evoked potentials. *International Journal of Neural Systems, 24*(06), 1450019.
10. 임창환(2015). 뇌를 바꾼 공학, 공학을 바꾼 뇌: 뇌공학의 현재와 미래.

서울: 도서출판 MiD.

11. Hassanien, A. E., & Azar, A. T. (2014). Brain-computer interfaces: current trends and applications, intelligent systems references library, Vol. 74. Springer-Verlag GmbH Berlin/Heidelberg.

2. 뉴로피드백

바이오피드백과 뉴로피드백의 정의와 방법

바이오피드백의 정의

뉴로피드백(neurofeedback)을 이해하기 위해서는 우선 바이오피드백(biofeedback)을 이해할 필요가 있다. 신체에는 심장 등의 자율신경의 지배를 받아 개인의 의지대로 조절할 수 없는 불수의적인 계통이 존재한다. 하지만 이런 계통들도 개인의 의지로 어느 정도 조절이 가능하다는 이론이 밝혀진 후 건강을 증진시킬 목적으로 생리적 신호를 변화시키는 것을 배우는 과정을 바이오피드백이라고 할 수 있다. 이런 비침습적인 훈련을 반복하여 반사회로를 만들고 강화함으로써 평상시에도 자신이 원하는 대로 변화가 일어날 수 있게 습관화하는 훈련이 가능하다([그림 5-2] 참조).[1-3]

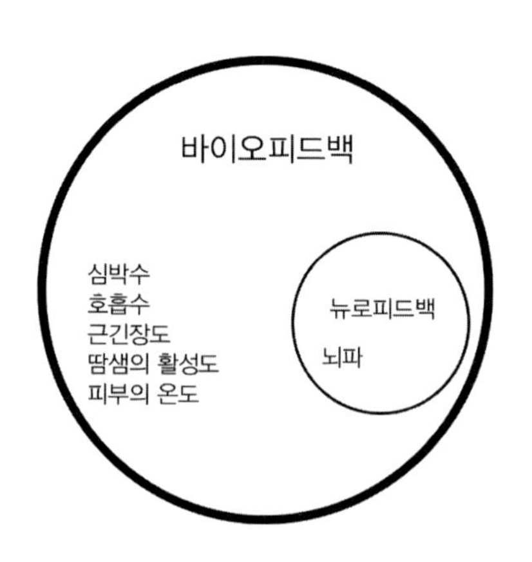

[그림 5-2] 바이오피드백과 뉴로피드백

뉴로피드백의 정의

바이오피드백에 사용되는 신호의 종류에는 심박수, 호흡수, 근긴장도, 땀샘의 활성도, 피부의 온도와 뇌파가 있다. 바이오피드백에서 쓰일 수 있는 이런 다양한 생리학적 신호 중에서 특별히 뇌파를 사용하는 것을 뉴로피드백이라 부르며, 뉴로피드백은 광의의 바이오피드백에 속해 있는 개념이라 할 수 있다([그림 5-2] 참조). 뉴로피드백은 뇌의 활성을 감지해 낼 수 있는 뇌전도를 사용하여 생체 되먹임을 하여 특정 상태를 유도할 수 있도록 훈련하는 기술이다.[2-4]

바이오피드백(뉴로피드백)의 원리

바이오피드백(뉴로피드백)은 대상자로부터 원하는 생체신호를 적절한 감지 장비를 통해 얻은 후 대상에게 시각/청각/촉각적으로 피드백을 준다. 비디오 게임이나 색깔, 듣기 좋거나 싫은 소리, 냄새, 온도 등을 통해 조건반사처럼 대상자에게 되먹임을 하면 대상자가 변화를 인식하는 과정을 거쳐 점점 원하는 쪽으로 변화가 강화된다([그림 5-3] 참조). 바이오피드백은 이러한 원리를 이용하는 학습 방법을 사용한다.[3, 4]

생체신호 감지
대상자에게 피드백
대상자가
신체 변화 인식
원하는 방향으로
습관화 훈련

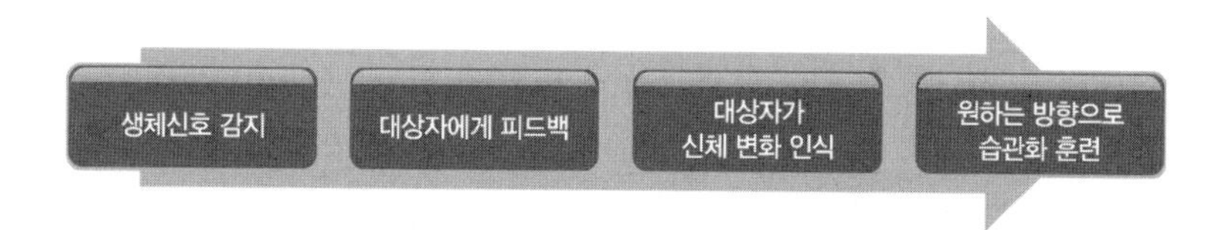

[그림 5-3] 바이오피드백(뉴로피드백) 과정

뉴로피드백의 역사와 태동

동물에서의 뇌파

1875년에 영국 과학자 Richard Caton은 단선 검류계(String galvanometer)를 이용하여 동물의 뇌 활동을 측정하는 실험을 하였다. 그는 뇌에서 전류(electrical currents)가 발생한다는 것을 발견하게 되었다. 원숭이의 대뇌 피질(cerebral cortex)과 두개골의 표면에 전극을 붙여 전류가 흐른다는 사실을 알아냈고, 눈에 빛을 비추어 보았을 때 전류가 증가되는 양상도 관찰하였다. 이러한 사실에 착안하여 그는 이러한 전류 흐름이 각각의 특정 부분의 대뇌 피질과 연관성이 있을 것임을 추론하게 된다.[4, 5]

사람에서의 뇌파

Richard Caton의 연구 결과를 바탕으로 독일의 신경정신의학자인 Hans Berger는 1924년에 최초로 사람을 대상으로 뇌에 흐르는 전류를 뇌파(EEG)로 측정하여 기록하였다. 이후 뇌파가 인간의 정신세계에 대한 중요한 정보를 가지고 있다는 것에 대하여 많은 연구가 이루어지게 되었다. 이후 8~12Hz의 알파파를 발견하게 되었고, 사람이 눈을 감으면 이 뇌파가 현저한 반면 눈을 떴을 때는 줄어드는 것으로 보아 이 알파파와 뇌의 휴식의 연관성을 짐작하게 된다. 또 눈을 떴을 때는 이 알파파 대신 나오게 되는 뇌파를 베타파(13~30Hz)라 명명했다. 이후 이 뇌파들은 뉴로피드백 훈련에서 변화 대상으로 가장 빈번하게 사용하는 뇌파 신호 중 하나다. 이후 건강한 사람의 뇌뿐만 아니라 간질, 치매와 같은 뇌 질환 환자의 뇌파 양상도 관찰하게 되었다.[5]

뇌파의 새로운 조명

1934년에 영국의 두 과학자 Adrian과 Matthews는 뇌파를 재조명하여 알파파가 뇌의 기본적인 파형이 아니고 시각과 관계있는 대뇌 피질의 한 부분, 즉 후두엽에서 기원하는 전위라는 사실을 알아냈다. 그리고 그들을 통해 뇌파가 국제적으로 승인이 되면서 미국, 영국, 프랑스 등의 전 세계로 확산되게 되었다.[4, 5]

뉴로피드백의 시초

1985년에 미국 시카고대학교 Joe Kamiya 박사는 뇌파를 조절해서 마음의 상태를 바꾸는 실험을 최초로 진행했다. 피험자에게 자신의 마음상태가 '알파파'라고 생각하면 벨을 누르라고 지시했다. 그리고 그는 피험자의 뇌파를 보고 피험자의 판단이 맞나 틀리나를 알려 주었다. 그 결과 첫 날은 30분 동안 60번 시도 시 50%밖에 맞히지 못했으나, 둘째 날은 65%, 셋째 날은 85%, 넷째 날은 거의 100% 맞히는 결과를 얻었다. 다음 실험은 반대로 첫 번째 벨이 울리면 알파파 상태에 들어가고 두 번째 벨이 울리면 알파파 상태에서 빠져 나오도록 실험자에게 요구하는 실험을 했고, 결과는 성공적이었다. 이는 이때까지 임의로 조절할 수 없다고 알려진 뇌파를 의지로 조절할 수 있다는 것을 보여 준 것으로 뉴로피드백의 시초가 되었다.[4–6]

감각운동리듬

1965년에 Barry Sterman은 뇌의 감각운동피질에서 발생하는 감각운동리듬(sensorimotor rhythm: SMR)을 발견하였다. 그는 고양이 30마리를 대상으로 실험을 수행하였다. 먼저, 고양이에게 레버를 누르면 먹이로 보상이 되는 것을 교육시켰다. 그리고 나서 소리를 추가하는데, 소리가 끝날 때까지 고양이가 레버를 누르지 못하게 했고, 소리가 끝나야만 레버를 누를 수 있게 하였다. 놀랍게도, 소리가 끝날 때까지 고양이는 극도로 각성한 모습을 보였고, 이때 나타나는 뇌파가 12~15Hz에 해당되는 낮은 베타 주파수의 SMR였다. 이후 고양이는 간질 발작에 대해 저항력이 있다는 사실에 착안하여 간질환자의 SMR을 증가시키는 시도를 하였고, 그 결과 발작의 빈도, 지속 시간, 정도가 감소하는 것을 발견하였다.[5, 7, 8]

최근의 발전

그동안의 다양한 발견을 통하여 뇌파를 인간 스스로 조절하여 정신 상태를 변화시켜 인간의 두뇌를 변화시킬 수 있다는 것이 확인되어 1980년 이후로 다양한 임상 상황에 적용되어 왔다. 현재 뉴로피드백은 주의력결핍 과잉행동장애 아동이나 간질 환자 등 다양한 정신질환의 치료에 시도되고 있다.[4, 5]

뉴로피드백의 방법

뉴로피드백의 구성

첫째, 치료자는 대상자를 면담하고 심리검사 등의 정확한 검사를 시행하여 현재 대상자가 임상적으로 어떤 상태인지를 평가한다.

둘째, 대상자가 현재 임상적으로 호소하는 증상과 비교적 대응하는 것으로 알려진 뇌 부위에 뇌파 전극을 부착한다.

셋째, 치료자는 해당 부위의 뇌파를 자신의 컴퓨터 화면으로 모니터링하게 된다.

넷째, 동시에 대상자는 시각적 혹은 청각적인 피드백을 받으며 훈련에 임하게 된다.

임상적인 상태에 대한 평가

임상의사가 DSM과 같은 기준에 근거하여 정확하게 진단하고 각종 척도 등을 이용하여 증상의 심각도를 평가한다.[3, 4]

뉴로피드백 뇌 부위 결정

우선 뉴로피드백은 뇌파에 근거한 바이오피드백이므로 결국 뇌 부위 결정이라는 것은 뇌의 어느 부위에 뇌파 전극을 부착할지를 결정하겠다는 의미임을 지적할 필요가 있다. 대상자가 현재 겪는 임상적 증상이 어떤 뇌 부위에 대응되는지 알기 위해서는, 마치 물리학의 좌표계와 같이 뇌 기능의 세 가지 축에 대한 이해가 바탕에 있어야 한다. 대상자가 호소하는 증상이 뇌의 세 가지 축 중 어디에 해당하느냐에 따라서 뉴로피드백 적용 부위와 방법이 달라진다. 그러나 안타깝게도 아직 모든 정신장애의 두뇌 기능 이상 부위가 정확하게 일대일로 대응되는 것은 아니다. 흔히 쓰는 방법은 두뇌 기능의 축에 따라 구분하는 것이다. 뇌 기능의 축에는 피질-피질하(cortical-subcortical), 전후(anterior-posterior), 좌우(right-left) 등 세 가지로 구분하여 통칭한다. 피질-피질하 축은 무의식에서 의식 영역으로의 축이며, 전후 축은 감각자극으로부터 의사결정까지에 이르는 축이고, 좌우축은 통합적으로 봄과 동시에, 시간 순서대로 세밀하게 하나하나 정보를 분석하는 것에 해당되는 축이다.[3, 4]

예를 들면, 집중을 오래 유지하기 어려운 경우는 좌뇌 전두엽 부위에서 베타파 훈련을 하게 되고, 컴퓨터 게임 중독의 경우 피질하 영역에서 알파-세타파 훈련을 한다. 이와 같이 축 결정에 대한 과학적 근거는 아주 명확한 것은 아니나, 뉴로피드백 전문가들은 이렇게 증상과 연관된 부위에만 개입한다는 점에서 약물치료와 다른 강점을 가진다고 주장한다.[8]

치료자에 의한 대상자 뇌파의 모니터링

치료자가 모니터를 통해 보게 될 대상자의 뇌파의 종류는 일반적으로 다음과 같이 분류할 수 있다.[4, 7]

- 델타(0.5~3Hz): 숙면, 뇌손상, 움직임이나 눈깜박임 등의 잡파 우려
- 저세타(3~5Hz): 졸음
- 고세타(6~7Hz): 내면 향함, 기억 재생 관련, 창조성 관련 등
- 7.5~8.5Hz: 시각화
- 저알파(8~11Hz): 눈감음, 명상의 어떤 형태, 해리 관련
- 고알파(11~13Hz): 넓고 깊은 통찰, 고난도 기술을 준비하는 운동선수에서 관찰
- 감각운동리듬(13~15Hz): 중앙부에서 관찰, 감각과 운동이 줄어들 때, 불안과 충동성 줄어들 때, 의식적 활동 감소 시
- 베타(16~20Hz): 문제해결 시, 학습 시
- 고베타(19~36Hz): 불안, 긴장, 부정적 생각
- 감마(38~42Hz): 결합 리듬(대상의 다른 측면을 묶어서 지각할 때), 최고 수행과 연관

치료자는 대상자가 뇌파를 조절하면서 피드백을 잘 얻을 수 있도록 목표치를 선정해 주고, 목표 범위를 조절하여 궁극적으로 치료 목표가 되는 최적의 뇌기능 상태를 얻을 수 있도록 도움을 주는 코치의 역할을 하게 된다. 이런 뇌파 훈련이 반복되면서 대상자는 자동적으로 뇌파를 조절하는 능력을 얻게 된다.[4, 7]

뉴로피드백의 기본 구성

대상자가 받는 훈련은 목표에 따라 매우 다양하게 설정할 수 있지만

흔히 많이 쓰이고 있는 것은 〈표 5-2〉와 같다.[4, 6, 8]

❙표 5-2❙ 통상적으로 시행되는 뉴로피드백 훈련의 개요

베타파 훈련	알파-세타파 훈련
눈을 뜨고 진행	눈을 감고 진행
시청각 피드백(게임 형식)	청각 피드백(보상음)
피질 영역	피질하 영역(변연계, 편도, 시상하부)
의식(생각)의 영역	무의식의 영역
의식 상태에서 집중력 개선	무의식의 영역을 안정적으로 유지
긴장감의 감소, 기분 조절, 좌우뇌의 의사소통을 원활하게 함, 언어 이해 및 표현력이 증가	공포 증상, 분노 조절, 화병, 만성피로, 공황장애, 틱 증상, 외상 후 스트레스 장애 등

대상자가 받게 되는 뉴로피드백 훈련 과정

베타파 훈련

대상자의 모니터에 게임 스크린이 나타나며 대상자는 자신의 마음 상태로 게임 화면을 조정하도록 노력한다. 이때 미리 설정한 특정 뇌파 영역이 나타날 때 게임의 점수가 올라가도록 되어 있다. 게임 자체를 잘하려고 하는 노력보다는 게임이 잘 진행될 때의 마음의 상태를 대상자가 습득하는 것이 중요하다는 것을 강조해야 한다.[8]

알파-세타파 훈련

잠을 자지 않는 상태에서 무의식 영역에 도달하기 위해 눈을 감도록 한다. 원하는 파형이 주로 나타나면 이에 해당하는 보상음이 나오도록 되어 있다. 일반적으로 알파와 세타파의 보상음을 다른 형태를 사용한다. 희망하는 상태는 명상 등의 훈련에 의한 것과 유사하지만, 수년간의 훈련이 필요한 명상과 달리 뉴로피드백은 보상음의 도움을 통해 원하는 상태에 보다 쉽게 도달할 수 있는 이점이 있다.[7, 8]

뉴로피드백 방법의 이론적 근거[4, 9]

조작적 조건형성

뉴로피드백 훈련 시 미리 정해진 뇌파의 범위를 설정하고, 그 범위에 도달하면 시각적 · 청각적 보상이 주어진다. 보통 운동 훈련의 경우 1,500~5,000번 정도 반복 훈련을 하면 그 동작이 자동적으로 이뤄지는데, 뉴로피드백 훈련의 경우는 증상 개선까지 대개 40회 정도의 훈련이 필요하다. 뉴로피드백 훈련은 보상을 받기 위해 자신의 마음의 상태를 보고, 목표로 설정된 마음의 상태로 바꾸는 훈련을 하게 되는데, 이런 식의 훈련을 충분히 반복하면 나중에는 거의 자동적으로 목표 마음 상태에 도달할 수 있게 된다.

고전적 조건형성

훈련할 때의 마음의 상태를 실제 과제를 할 때 연합시키면 과제의 속도 및 정확도가 증가하게 된다.[4, 9]

행동조성

점진적으로 목표 반응에 접근할 때마다 강화가 주어진다. 예를 들어, 베타 뉴로피드백 훈련의 경우 자신의 마음 상태를 조절하여 느린 세타파의 활동성이 줄어들고, 동시에 정상적인 베타파의 활동성이 증가할 때 적절한 보상이 주어짐으로써 목표로 설정된 마음의 상태로 도달하기가 더 쉽도록 해 준다.

칭찬 및 보상 등으로 2차적 강화 현상도 일어난다.

일반화

뉴로피드백 훈련 도중 컴퓨터 화면에 초점을 유지한다는 것은 다른 사물이나 과제, 놀이를 할 때에도 주시하는 경향을 일반화시킬 수 있으며, 특히 자폐환자의 치료 효과를 증진시킬 수 있다.

행동소거

조건화된 자극이 더 이상 연합해서 주어지지 않을 때 소거가 일어난다. 행동이 더 이상 강화되지 않을 때에도 일어날 수 있다.

뉴로피드백의 임상 적용

주의력결핍 과잉행동장애(ADHD)

개요

ADHD는 주의력결핍(inattention), 충동성(impulsivity), 과다행동(hyperactivity)을 특징으로 하는 질병으로 학령기 아동의 3~7%에서 나타난다고 알려져 있고, ADHD 아동 중 40~60%가 청소년이나 성인이 될 때까지 지속된다고 알려져 있다.[10, 11]

ADHD의 치료는 정신자극제(stimulant medication)와 행동치료(behavior therapy)가 사용되나, 장기적인 효과가 제한적이다. 이로 인하여 장기적인 효과가 좋은 새로운 치료법의 필요성이 대두되었다. 뉴로피드백은 뇌 활성의 자가조절능력을 향상시키는 행동치료 중 하나로서 ADHD의 새로운 치료법으로 최근 연구가 많이 이루어지고 있는 분야다.[10, 11]

뉴로피드백 개입 실제[8, 10-12]

통상적으로 ADHD의 치료는 크게 두 가지 프로토콜(protocol)을 사용하는데, 이는 주파수 밴드 뉴로피드백(frequency band neurofeedback)과 서피질 전위(slow cortical potential: SCP) 프로토콜이다.

- 주파수 밴드 프로토콜: 1976년에 Lubar가 SMR 뉴로피드백을 과다행동증후군을 가지고 있는 아동에게 처음 적용하였고, 뉴로피드백을 적용했을 때 과다행동과 주의력결핍이 향상된다는 사실을 알아내었다. 이후 1991년에 Lubar는 세타(theta)/베타(beta) 뇌파(EEG) 비율(TBR)을 계산하여 이것이 ADHD 환자를 구별하는 데 사용될 수 있다고 주장하였다. 1996년에 Linden은 처음으로 뉴로피드백에 대해 무작위 임상 시험을 시행하였고, TBR 훈련이 집중력과 지능지수를 향상시킨다고 보고하였다.
- SCP 프로토콜: SCP 프로토콜은 연관음성변이(contingent negative variation: CNV)이라는 개념이 사용된다. CNV는 다가올 사건을 예측할 때 뇌파가 음전되는 것을 말한다. 이때 음전되는 진폭은 적절한 반응을 하기 위해 뇌에서 준비해 둔 자원의 양과 비례한다. 1980년 Elbert는 뉴로피드백을 사용하여 SCP를 자발적으로 변화시킬 수 있다는 사실을 알아내었고, 이를 바탕으로 Heinrich는 2004년에 처음으로 ADHD 치료에 SCP 뉴로피드백을 적용하여 CNV가 증가할 때 ADHD의 중증도가 줄어든다고 보고하였다.

연구 결과들

다양한 연구가 시행되어 ADHD에서 뉴로피드백의 효능을 평가하고 있다.

- **준-활성대조군**(semi-active control condition) **연구**: 2009년에 Arns가 시행한 메타분석에 따르면 뉴로피드백이 주의력결핍과 충동성에서 임상적으로 유의한 효과를 나타냈고, 과다행동에 대해서는 중간 정도의 효과를 나타낸다는 사실을 알아냈다. 또한 이 효과는 시간이 지나도 계속 유지되며 과다행동과 충동성은 개선되는 경향을 보인다는 것을 알아내었고, 이후 2013년에 Sonuga-Barke가 시행한 메타분석에서도 이와 비슷한 결과를 얻었다.[10, 12, 13]
- **활성대조군**(active control condition) **연구**: 몇몇 연구에서 두 가지의 뉴로피드백 방법(TBR 뉴로피드백과 SCP 뉴로피드백)을 비교했을 때 ADHD 치료에서 양쪽 방법 간에 차이가 없다는 결과를 얻었고, 뉴로피드백과 정신자극제를 비교했을 때에도 비슷한 효과를 나타낸다는 결과가 보고되었다.[11]
- **허위치료 대조군**(placebo control condition) **연구**: 가장(sham) 뉴로피드백과 실제 뉴로피드백을 비교했을 때 실제 뉴로피드백이 효과가 더 좋다는 명확한 근거가 아직 밝혀지지 않았다. 2013년 van Dongen-Boomsma의 연구에 따르면 실제 뉴로피드백을 사용했을 때 ADHD 치료 효과가 있다는 결과를 얻었지만, 이 결과는 표본 수가 너무 적었다. 앞서 긍정적인 결과를 얻은 연구들은 허위치료 대조 연구가 아니었다는 측면에서 한계가 있으므로, 앞으로 대상자 수를 늘려 체계적으로 잘 설계된 연구를 하는 것이 필요하다고 사료된다.[11]

자폐증

자폐증에 대해서는 10~13Hz 또는 12~15Hz를 이용한 연구가 많이 진행되었으며, 이러한 연구들은 아직 뚜렷한 결과를 보고하고 있지는 못하다. 집중력에서는 약간의 향상이 있었지만, 감각/인지 주의력은 오히려 악화되었다는 보고도 있어서 주의하여 지속 연구를 시행하여야 할 것이다.[4]

학습장애

학습장애에 대해서는 알파/세타파 또는 베타 훈련 등을 이용한 연구가 진행되었다. 여러 연구에서는 지능지수, 철자 대기, 공부 지속력 등에서 약간의 향상이 보였지만, 아직 학습장애에 대해서는 완전히 입증된 연구는 현재 없는 상태다.[1, 4, 14]

뇌전증

뇌전증은 뉴로피드백의 효용성이 있을 가능성이 높은 분야 중 하나다. 12~15Hz, SCP 훈련을 이용하여 35번의 SCP 훈련 이후 발작의 횟수가 유의하게 감소한 연구가 진행된 적이 있다. 뇌전증에서는 뉴로피드백의 효용성이 기존 약물치료를 대체할 만큼은 아니더라도, 미래의 약물과 함께 보조 치료로 이용될 수 있을 가능성이 있다.[4, 15]

정신활성 약물의존

대부분의 연구는 알코올 의존에 대해 진행되었으나, 다른 종류의 약물에도 적용될 것으로 보고 있다. 알파/세타파 또는 이를 SMR/베타 훈련과 혼합하여 시행하는 요법들이 적용된다. 뉴로피드백을 통해 중독 행동이 줄어들었고, 성격검사를 통해 검사했을 때 긍정적인 성격 변화가 나타났다.[1, 4]

외상 후 스트레스 장애

알파/세타파 또는 초저파(infralow) 기법이 이용되었고, 이 두 기법 모두에서 외상 후 스트레스 장애의 증상을 감소시킨다는 연구 결과들이 있었지만 더욱 연구가 필요한 실정이다.[4, 8]

우울증

우울증에 대해서는 2011년 비대칭 알파 요법(ALAY)을 이용한 무작위 대조연구 논문에서 이를 이용하여, 대조군에 비해 뉴로피드백 사용군이 우울증 증상에 유의한 개선이 있음을 증명하였다.[5, 9]

수면

수면 문제에 대해서는 특히 SMR이 핵심 기법이다. 이를 통해 수면 시간, 수면 입면 시간에 유의한 도움을 받을 수 있었고, 이 외에도 초저파 기법을 이용한 방법도 연구 중에 있다.[4]

통증

통증에 대해서는 소아 편두통, 신경성 통증, 암으로 인한 통증, 섬유근통 등 많은 종류의 통증을 뉴로피드백을 통해 개선시키려는 노력이 행해지고 있다.[1, 4]

이와 같이 다양한 임상 상태에서 뉴로피드백의 적용과 관련한 연구가 시행되고 있지만, ADHD를 제외하고는 뉴로피드백의 유효성을 충분히 설명할 만한 연구가 불충분하며, 앞으로 더욱 체계적이고 심도 있는 연구가 행해져야 할 것이다.

뉴로피드백 소프트웨어

개요

뉴로피드백은 결국 컴퓨터 소프트웨어를 이용하여 설정된 뇌파 상태에 대상자의 뇌파가 맞추어 나갈 수 있도록 해 가는 것이므로 소프트웨어가 중요하다. 컴퓨터에 뉴로피드백 소프트웨어(neurofeedback software)를 설치하고, 대상자의 두부에 뇌파 센서를 부착하면, 뇌에서 발생하는 전기적 신호를 센서가 감지하고, 감지된 신호는 센서에 연결된 인코더에 연결되어 부호화되고, 부호화된 신호들이 뉴로피드백 소프트웨어가 인식할 수 있는 신호로 변환되어 단자를 통해 컴퓨터에 설치된 소프트웨어로 전송된다. 뉴로피드백 소프트웨어는 인코더로부터 전송된 신호들을 통계화하여 원자료를 수집하고, 수집된 원자료를 분석하여 현재 대상자의 정신 상태를 반영하는 화면을 제공함으로써 대상자에게 피드백을 제공하게 된다. 필요성과 적용 가능성에 대해서 적절한 소프트웨어를 선정하여 사용할 수 있다([그림 5-3] 참조).[4, 15, 16]

뉴로피드백 소프트웨어의 종류

컴퓨터에 설치 가능한 뉴로피드백 소프트웨어는 크게 오픈 소스(open source) 형태로 자유롭게 이용 가능한 것과 각 회사에 소유권이 있는 것으로 나뉜다(〈표 5-3〉 〈표 5-4〉 참조).[15]

| 표 5-3 | 오픈 소스 형태

소프트웨어	운영체제	개발자	라이선스
ElectricGuru	Windows	Rob Sacks	오픈소스
Brainathalon	Java	Amy Palke	오픈소스
NeuroServer	Linux, Windows	Rudi Cilibrasi	범용라이선스
BWView	Linux, Windows	Jim Peters	범용라이선스
BrainBay	Windows	Chris Veigl & Jeremy Wilkerson	범용라이선스

| 표 5-4 | 특정 회사에 소유권이 있는 형태

소프트웨어	운영체제	개발자	FDA 승인 여부
BioGraph Infiniti	Windows	Thought Technology Ltd, Dr. Hal Myers	승인
BrainFeedback Pro	Windows	Deymed Diagnostic	승인
BrainMaster	Windows	BrainMaster Technologies, Inc. Thomas F. Collura	승인
BioTrace+	Windows	Mind Media B.V.	Medical class II
BrainPaint□	N/A	BrainPain, Inc. William C. Scott	FDA 510(k) 승인
Cygnet	Windows	BEE Systems LLC / Corscience	FDA class II
EEGer4	Windows	EEG Software LLC	FDA class II
NeuroField	Windows	NeuroField, Inc.	FDA class II

뉴로피드백의 미래

현재 시점에서는 ADHD 뉴로피드백을 제외하고는 뉴로피드백의 임상 적용에는 여러 가지 제한이 있다. 아직 다양한 연구가 진행되지 않았기 때문에 효과에 대한 입증이 명확하지 않기 때문이다. 모든 사람의 뇌가 동일하지 않기 때문에 프로토콜을 적용하기가 쉽지 않으며, 이와 관련하여 통상적으로 사용하고 있는 평균 뇌 활성도의 기준이 옳은 것인가에 대한 근본적인 질문도 있는 실정이다. 또한 뉴로피드백 기전에 대한 연구가 적어 과학적 근거가 부족한 실정이다. 따라서 이러한 문제를 해결할 수 있도록 다양한 임상 상태에 대한 여러 가지 연구가 필요한 시점이다.

앞으로 뉴로피드백에서 뇌파로만 사용해 온 뇌-컴퓨터 접속(brain-computer interface: BCI)의 방법도 변화할 것이다. BCI는 뇌의 신호를 컴퓨터가 어떻게 인지하는지에 대한 것으로 뇌와 컴퓨터의 정보통신을 의미한다. 현재는 주로 정량뇌파(QEEG), 실시간 기능자기공명영상(real time functional magnetic resonance imaging: rtfMRI), 뇌자도(magnetoencephalography: MEG) 등의 방법을 많이 사용하고 있고, 최근에는 새로운 BCI 방법이 개발되고 있어 초저파 주파수(infralow frequency)와 근적외선 분광분석법(near infrared spectroscopy: NIRS) 등이 새롭게 연구되고 있다. 초저파 주파수란 뇌파 신호 중 0.01Hz보다 낮은 주파수를 이용한 방법으로 PTSD에 대해 일부 연구가 진행되었으며, NIRS는 산소포화도 측정기기 원리를 이용하여 뇌의 활성도를 측정하는 방법으로 새로운 BCI로 개발되어 뉴로피드백으로 사용한 사례가 있다. 뉴로피드백의 미래는 BCI의 모습도 변화되어 더 정확하며 신속하고 편리한 형태를 나타낼 것으로 예측되며, 재활, 인지, 지능, 감정, 개인 능력 등에도 활용될 가능성이 있다. 이러한 분야에서 최근 논문들이 발표되고 있으나, 이 논문들 또한 앞서 말했던 한계에서 벗어나지 못하고 있다. 그러나 방법론적 개선과 이론의 강화가 이루어진다면 뉴로피드백은 단순히 증상을 감소시키는 것을 벗어나 인간의 뇌 능력을 증진시키는 방법에도 도전할 수 있는 좋은 방법이 될 가능성이 있다.[4, 9]

참고문헌

1. The Hull institute. LLC lifestyle management. www.hullinstitute.com.
2. International Society for Neurofeedback & Research. www.isnr.net.
3. Electrotherapy on the web. www.electrotherapy.org.
4. Routledge. (2013). *Neurotherapy and neurofeedback: Brain-based treatment for psychological and behavioral problems.*
5. Larsen, S., & Sherlin, L. (2013). Neurofeedback: An emerging technology for treating central nervous system dysregulation. *Psychiatric Clinics of North America, 36*(1), 163–168.
6. Niv, S. (2013). Clinical efficacy and potential mechanisms of neurofeedback. Personality and Individual Differences, 54(6), 676–686.
7. Doppelmayr, M., & Weber, E. (2011). Effects of SMR and theta/beta neurofeedback on reaction times, spatial abilities, and creativity. *Journal of Neurotherapy, 15*(2), 115–129.
8. Gruzelier, J. H. (2014). EEG-neurofeedback for optimising performance. I: A review of cognitive and affective outcome in healthy participants. *Neuroscience & Biobehavioral Reviews, 44*, 124–141.
9. 최승원, 조혜연, 허지원, 김기성, 정선용, 설재현(2012). **뉴로피드백 입문.** 서울: 시그마프레스.
10. Arns, M., Heinrich, H., & Strehl, U. (2014). Evaluation of neurofeedback in ADHD: The long and winding road. *Biological Psychology, 95*, 108–115.
11. Meisel, V. et al. (2014). Reprint of 'Neurofeedback and standard pharmacological intervention in ADHD: A randomized controlled trial with six-month follow-up'. *Biological Psychology, 95*, 116–125.

12. Arns, M. et al. (2009). Efficacy of neurofeedback treatment in ADHD: The effects on inattention, impulsivity and hyperactivity: A meta-analysis. *Clinical EEG and Neuroscience, 40*(3), 180–189.

13. Sonuga-Barke, E. J. et al. (2013). Nonpharmacological interventions for ADHD: Systematic review and meta-analyses of randomized controlled trials of dietary and psychological treatments. *American Journal of Psychiatry, 170*(3), 275–289.

14. The website of High Performance Brain Institute. www.braintrainingcenter.co.kr.

15. https://en.wikipedia.org/wiki/Comparison_of_neurofeedback_software.

16. http://blueswingle.blogspot.kr/2013/01/the-mind-workstation-add-on.html.

찾아보기

저자 소개

- **김도원**(Do-Won Kim) 전남대학교 의공학과 교수
- **김명선**(Myung-Sun Kim) 성신여자대학교 심리학과 교수
- **김성필**(Sung-Phil Kim) 울산과학기술원(UNIST) 디자인 및 인간공학부 교수
- **박영민**(Young-Min Park) 인제대학교 일산백병원 정신건강의학과 교수
- **박진영**(Jin Young Park) 연세대학교 강남세브란스병원 정신건강의학과 교수
- **배경열**(Kyung-Yeol Bae) 전남대학교 의과대학 정신건강의학과 교수
- **이승환**(Seung-Hwan Lee) 인제대학교 일산백병원 정신건강의학과 교수
- **이재원**(Jaewon Lee) 이지브레인 정신건강의학과 원장
- **임창환**(Chang-Hwan Im) 한양대학교 생체공학과 교수
- **전양환**(Yang-Whan Jeon) 가톨릭대학교 인천성모병원 정신건강의학과 교수
- **진승현**(Seung-Hyun Jin) (주)아이메디신 기업부설연구소 연구소장
- **채정호**(Jeong-Ho Chae) 가톨릭대학교 서울성모병원 정신건강의학과 교수
- **황한정**(Han-Jeong Hwang) 금오공과대학교 메디컬IT융합공학과 교수

도움을 주신 분들

강재환(Jae-Hwan Kang)	울산과학기술원(UNIST) 인간공학과 뇌-컴퓨터 인터페이스 연구실 연구원
김민기(Min-Ki Kim)	울산과학기술원(UNIST) 인간공학과 뇌-컴퓨터 인터페이스 연구실 연구원
김성권(Sungkean Kim)	한양대학교 생체공학과 계산신경공학 연구실 연구원
김주용(Ju-Young Kim)	전남대학교 의과대학 정신건강의학과 임상심리실 연구원
심미선(Miseon Shim)	한양대학교 생체공학과 계산신경공학 연구실 연구원
임정환(Jeong-Hwan Lim)	(주)바디프랜드 메디컬R&D센터 연구원
장경미(Kyoung-Mi Jang)	성신여자대학교 심리학과 임상심리연구실 연구원
차호승(Ho-Seung Cha)	한양대학교 생체공학과 계산신경공학 연구실 연구원
한창희(Chang-Hee Han)	한양대학교 생체공학과 계산신경공학 연구실 연구원
허승(Seung Huh)	가톨릭대학교 서울성모병원 정신건강의학과 임상강사

뇌파의 이해와 응용

Understanding and Application of EEG

2017년 3월 2일 1판 1쇄 인쇄
2017년 3월 10일 1판 1쇄 발행

엮은이 • 대한뇌파신경생리학회
지은이 • 김도원 · 김명선 · 김성필 · 박영민 · 박진영 · 배경열 · 이승환
이재원 · 임창환 · 전양환 · 진승현 · 채정호 · 황한정

펴낸이 • 김진환
펴낸곳 • (주) 학지사
04031 서울특별시 마포구 양화로 15길 20 마인드월드빌딩
대표전화 • 02)330-5114 팩스 • 02)324-2345
등록번호 • 제313-2006-000265호

홈페이지 • http://www.hakjisa.co.kr
페이스북 • https://www.facebook.com/hakjisabook

ISBN 978-89-997-1159-6 93510

정가 25,000원

이 도서의 국립중앙도서관 출판시도서목록(CIP)은 서지정보유통지원시스템 홈페이지(http://seoji.nl.go.kr)와 국가자료공동목록시스템(http://www.nl.go.kr/kolisnet)에서 이용하실 수 있습니다.
(CIP 제어번호: CIP2017002852)